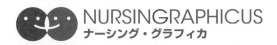

NURSINGRAPHICUS
ナーシング・グラフィカ

健康支援と社会保障②

公衆衛生

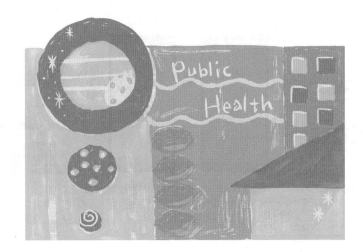

Public Health

JN028802

MC メディカ出版

「メディカAR」の使い方

「メディカ AR」アプリを起動し，マークのある図をスマートフォンやタブレット端末で映すと，飛び出す画像や動画，アニメーションを見ることができます．

アプリのインストール方法
〔 🔍 メディカ AR 〕で検索

お手元のスマートフォンやタブレットで，App Store（iOS）もしくは Google Play（Android）から，「メディカ AR」を検索し，インストールしてください（アプリは無料です）．

アプリの使い方

①「メディカAR」アプリを起動する

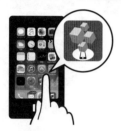

※カメラへのアクセスを求められたら，「許可」または「OK」を選択してください．

②カメラモードで，マークがついている 図 を映す

⬇

コンテンツが表示される

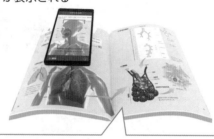

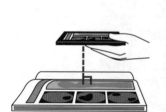

〇 正しい例　　✕ 誤った例

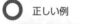
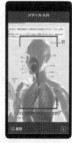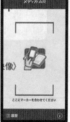
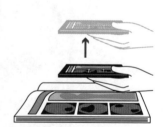

ページが平らになるように本を置き，マークのついた図とカメラが平行になるようにしてください．

マークのついた図を画面に収めてください．マークだけを映しても正しく再生されません．

読み取りにくいときは，カメラをマークのついた図に近づけてからゆっくり遠ざけてください．

正しく再生されないときは
・連続してARコンテンツを再生しようとすると，正常に読み取れないことがあります．
・不具合が生じた場合は，一旦アプリを終了してください．
・アプリを終了しても不具合が解消されない場合は，端末を再起動してください．

※アプリを使用する際は，Wi-Fi等，通信環境の整った場所でご利用ください．
※iOS，Android の機種が対象です．動作確認済みのバージョンについては，下記サイトでご確認ください．
※ARコンテンツの提供期間は，奥付にある最新の発行年月日から4年間です．

関連情報やお問い合わせ先等は，以下のサイトをご覧ください．
https://www.medica.co.jp/topcontents/ng_ar/

少し歴史を振り返ってみよう.

今から100年以上前,明治から昭和初期にかけての紡績産業を支えた若い女性労働者(女工あるいは工女)の多くは貧しい農村からの出稼ぎであり,彼女たちの労働条件・環境は劣悪の一言であった.1910(明治43)年に当時の農商務省は内務省(今の厚労省を含む)と共同で「各工場出稼工女の保健衛生に及ぼす影響」を調査し,併せて結核の罹患と死亡についても全国調査を行った.以下にその結果の一部を示す.

1. 女工数:約50万人(20歳未満30万人,20歳以上20万人)

2. 村落からの出稼ぎ者は毎年20万人だが,うち12万人は故郷に戻らない.帰郷できた者も体をこわし結核となって長生きせず,あるいは家族に結核を伝播させる例が少なくない.

3. 結核について

(1) 疾病による解雇者・帰郷者の半数以上は結核による.

(2) 紡績に従事している者の死亡率は一般の5倍以上で,結核死が極めて多い.

(3) 女工を工場に送った村落の結核死亡者が増加している.

(4) わが国の女工の死亡推計:総死亡者9,000人のうち結核死亡者6,300人,さらに,そのうち肺結核死亡者3,600人,肺結核以外の結核死亡者2,700人

というすさまじい状況である.当時もこの紡績工場の女工の結核の実態は,関係者に衝撃を与えた.1916(大正5)年には工場法が施行されて労働環境の改善が図られ,さらに,1919(大正8)年には結核予防法がつくられ,施行されたのである.

このように何らかの健康問題に対して,これを個々の患者・被害者の個人的な問題として対処するのではなく,ある集団全体の問題としてとらえ,その集団における発生状況を調査し,その結果に基づいて,法律などを通じて対策を講じ,さらにその健康問題の発生自体を予防しようとする営みが,公衆衛生の原点といえる.それは,感染症に限らず,生活習慣病や児童虐待などにおいても全く同じである.

本書「公衆衛生」は，そのような公衆衛生のダイナミズムを3部に分けてわかりやすく解説したものである．「総論」では，歴史やシステムなど公衆衛生を理解するための基本的事項を盛り込んだ．「方法論」では，集団における健康問題を把握するための方法である疫学や保健統計の基礎と，それらを実際にどう活用するかを述べた．臨床でいえば，診断学にあたる部分であり，ここをきちんと理解しておくことは，将来の臨床の場での調査研究にも役立つことだろう．「各論」では，子ども，高齢者など対象者の属性による公衆衛生上の特徴や歯科保健，精神保健など公衆衛生の分野ごとの解説，および，学校保健や産業保健など特徴ある状況における公衆衛生活動や環境保健分野の解説を盛り込んだ．いずれも，実際の公衆衛生活動の息吹を感じさせる内容となっている．

　本書が，将来の保健医療従事者である読者の，広く集団や社会の視点から健康問題を見る「確かな目」を育てることに少しでも貢献できれば，これに勝る喜びはない．

編者一同

読者の自己学習を促す構成とし，必要最低限の知識を簡潔明瞭に記述しました．
全ページカラーで図表を多く配置し，視覚的に理解しやすいよう工夫しました．

学習目標

各章のはじめに学習目標を記載．ここで何を学ぶのか，何を理解すればよいのかを明示し，
主体的な学習のきっかけをつくります．

リンク G

関連の深いナーシング・グラフィカシリーズの他巻を挙げています．一緒に学ぶと理解が
深まり，より高い学習効果が得られます．

用語解説 *

本文に出てくる*のついた用語について解説し，本文の理解を助けます．

plus α

知っておくとよい関連事項についてまとめています．

このマークのある図や写真に，「メディカAR」アプリ（無料）をインストールした
スマートフォンやタブレット端末をかざすと，関連する動画や画像を見ることができます．
（詳しくはp.2「メディカAR」の使い方をご覧ください）

重要用語

これだけは覚えておいてほしい用語を記載しました．学内でのテストの前や国家試験に
むけて，ポイント学習のキーワードとして役立ててください．

◆ 学習参考文献

本書の内容をさらに詳しく調べたい読者のために，読んでほしい文献や関連ウェブサイト
を紹介しました．

看護師国家試験出題基準対照表

看護師国家試験出題基準（令和5年版）と本書の内容の対照表を掲載しました．国家試
験に即した学習に活用してください．

Contents

公衆衛生

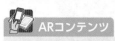

編集・執筆

∷ 編　集

平野かよ子	ひらの かよこ	宮崎県立看護大学名誉教授
山田　和子	やまだ かずこ	藍野大学医療保健学部看護学科特任教授，和歌山県立医科大学名誉教授
曽根　智史	そね ともふみ	国立保健医療科学院院長
守田　孝恵	もりた たかえ	獨協医科大学看護学部特任教授，山口大学名誉教授

∷ 執　筆（掲載順）

曽根　智史	そね ともふみ	国立保健医療科学院院長 …… 1章，3章1・4節，17章1節
尾﨑　米厚	おさき よねあつ	鳥取大学医学部社会医学講座環境予防医学分野教授 …… 2章1節
阿彦　忠之	あひこ ただゆき	山形県健康福祉部医療統括監 …… 2章2～5節，13章
清水　習	しみず しゅう	宮崎公立大学人文学部准教授 …… 3章2節
近藤　克則	こんどう かつのり	千葉大学予防医学センター社会予防医学研究部門教授， 国立長寿医療研究センター研究所老年学評価研究部長 …… 3章3節
藤原　聡子	ふじはら さとこ	東京都健康長寿医療センター研究所研究員 …… 3章3節
中村　好一	なかむら よしかず	宇都宮市保健所保健医療監 …… 4章
大木いずみ	おおき いずみ	埼玉県立大学保健医療福祉学部健康開発学科教授 …… 4章，6章4節
守田　孝恵	もりた たかえ	獨協医科大学看護学部特任教授，山口大学名誉教授 …… 5章1・6・7・9節，6章5節，10章
山田　和子	やまだ かずこ	藍野大学医療保健学部看護学科特任教授，和歌山県立医科大学名誉教授 …… 5章2・3・4・8節，7章
前馬　理恵	まえうま りえ	和歌山県立医科大学保健看護学部教授 …… 5章5節
平野かよ子	ひらの かよこ	宮崎県立看護大学名誉教授 …… 5章10節
大木　幸子	おおき さちこ	杏林大学保健学部看護学科教授 …… 6章1～3節
磯村　聡子	いそむら さとこ	山口県宇部健康福祉センター健康増進課精神・難病班主任 …… 6章5節，10章
鳩野　洋子	はとの ようこ	九州大学大学院医学研究院保健学部門看護学分野教授 …… 8章
青山　旬	あおやま ひとし	明海大学保健医療学部口腔保健学科非常勤講師 …… 9章
金谷　泰宏	かなたに やすひろ	東海大学医学部医学科基盤診療学系臨床薬理学教授 …… 11章1・2節
王子野麻代	おおじの まよ	日本医師会総合政策研究機構主任研究員 …… 11章1・2節
小西かおる	こにし かおる	大阪大学大学院医学系研究科保健学専攻教授 …… 11章3節
奥田　博子	おくだ ひろこ	国立保健医療科学院健康危機管理研究部上席主任研究官 …… 12章
衞藤　隆	えとう たかし	東京大学名誉教授 …… 14章
五十嵐千代	いがらし ちよ	東京工科大学医療保健学部看護学科学科長・教授 …… 15章
欅田　尚樹	くぬぎた なおき	元 産業医科大学産業保健学部産業・地域看護学教授 …… 16章
田代　順子	たしろ じゅんこ	国際医療福祉大学大学院医療福祉学研究科特任教授 …… 17章2・3・4節

看護の現場で出合う統計

日本の現在の状況や, 保健・医療・福祉の様子を知るためには, さまざまな統計情報が役に立つ.

※統計の公表状況や新型コロナウイルス感染症の影響を考慮し, 2019年時点のものに統一.　▼=男　▲=女

日本の総人口
1億2,616万7千人
（2019年10月）

▼ 6,141万1千人

▲ 6,475万6千人

・前年比 −27万6千人
・9年連続減少

総世帯数
5,178万5千世帯

平均寿命
▼ 81.41年　▲ 87.45年

健康寿命
▼ 72.14年　▲ 74.79年

出　生
86万5,239人

出生率
7.0 (人口千対)

乳児死亡　1,654人
死産　19,454人
周産期死亡　2,955人

死　亡
138万1,093人

年齢調整死亡率
▼ 4.6　▲ 2.4

死　因
1位 悪性新生物（27.3%）
2位 心疾患（15.0%）
3位 老　衰（8.8%）

人口ピラミッド

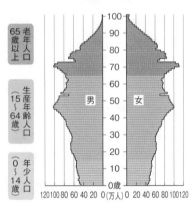

65歳以上 老年人口
15〜64歳 生産年齢人口
0〜14歳 年少人口

男　女

総務省統計局. 2019年10月1日現在推計人口.

日本の高齢化率

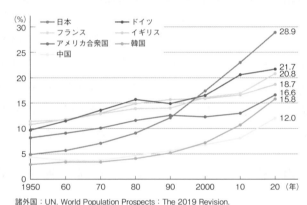

日本　ドイツ
フランス　イギリス
アメリカ合衆国　韓国
中国

28.9
21.7
20.8
18.7
16.6
15.8
12.0

諸外国：UN. World Population Prospects：The 2019 Revision.
日本：内閣府. 国勢調査（2015年まで）.　　※2020年の値は推計値

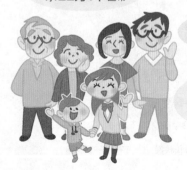

単身世帯
1,490万7千世帯

高齢単身世帯
736万9千世帯

核家族
1,471万8千世帯

児童のいる世帯
1,122万1千世帯

三世代世帯
262万7千世帯

高齢者のいる世帯
2,558万4千世帯
（49.4%）

日常生活に
支障のある者がいる世帯
1,256万9千世帯

婚姻件数
59万9,007組

婚姻率
4.8 (人口千対)

離婚件数
20万8,496組

離婚率
1.69 (人口千対)

でも病院への就職希望だし, 統計は使わないなぁ…

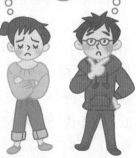

本当に, 統計的な知識は看護の現場では使われないだろうか?

妊娠〜育児

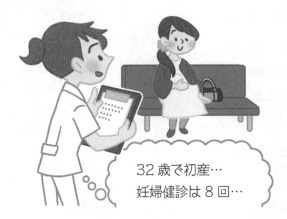

第1子出生時の
母親の平均年齢
30.7歳

（2000年……28.0歳）
（2010年……29.9歳）

・生まれた子の母親の年齢で最も多いのは　30〜34歳

妊婦健診の
標準的な回数
14回

32歳で初産…
妊婦健診は8回…

産後うつの発生率
約10〜15%*

＊日本産婦人科医会記者懇談
　会．2019年4月10日．

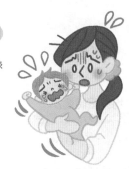

虐待相談件数
19万3,780件

虐待死　　　　78人
うち0歳児　　28人

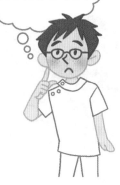

育児支援…担い手は？
どんなリスクがある？

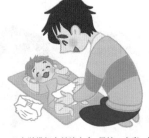

男性の育児参加*

・育児時間（一週間）
　　　　　　　平均**9.3**時間
・育児休業取得　**7.2%**
（取得平均日数　33日）

＊日本労働組合総連合会．男性の家事・育児参加に関する実態調査2019．

乳幼児健診の受診率

・1歳6カ月児健診　96.4%
・3歳児健診　　　　95.1%

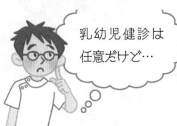

乳幼児健診は
任意だけど…

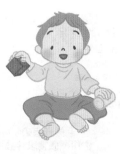

0〜4歳児の死因

1位　先天奇形等
2位　呼吸障害等
3位　不慮の事故

通院理由

1位　かぜ
2位　アトピー性皮膚炎
3位　その他皮膚病

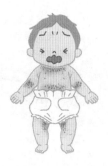

児童・生徒

疾病・異常

小学校　1位　むし歯
中学校　1位　裸眼視力1.0未満
〈通院理由〉
歯の病気 あるいは アレルギー性鼻炎

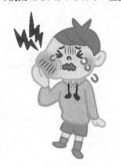

児童生徒の死因

〈5～9歳〉
1位　悪性新生物／2位　不慮の事故
〈10～14歳〉
1位　悪性新生物／2位　自殺
〈15～19歳〉
1位　自殺／2位　不慮の事故

児童生徒の運動

週に二日以上運動する者の割合
10代では37.3%

小中学生の生活習慣

朝食欠食率
小学生　5.5%　　中学生　8.0%

小中学生の睡眠

睡眠不足と感じる割合
小学生　51%　　中学生　66%

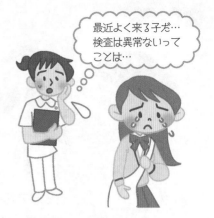

不登校者数

・小学校　　5万3,350人 (0.83%)
・中学校　12万7,922人 (3.94%)

働く人々

20歳以上の有訴症状

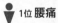 1位 腰痛　　 1位 肩こり

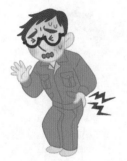

平均睡眠時間が 6時間以下の人の割合

37.5%　　40.6%

睡眠の妨げになっているもの（20歳以上）

 共に1位　仕事

気分障害・不安障害に 相当する心理的苦痛を 感じている人（20歳以上）
10.3%

15～39歳の 死因の1位は 自殺

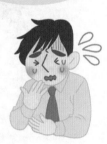

労働災害の発生状況

死亡者　845人

4日以上仕事を休んだ死傷者
125,611人
発生理由　1位　転倒

もちろん，医療従事者も 労働者．適切な労働環境・ 労働契約を知って おくことは重要

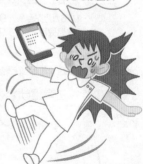

業務上疾病発生状況

8,310件

1位 負傷に起因する疾病
2位 異常温度条件による疾病
3位 化学物質による疾病

仕事が原因で病院 に来る患者さんも 多いなぁ…

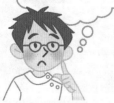

過労死等の 労災補償請求件数

2,996件

脳・心疾患　936件
精神障害　2,060件

65歳以上の
単身世帯の割合 （推計）

▼ 15.5%　　▲ 22.4%

2000年　▼ 8.0%　▲ 17.9%
2010年　▼ 9.7%　▲ 19.0%

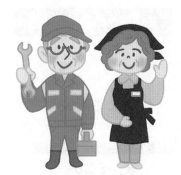

うちの病院はお年寄りが多いけど，普段はどんな生活を送っているんだろう？

運動習慣のある
75歳以上の人の割合

▼ 44.4%　　▲ 37.1%

（ほかの年齢帯より高い水準）

働く高齢者の割合

60〜64歳	70.3%
65〜69歳	48.4%
70〜74歳	32.2%
75歳以上	10.3%

65歳以上の死因

1位　悪性新生物
2位　心疾患
3位　不慮の事故

65歳以上の有訴症状
1位　腰痛

65歳以上の通院理由
1位　高血圧

がんと生活習慣

悪性新生物のリスク要因

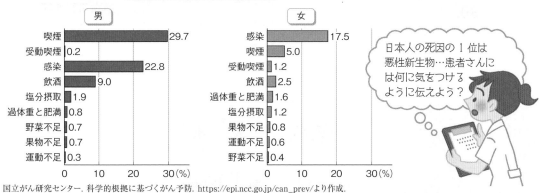

男	
喫煙	29.7
受動喫煙	0.2
感染	22.8
飲酒	9.0
塩分摂取	1.9
過体重と肥満	0.8
野菜不足	0.7
果物不足	0.7
運動不足	0.3

女	
感染	17.5
喫煙	5.0
受動喫煙	1.2
飲酒	2.5
過体重と肥満	1.6
塩分摂取	1.2
果物不足	0.8
運動不足	0.6
野菜不足	0.4

日本人の死因の1位は悪性新生物…患者さんには何に気をつけるように伝えよう？

国立がん研究センター. 科学的根拠に基づくがん予防. https://epi.ncc.go.jp/can_prev/より作成.

健診・人間ドックの
受診率

▼ 74.0%　　▲ 65.6%

健康習慣の改善で
予防できたはずのがん

▼ 53.3%　　▲ 27.3%

生活習慣の改善で
予防できる疾患

・心疾患　・脳血管疾患
・肝疾患　など

禁煙の状況

▼ 28.8% （2001年：48.4%）

▲ 8.8% （2001年：14.0%）

禁煙の意思がある者

▼ 24.6%　　▲ 30.9%

生活習慣に影響する飲酒量を
摂取している人の割合

▼ 14.9%　　▲ 9.1%

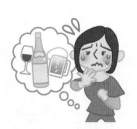

➡たばこやアルコールには依存症のリスクもある

そのほかの統計(医療)

病院の状況

全国の病院の
1日平均在院患者数
1,234,144人

一日平均外来患者数
1,324,829人
(2000年から連続して減少)

平均在院日数
27.3日 (全病床)
265.8日 (精神病床)

全病床数
1,620,097床
(前年比-1.3%)

全病床利用率
80.5%
(精神病床 85.9%)

受診行動

受診前の自覚症状の有無
有　68.0%
無　25.8%

自覚症状が出てから
受診までの期間
1週間以内　35.6%
1カ月以上　22.0%

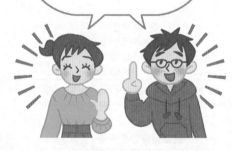

統計は，必要な支援を予想する手掛かりになる！

日本の医療費
43.6兆円

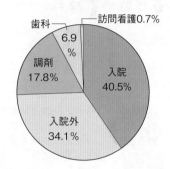

歯科　訪問看護0.7%
6.9%
調剤 17.8%
入院 40.5%
入院外 34.1%

全国の無医地区
601地区

※半径4km以内に50人以上が居住しており，容易に医療機関を利用することができない地区

無歯科医地区
775地区

1 公衆衛生の歴史

学習目標

◑ 公衆衛生の定義をおさえ，その意義を理解する．

◑ 日本の近・現代史を概観しながら，公衆衛生の改善の歩みを理解する．

◑ 公衆衛生に関する現在の問題点と保健医療従事者の課題について考える．

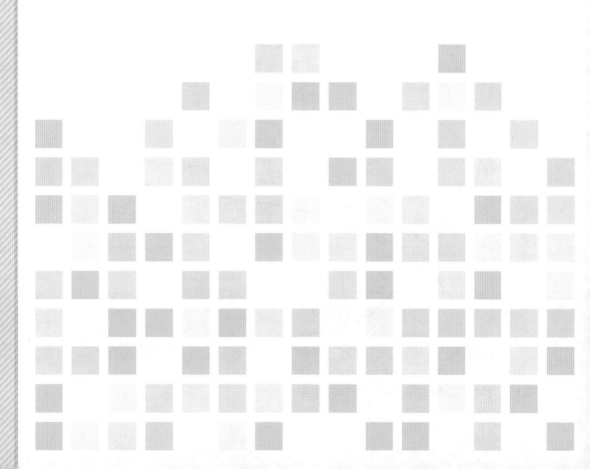

1 公衆衛生改善の歩み

1 昔の日本はどんな国だったのか

　今でこそ，先進国の仲間入りをしている日本であるが，つい100年ほど前までは，現在の途上国よりも健康水準は低かった．

　ある国や地域の総合的な健康水準を表す指標として，**乳児死亡率***がある．乳児は社会の中で最も弱い存在と考えられ，医療や生活環境の劣悪さがその死亡として端的に表れるからである．1920（大正9）年の日本の乳児死亡率は出生1,000につき165.7であった．**図1-1**の1935（昭和10）年以降の日本の乳児死亡率の年次推移（緑色のグラフ）を見ると，第二次世界大戦後，急激に改善していることがわかる．ユニセフ（UNICEF；国際連合児童基金）等の統計[1]で，世界各国の2021（令和3）年の乳児死亡率を見ると，中央アフリカ共和国が75，シエラレオネが78など，政情不安な国で際立って高いが，それでも100年前の日本より低い．少なくとも乳児死亡率でみる限り，100年前の日本はまぎれもない途上国であった．

用語解説*

乳児死亡率

生後1年未満の子どもの死亡数をその年の出生数で割って，1,000をかけたもの.

2 どうしてこんなによくなったのか

　次に，**図1-1**で**平均寿命***を見てみよう．平均寿命（0歳時平均余命）は，その年の年齢別死亡率がこのままずっと続くとしたら，その年に生まれた乳児が平均して何歳まで生きるかを表したもので，その年のすべての年齢層の死亡率を反映した総合的な健康指標である．終戦直後は男女とも50歳程度であったが，現在では，男性は81歳，女性は87歳を超えている．なぜこのように急激に改善したのであろうか．

用語解説*

平均寿命

2022（令和4）年現在の日本の平均寿命は，男性81.05歳，女性87.09歳．男女共に世界で最も長い国の一つである.

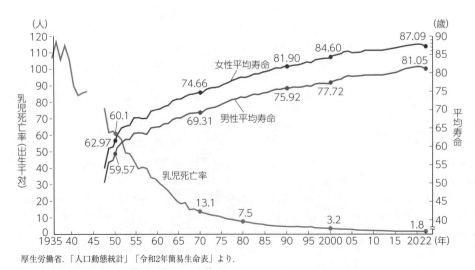

厚生労働省.「人口動態統計」「令和2年簡易生命表」より.

図1-1　日本の乳児死亡率と平均寿命の年次推移

　第一には，平和な世の中が続き，経済が発展して，人々の暮らしが豊かになっていったことが挙げられるだろう．戦争は，直接戦う兵士のみならず，子どもや高齢者を含む一般市民の健康水準をも極度に低下させてしまうのである．第二に，医学・医療の発達によって，治らなかった病気が治るようになり，それまでなら助からなかった人が助かるようになったことが挙げられる．

　しかし，よく考えてみると，いくら病気を治しても，病気の発生自体が減るわけではない．戦前から戦後間もない時期においては，コレラやチフス，ジフテリアといった感染症が猛威を振るった．これらの感染症の発生は，当時に比べて現在ではわずかである．どうして，これらの感染症が激減したのだろうか．

　現在のように，国民の健康水準を向上させた大きな力が，予防接種や環境整備，生活習慣の改善などによって病気の発生や進行を予防する**公衆衛生活動**である．この章では，国や自治体，地域などの組織的な取り組みによって，人々の健康を維持・増進させ，望ましい社会を築いていこうとしてきた公衆衛生の歴史や考え方を学ぶ．

2 公衆衛生とは何か

1 公衆衛生の定義

　アメリカのウィンスロー（Winslow, C.E.）は1920年，公衆衛生を，「共同社会の組織的な努力を通じて，疾病を予防し，寿命を延長し，身体的・精神的健康と能率の増進を図る科学であり，技術である」[2]と定義した．現在，これが**公衆衛生**の代表的な定義として用いられている．

　ここでいう予防とは，将来予想される病気や障害など健康上の損失をなくしたり，減らしたりすることを目的としたさまざまな行動を指す．したがって，単に新しい病気の発生を防ぐことだけではなく，病気の早期発見・早期治療に努めることも，病気の進展による健康上の損失を軽減させるという意味で，予防と考えることができる．同様に，病状が固定した後に，病気による機能障害を防止したり，社会復帰のためにリハビリテーションを行ったりすることも予防といえる．リーベル（Leavell, H.R.）とクラーク（Clark, E.G.）は，病気になる前の予防（健康づくり，環境整備，予防接種など）を**一次予防**，病初期の早期発見・早期治療を**二次予防**，その後から回復期にかけての障害防止やリハビリテーションを**三次予防**と名付けた[3]．この考え方は現在でも広く用いられている．

　公衆衛生活動とは，健康づくりやリハビリテーションをも含む広い意味での予防活動を，国や地方自治体などの行政や市民組織などの集団的努力をもって行うものを指す．それには，法律の整備やその運用なども含まれる．

　公衆衛生のうち，特に保健師等看護職の活動に焦点を当てた**公衆衛生看護**に

ついては，日本公衆衛生看護学会によって，「公衆衛生看護の対象は，あらゆるライフステージにある，すべての健康レベルの個人と家族，及びその人々が生活し活動する集団，組織，地域などのコミュニティである．公衆衛生看護の目的は，自らの健康やQOLを維持・改善する能力の向上及び対象を取り巻く環境の改善を支援することにより，健康の保持増進，健康障害の予防と回復を促進し，もって人々の生命の延伸，社会の安寧に寄与することである．公衆衛生看護は，これらの目的を達成するために，社会的公正を活動の規範におき，系統的な情報収集と分析により明確化若しくは予測した，個人や家族の健康課題とコミュニティの健康課題を連動させながら，対象の生活に視点をおいた支援を行う．さらに，対象とするコミュニティや関係機関と協働し，社会資源の創造と組織化を行うことにより対象の健康を支えるシステムを創生する」[4] と定義されている．具体的な行動のレベルにまで言及した定義として重要である．

2 臨床診療との違いは何か

理解を促すために，公衆衛生と**臨床診療**を比べてみよう．

表1-1 を見ると，臨床診療と公衆衛生は，人間の健康に関わるという点では同じであるが，基本的な考え方にはさまざまな違いがあることがわかる．公衆衛生は，人々を集団としてみることが多い．それも病気の人だけではなく，健康な人も含めてあらゆる人々が対象となり，社会の中の人々を健康面で組織的にサポートする．そのための重要な社会的基盤として法律や行政組織が存在し，さまざまな組織や職種が協力して仕事をしている．臨床診療と公衆衛生は，人々の健康を実現するためのいわば車の両輪であり，それぞれに限界もあるが，どちらが欠けても人々の健康は実現されないだろう．

表1-1　臨床診療と公衆衛生の比較一覧

項　目	臨床診療	公衆衛生
対　象	患者	すべての生活者
単　位	個人	集団，コミュニティ
手　段	診断，治療	(一次〜三次) 予防
目　標	治癒，軽快	社会的生活，自己実現
アプローチ	生物学的アプローチ	社会的アプローチ
専門家の関わり	主導的 (リーダー)	支援的 (パートナー)
活動の場	施設中心	地域，学校，職域など
学問上の基盤	医学，看護学など	左記に加えて，疫学，人文科学など
診断のための道具	医療面接，臨床検査	保健統計，調査，訪問
実践のための組織	病院，診療所	行政 (国・自治体)，住民組織，NPO，学校，企業など
基　盤	医療機器，施設	法制度，多様な組織のネットワーク
結果の見えやすさ	見えやすい	見えにくい

3 公衆衛生の歴史

1 近代の公衆衛生

　疾病を予防し，健康を保つ努力は，有史以来行われていたが，近代の公衆衛生は，18世紀後半からの**産業革命**に伴って，英国に始まった．近代工業的手法による大量生産・大量消費は，新たに都市における大量の労働者階級を生み出し，都市に集中した労働者の劣悪な労働・生活環境の改善への取り組みが公衆衛生の始まりとされている．1848年，この英国において公衆衛生法が公布された．また，公衆衛生を担当する国の機関として保健総局が設置され，公衆衛生行政の基礎が築かれた．その後，科学技術，とりわけ医学，生物学，物理学，化学などの進歩と相まって，公衆衛生は飛躍的に発展したのである．

2 日本の公衆衛生の歴史

1 明治から昭和初期

　日本では，1872（明治5）年に文部省に医務課（医務局）が設置された．1874（明治7）年には公衆衛生，医務，薬務，医学教育などを定めた総合的な法律である**医制***が発布され，近代公衆衛生行政が始まった．翌年には，文部省から内務省に衛生行政が移管された．当時は，開国によって海外との交流が急激に始まったこともあり，コレラ，ペスト，天然痘などの伝染病が繰り返し流行していた．したがって，**伝染病対策**が重視され，感染予防のための規則を守らせることに重点が置かれた．また，明治初期において約3,500万人だった人口が増加し始め，都市への人口集中が著しくなってきた．劣悪な都市部の生活環境の改善が急務となり，1900（明治33）年には，下水道法，飲食物取締法などが公布された．さらに，貧富の差の拡大によって社会が不安定になるのを防ぐため，工場法，健康保険法を制定するなど社会施策も打ち出された．

　明治末期から昭和初期にかけては，公衆衛生政策においても，軍国主義の傾向が強まり，兵力増強の観点から，母子衛生，体力強化，結核対策に力が注がれた．1937（昭和12）年の**保健所法**の公布，翌年の**厚生省***（当時）の設置もこの一環であった．この時期は，結核，性病などの慢性感染症も猛威を振るい，特に**結核**は，長い間日本の死因の第1位であった．また，精神疾患患者の処遇が社会問題となり，1919（大正8）年には精神病院法が公布された．

2 戦後から高度成長期

　第二次世界大戦後，GHQ（連合国軍総司令部）のサムス<ruby>准 将<rt>じゅんしょう</rt></ruby>のイニシアチブによって，日本の公衆衛生は再出発した．新しい**日本国憲法第25条**には，「すべて国民は，健康で文化的な最低限度の生活を営む権利を有する．国は，すべての生活部面について，社会福祉，社会保障及び公衆衛生の向上及び増進に努めなければならない」と定められ，公衆衛生行政もそれまでの取り締

用語解説*

医 制

日本で初めての医療衛生に関する包括的な法律で，76条からなる．欧米の近代的な諸制度がモデルになっている．

用語解説*

厚生省

戦時下の1938（昭和13）年，社会福祉，社会保障，公衆衛生の向上および増進を図ることを目的に設立された．1947（昭和22）年に労働行政に関わる機関は労働省として分離されたが，2001（平成13）年の省庁再編により合併．厚生労働省となった．

まり中心から指導中心へと生まれ変わった.

戦後しばらくは感染症対策や生活環境対策,母子保健対策が公衆衛生の重要課題であったが,行政・国民のさまざまな努力,医学・医療の発達,インフラストラクチャーの整備,生活水準の向上などによって,日本の健康水準はめざましく改善した.また戦後,1947(昭和22)年から3年間は年間出生数が260万人を超え,**ベビーブーム**と呼ばれたが,その後,出生率は低下していった.

1947年以降の数年間に,保健所法(改正),食品衛生法,予防接種法,性病予防法,精神衛生法など,今日につながる重要な公衆衛生関連の法律が制定されていった.

1960年代以降,公衆衛生の課題は,脳血管疾患(脳卒中),心疾患(心筋梗塞),悪性新生物(がん)など,いわゆる**成人病対策**に移った.これは,これら三疾患による死亡が,全死亡の半数以上を占めるようになったからである.対策の中心は,住民健診・がん検診などによる二次予防と食生活改善などの一次予防であった.

また,1960〜70年代にかけて,水俣病(有機水銀),イタイイタイ病(カドミウム),四日市喘息(大気汚染)などのいわゆる**公害病**＊が大きな社会問題となり,公害防止も含めた環境対策も重要な公衆衛生上の課題となった.

❸ 1980年代から現在

|1| がんの増加

1980年代に入ると,日本は世界有数の健康水準を達成した一方で,高齢者人口の増加や国民医療費の増大などにより,種々の生活習慣の改善(一次予防)および障害防止・社会復帰(三次予防)に対する関心が高まってきた.特に,**悪性新生物(がん)**による死亡率は,1981(昭和56)年に脳血管疾患(脳卒中)を抜いて第1位となり,また,その内訳も,胃癌,子宮頸癌による死亡が減少する一方,肺癌,大腸癌による死亡が増加してきたため,さらに一次予防の重要性が指摘されるようになった.1996(平成8)年からは,それまで成人病と呼ばれてきた慢性疾患を**生活習慣病**と,より一次予防を重視する名称で呼ぶようになった.

|2| ヘルスプロモーションに基づく政策

1990年代からは,健康教育などの直接的な働き掛けだけではなく,個人や集団の健康を支える社会的環境を,保健医療以外の分野をも巻き込んだ多面的アプローチによって改善しようとする,**ヘルスプロモーション**の概念が広まってきた.2000(平成12)年には,この理念に基づき,壮年期死亡の減少,健康寿命の延伸,生活の質の向上を目的として,**21世紀における国民健康づくり運動(健康日本21**＊)が策定された.2013(平成25)年度からは第二次,2024(令和6)年度からは第三次の「健康日本21」が実施される.

|3| 新興・再興感染症

日本では一時は克服されたかにみえた感染症であるが,1980年代以降,

用語解説＊

公害病

水俣病,イタイイタイ病,四日市喘息,第二水俣病(新潟水俣病)を四大公害病という.被害住民は,公害をもたらした企業を相手に訴訟を起こし,いずれも勝訴している.

→ p.312 参照.

用語解説＊

健康日本21

2000年に厚生省(現厚生労働省)が計画し,推進している国民健康づくり運動.生活習慣病の一次予防に重点が置かれている.この法的基盤として,2003年に「健康増進法」が施行されている.

HIV/AIDS，病原性大腸菌 O157，BSE（bovine spongiform encephalopathy；牛海綿状脳症），重症急性呼吸器症候群（severe acute respiratory syndrome：SARS），新型インフルエンザ（H1N1），新型コロナウイルス感染症（COVID-19）などの**新興感染症**（新たに出現した感染症）や結核，コレラ，マラリアなどの**再興感染症**（再び勢いを盛り返して流行し始めた感染症）が健康に対する脅威として，社会全体に大きな影響を及ぼすようになっている．また，国際化に伴い，海外からさまざまな**感染症**が入ってきており，大きな問題となっている．

| 4 | 精神保健福祉

　精神障害者に関する施策では，戦後，1950（昭和 25）年に精神衛生法が制定されたが，長年，施設ケアが中心であった．精神科病院で発生した患者への人権侵害事件を機に，1987（昭和 62）年に精神保健法が制定され，さらに，精神障害者の社会復帰の促進を図るため，1995（平成 7）年，精神保健福祉法に改正された．近年は，自殺の増加やストレスによる体調不良が社会問題化しており，国民全体の**メンタルヘルスの改善**が急務となっている．

　以上，見てきたように，日本の健康水準は，戦前・戦後のさまざまな公衆衛生的な努力によって急速に向上しており，それは，世界的にみても大きな成功の一つに数えられる．しかし一方で現在，少子高齢化，生活習慣病，新興・再興感染症を含む健康危機管理，メンタルヘルスなど，数多くの重要な課題が存在している．これらの課題は，人の命に関わる問題であると同時に，人々の生活の質に関わることでもあり，幅広い継続的な取り組みが必要である．

4 公衆衛生を学ぶ意義

1 人生の質の向上

　世界保健機関（WHO）は，健康を「**肉体的，精神的，社会的に完全に良好な状態であって，単に病気や病弱でない，ということではない**」と定義した（1946 年採択，1948 年発効）．以前の日本のように，急性疾患が疾患の中心だった時代には，疾病に罹患した場合，大ざっぱに言えば，転帰の選択肢は治癒，さもなければ死亡であった．その後，疾病の中心は，心疾患，脳血管疾患，悪性新生物などの生活習慣病に移ってきた．これらの疾患は，多くが発症までの期間が長く，発症後も良くなったり悪くなったりを繰り返しながら進展していくため，現在症状がなくても病気がないとは言いきれず，また，発症後も長期にわたって病気との共存状態が続くのが特徴である．さらに，複数の病気をもつことも珍しいことではない．

　人々は，WHO の定義で示される「完全に良好な状態」と「死」の間を行っ

たり来たりしながら，基本的には加齢とともに徐々に「死」の方向に向かっていき，最終的に死に至る．そのスピードは，遺伝，生活習慣，環境などの要因や医療を含む社会的条件などによって左右される．また，長寿の人が増えるということは，多くの人が，人生の最終段階でなんらかの障害をもち，介護が必要な状態になることを意味している．そこでは，病気か健康かの二分法ではなく，病気や障害をもちながら，いかに，人生を生きるか，そのプロセスが重視されるのである．

つまり，現代は，生命を維持することに加えて，**人々の生活あるいは人生の質**（quality of life：QOL）**を**いかに高めるかに大きな価値が置かれる社会なのである．近年，主観的な健康意識，つまり，「自分自身の健康状態をどのように認識しているか」「自分が健康であると感じているかどうか」が重視されるようになったことは，人々の意識が，健康のみならず生活や人生そのものに向かっていることを示している．

2 保健医療の場と保健医療従事者の取り組み

では，私たち保健医療に従事する者は，人々の健康や QOL の向上にどのように貢献したらよいのだろうか．

目の前の患者個人を対象にした医療だけでは大きな限界があることは容易に理解できるだろう．人々や人々が生活する地域，職域，学校，さらには社会全体の枠組みの中で，広く健康や QOL を考えることによって，より根本的で，より多くの人に影響を及ぼすことのできる働き掛けを行うことができる．それには，さまざまな法律や国・都道府県・市町村といった行政のしくみを使うこと，学校や企業などに集まる人々に集団的に働き掛けること，多様な人々や組織の力を借りることなどを通じて，**予防活動**を実践することが不可欠だろう．

本書の読者の多くは，公衆衛生の道ではなく，臨床看護の道に進むことと思われるが，その場合でも，これまで述べたような公衆衛生的な視点で患者やその家族をとらえることで，病気や障害に関するより根本的な解決策や医療機関外での支援を見つけるきっかけが得られることだろう．

例えば，糖尿病の症状が悪化して入退院を繰り返す場合，それは本人だけの責任なのだろうか．就業や労働環境，家庭の状況が症状の悪化になんらかの影響を与えてはいないだろうか．障害をもった難病の方が退院されるとき，どこに帰って，どのような生活をされるのか．難病法等に基づく公的な支援はあるのか．保険診療の場合，日々の診療や看護の行為はどのような経路をたどって，病院の収入となるのか．そこにはどのような法律や組織が関与しているのか．こう考えると，公衆衛生や行政は，臨床と極めて近い位置にあることがわかる．

読者の公衆衛生や行政に関する関心が，患者・家族の QOL や満足感を高め，よりよい医療を提供することにつながることを期待したい．

■ 引用・参考文献

1) UNICEF, WHO, World Bank Group, UN. Levels and trends in child mortality, report 2021.
2) Winslow, C.E. The untilled fields of public health. Science. 1920, 51（1306）, p.23-33.
3) Leavell, H.R. et al. Preventive medicine for the doctor in his community : An epidemiologic approach. McGraw-Hill, 1958.
4) 日本公衆衛生看護学会. 日本公衆衛生看護学会による公衆衛生看護関連の用語の定義. 2014. https://japhn.jp/wp/wp-content/uploads/2017/04/def_phn_ja_en.pdf,（参照2023-11-30）.
5) 橋本正己. 公衆衛生と組織活動. 誠信書房, 1955.

 重要用語

乳児死亡率	医制	生活習慣病
平均寿命	伝染病対策	ヘルスプロモーション
公衆衛生活動	保健所法	健康日本 21
一次予防	日本国憲法第 25 条	メンタルヘルスの改善
二次予防	成人病対策	人生・生活の質（QOL）
三次予防	公害病	予防活動

◆ 学習参考文献

❶ C. F. サムス. GHQ サムス准将の改革：戦後日本の医療福祉政策の原点. 竹前栄治訳. 桐書房, 2007.

2 現在の公衆衛生システムと政策

学習目標

- 日本の公衆衛生の特徴，公衆衛生システムの特徴を理解し，国，都道府県，保健所，市町村の役割について理解する．
- 公衆衛生活動において，保健師が担う役割を理解する．
- 公衆衛生において，保健師の活動領域は多岐にわたることを理解する．
- 公衆衛生における保健師の活動の展開過程を理解する．

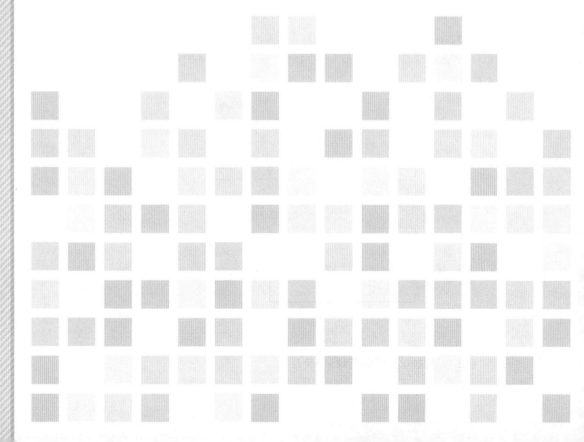

1 日本の公衆衛生システムの特徴および 国と地方自治体の役割

1 日本の公衆衛生システムの特徴

　従来の日本の行政の特徴は，統一性と公平性を重んじた法整備に基づく**中央集権**であった．すなわち，国がつくる法律に従って，全国どこでも同じ施策が展開されてきた．その弊害として，官僚主義，東京一極集中，タテ割り行政（分業・分立化）などが指摘されてきた．

　しかし，行政改革の方針を受けて，中央政府の役割は国際社会において国家に関わる事務と全国的な規模の事業に縮小・専念し，住民生活に近い事業は地方自治体へ委譲するようにし，国と地方自治体の関係が対等になるようにした．1999（平成11）年地方分権一括法が成立し，**地方分権**，**地方自治**が推進され，地方自治体レベルでの法整備（条例等）も進み，地域ごとの特徴に合った行政が実施されるようになった．2005～2006（平成17～18）年には，市町村の行財政基盤を強化するために市町村合併が推進され，1970年代以降3,200台を推移し横ばいであった市町村数が，1,718（2023年12月1日現在）へと減少した．

　日本の公衆衛生行政システム（図2-1）には，国，都道府県，その出先機関としての保健所，市町村という一貫した体系がある．保健所は都道府県が設置するもののほかに市が設置するものもある．最近では保健所をもつ市（指定都市など）が増え，特別区（東京都23区）を加え，これらは都道府県，保健所，市町村の機能を兼ね備えている．すなわち，都道府県を介さず国－政令市といった体系となる．

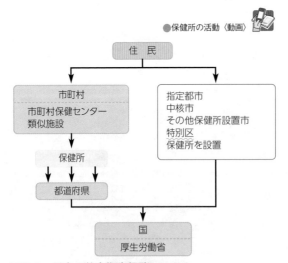

図2-1　**日本の公衆衛生行政システム**

2 省庁，自治体，諸機関の役割

1 省庁

国レベルで公衆衛生行政を担当しているのが**厚生労働省**である．地域保健，食品保健，労働安全衛生，障害者や貧困者への福祉，年金や医療保険などを管轄している．狭義の公衆衛生行政は，厚生労働省が所管しているものを指すが，広義の公衆衛生行政には，学校保健行政（文部科学省所管），労働衛生行政（厚生労働省所管），環境保健行政（環境省所管）も含まれる．そのほかにも国土交通省は，公共下水道に関連している．

2023（令和5）年度の社会保障給付費は約134.3兆円（医療約41.6兆円，年金60.1兆円，福祉その他32.5兆円；予算ベース）であり，社会保障関係費（政府の一般歳出に占める医療，年金，介護，生活保護などの経費）は増加傾向にある．これは，高齢化に伴う医療費，年金，介護保険給付費の増大，あるいは生活保護費などによるところが大きく，公衆衛生活動についての部分は多くはない．財源は，保険料77.5兆円，税53.2兆円等である．

厚生労働省には11の局があり，外局として中央労働委員会がある．付属機関として，検疫所，研究所，社会福祉施設，審議会などがある（**図2-2**）．地

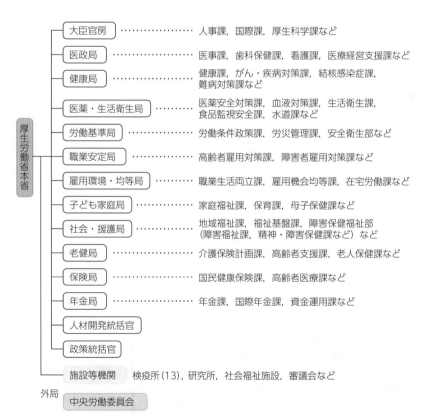

＊2010年より社会保険庁は廃止され，日本年金機構（特殊法人）が主な年金業務を引き継いだ．

図2-2　厚生労働省の組織

方支分部局として，地方厚生局が置かれている．近年，国立病院は一部を除き独立行政法人（国立病院機構）となり法人化された．

❷ 自治体と諸機関

都道府県では県庁に**公衆衛生部局**が存在する．近年では福祉と保健が一体となった組織が多い（保健福祉部，福祉保健部など）．その部の下に複数の課があり，医務，薬務，保健予防，環境衛生，食品衛生などの業務を分担している．県の公衆衛生行政関係の機関として，保健所のほかに，衛生研究所，公害研究所などの試験研究機関や精神保健福祉センター，健康増進センターなどがある．

保健所は，都道府県，指定都市，中核市，政令で定める市，特別区が設置することになっている．2023（令和5）年4月時点で，都道府県型保健所352カ所，保健所政令市制度による政令市型保健所93カ所，および東京都23区の特別区23カ所，計468カ所である．都道府県は出先機関として複数の保健所をもっており，いくつかの市町村（一つの場合もある）を管轄し，公衆衛生に関わる現場活動を行う第一線機関として位置付けられている．最近では，健康危機管理の前線機関としても注目されている．ただ，1994（平成6）年の**地域保健法**の成立をうけ，その役割や業務内容にも変化が生じている．すなわち，直接住民サービスに近いものが順次，市町村の役割として委譲されつつあり，保健所の役割は専門性の高いものや，広域での調整を必要とするものへとシフトされてきた．

市町村には，衛生主管課または係が存在する．住民の生活に身近な，母子保健，生活習慣病対策，高齢者保健などの取り組みを行っている．

ほとんどの市町村は，保健サービス提供の場として，**市町村保健センター**を設置している．市町村役場と離れたところにある場合，衛生主管課ごと保健センターに配置されている場合など，さまざまである．市町村保健センターは行政機関ではないが，住民に密着した健康相談，健康教育，健康診査などの対人保健サービスを提供している．

財　政

行政機関の行う経済活動を財政という．財政の具体的内容は予算を通じて表現される．予算とは一会計年度（1年間）における国または地方公共団体の収入および支出の見積りのこと．一般会計予算と特別会計予算に分けられる．前者は，基本的な会計，後者は，特別の事業を行うために，特定の収入を当てて経理する場合である．衛生行政関係では病院事業，水道事業，下水道事業がこれに当たる．

地方公共団体の収入は，住民税などの地方税，地方交付税，国庫支出金でまかなわれている．地方交付税は財源の不足する地方公共団体へ国から配分されるものである．国庫支出金とは，国が事業を行うとき，地方公共団体に委任して実施する場合の国による費用負担分である．いわゆる「ひもつき予算」である．

2020年に世界的に流行した新型コロナウイルス感染症対策の最前線として保健所が注目されるようになったが，1989（平成元）年には848あった保健所がほぼ半減し，常勤職員数が減ったことが危機管理能力の低下として問題視された．

　日本の公衆衛生活動は従来，行政機関を中心として実施されてきたが，近年ではさまざまな民間組織，住民組織が公衆衛生活動を実施しており，行政との協働による活動がますます重要になってきている．民間組織と住民組織は相互にオーバーラップしている．例えば，**民間組織・民間団体**には，医療機関，福祉施設，専門家組織，健康関連公益法人，健康関連産業などの企業体などが含まれるが，**住民組織**も多くは民間団体である．

　住民組織には，自治会，町内会，商店会，婦人会，老人会，子ども会，PTA，文化・スポーツサークル，ボランティアグループ，職場サークル，消費者団体・グループなど，健康関連住民組織（結核予防会，母子愛育班など），NGO（non-governmental organization：非政府組織）やNPO（non-profit organization：非営利組織），患者会，家族会などの当事者組織，相互支援組織（セルフヘルプグループ）なども含まれる．

2 保健所の役割とその変化

1 保健所の歴史

　日本の保健所は，1937（昭和12）年制定の保健所法（旧法）により創設された．当時は国防力増強に関する政策の優先度が高く，旧法に基づく保健所は，兵力確保に関連した体力検査のほか，母子衛生相談，および当時は「亡国病（国を滅ぼす病気）」とも呼ばれた結核の診断・治療のための診療所的な役割を担うにとどまり，地域全体を管轄して公衆衛生の向上を図るという機能はなかったといわれている．

　第二次世界大戦後，連合国最高司令官総司令部（GHQ/SCAP）の勧告を受けて，旧法は全面改正され，1947（昭和22）年に新しい**保健所法**が成立した．これにより全国的な保健所網（一つの保健所はおおむね10万人の地域を管轄）が整備されるとともに，食品衛生法や精神衛生法，結核予防法などの衛生法規も整備され，公衆衛生活動は一気に活性化した．戦後の生活環境の改善と国民の健康増進の政策を進める上で，全国の保健所が果たした役割は非常に大きかった．その成果もあって，平均寿命が飛躍的に伸び，人口の高齢化や疾病構造の変化が急速に進んで保健需要が多様化した．

　こうした中で，昭和30年代には大規模な町村合併の推進などにより市町村の人口規模が拡大し，市町村が自ら保健サービスを実施できる環境が整えら

れ，昭和40年代の母子保健事業を皮切りに市町村機能の強化が図られた．1978（昭和53）年に始まった「国民健康づくり対策*」および1983（昭和58）年の老人保健法の施行により，市町村の役割はさらに高まり，母子保健や老人保健などの対人保健サービスは，都道府県ではなく，住民に最も身近な基礎的自治体（すなわち市町村）を実施主体とすべきという方向性が明確となった．

　このような情勢の変化を受け，1994（平成6）年には保健所法を全面改正（法律名も改正）する形で地域保健法が制定された．同法に基づき，市町村における保健サービスの拠点施設として市町村保健センターの整備が全国的に促進され，住民に身近な保健サービス機能の一層の強化が図られた．

　一方，地域保健法施行後の保健所は，感染症対策や難病患者の支援をはじめとする専門的・技術的業務などを広域的に担うこととされ，管轄区域については，医療法に基づく二次医療圏との整合性を考慮して設定することとされた．全国的に，同一の二次医療圏内に複数の保健所を設置していたところが多かったため，地域保健法の施行に伴い多くの保健所が統廃合の対象となった．その結果，地域保健法施行前に全国に800カ所以上あった保健所は大幅に減少し，2010（平成22）年以降は500カ所を下回る状況となった．

　公衆衛生活動における組織横断的な連携の重要性が高まっている中で，保健所と他部局組織との統合・再編も進んでいる．例えば，都道府県型の保健所では，福祉事務所などとの統合による再編（保健福祉事務所，健康福祉センターなど），あるいは都道府県庁の総合出先機関（総務，保健福祉，環境，経済産業，建設などを総合的に所管する地方事務所で，名称は地域振興局，総合支庁など）の中に保健所の組織も組み込むかたちの再編が代表的であり，統合後の組織名と保健所名の両方を掲げているところが多い．一方，政令市（指定都市，中核市，特別区など）では，一市一保健所体制へと再編されたところが多く，再編後の保健所と市役所（衛生主管部局）および保健センターの関係は多様である．

2　法的な位置付けと設置状況

　保健所は，地域保健法5条に基づき，都道府県および政令市など（指定都市，中核市，そのほか政令で定める市または特別区）が，これを設置することとされている．また，地方自治法156条でも，地方公共団体の長は「法律または条令の定めるところにより，保健所，警察署そのほかの行政機関を設けるものとする」と規定されている．つまり，都道府県と政令市などには，保健所の設置が義務付けられている．

　前述のように，全国の2023（令和5）年4月1日現在の保健所数は，468カ所である．地域保健法の施行により，二次医療圏との整合性を考慮して保健所の統廃合が進められたため，都道府県と政令指定都市の保健所数は大幅に減少

用語解説*
国民健康づくり対策

第一次は，1978年から1987年まで．成人病（生活習慣病）予防の推進，および食生活改善に重点を置いた健康づくりを推進した．

plus α
「老人保健法」の改正

老人保健法は「高齢者の医療の確保に関する法律」と，法律名を含めて大幅改正され，2008年4月から施行となった．これにより，都道府県等による医療費適正化計画の策定と推進，各保険者による特定健診・保健指導の実施，および後期高齢者対象の新たな医療制度が開始された．老人保健法による保健事業の一部（集団対象の健康教育，がん検診や歯周病検診など）は，健康増進法を根拠として市町村が実施している．

plus α
医療圏

医療計画の単位となる区域をいう．医療計画には二次医療圏と三次医療圏が設定されている．二次医療圏は一体の区域として病院等における一般的な入院医療や包括的な保健医療サービスが行われる地域単位（広域市町村圏）であり，都道府県型の保健所の管轄区域とほぼ一致する．三次医療圏は専門性の高い，高度・特殊な医療をカバーする区域であり，原則として都道府県を単位とする．

plus α
保健所の設置状況

2023年4月現在：468カ所
①都道府県型
都道府県（47）：352カ所
②政令市型
指定都市（20）：26カ所
中核市（62）：62カ所
その他政令市（5）：5カ所
特別区（23）：23カ所

した．その一方で，中核市の保健所は増加している．これは，人口20万人以上の都市が中核市となるためには，保健所の設置が必須条件となっているためで，中核市の数と並行して保健所数も増えている．

3 保健所機能の変遷

地域保健法の施行と併せて，**母子保健法**も改正され，都道府県の保健所で実施していた3歳児健康診査や妊産婦の訪問指導などの実施主体は市町村となった．また，栄養改善法（現在の健康増進法の前身）の改正により，一般的な栄養改善業務も都道府県の保健所から市町村に委譲された．

このように，特に都道府県型の保健所では，住民に身近な対人保健サービスの実施権限が大幅に縮小された．しかし，その一方で地域保健法施行後の保健所には，保健所法時代にはなかった新しい機能も数多くみられる．地域保健法の条文の中から，保健所の具体的な業務内容を定めた部分を引用し，保健所法の時代と比べてどこが変わったのかをみてみよう．

地域保健法6条は，全国の保健所に共通する基本業務（**表2-1**）を規定するものである．しかしながら，6条各号の事業にはそれぞれ関連する法律（例えば，食品衛生については食品衛生法）があり，都道府県（政令市，特別区）の事業の大部分は知事（市長，特別区長）の職権と定められている．そこで同

plus α

母子保健法の条文

〔12条〕市町村は，次に掲げる者に対し，厚生労働省令の定めるところにより，健康診査を行わなければならない．
1. 満1歳6か月を超え満2歳に達しない幼児
2. 満3歳を超え満4歳に達しない幼児
〔13条〕前条の健康診査のほか，市町村は，必要に応じ，妊産婦又は乳児若しくは幼児に対して，健康診査を行い，又は健康診査を受けることを勧奨しなければならない．

表2-1　保健所の基本業務と任意業務

保健所の基本業務（全国共通）

地域保健法6条
保健所は，次に掲げる事項につき，企画，調整，指導及びこれらに必要な事業を行う．
1. 地域保健に関する思想の普及及び向上に関する事項
2. 人口動態統計その他地域保健に係る統計に関する事項
3. 栄養の改善及び食品衛生に関する事項
4. 住宅，水道，下水道，廃棄物の処理，清掃その他の環境の衛生に関する事項
5. 医事及び薬事に関する事項
6. 保健師に関する事項
7. 公共医療事業の向上及び増進に関する事項
8. 母性及び乳幼児並びに老人の保健に関する事項
9. 歯科保健に関する事項
10. 精神保健に関する事項
11. 治療方法が確立していない疾病その他の特殊の疾病により長期に療養を必要とする者の保健に関する事項
12. エイズ，結核，性病，伝染病その他の疾病の予防に関する事項
13. 衛生上の試験及び検査に関する事項
14. その他地域住民の健康の保持及び増進に関する事項

保健所の任意業務（所管区域の特性を踏まえて実施できる事業）

地域保健法7条
保健所は，前条に定めるもののほか，地域住民の健康の保持及び増進を図るため必要があるときは，次に掲げる事業を行うことができる．
1. 所管区域に係る地域保健に関する情報を収集し，整理し，及び活用すること．
2. 所管区域に係る地域保健に関する調査及び研究を行うこと．
3. 歯科疾患その他厚生労働大臣の指定する疾病の治療を行うこと．
4. 試験及び検査を行い，並びに医師，歯科医師，薬剤師その他の者に試験及び検査に関する施設を利用させること．

注）下線部は，「保健所法」と比べて新しく追加または表現が変更された事業．

現在の公衆衛生システムと政策

法9条では，都道府県知事などの職権を「保健所長に委任することができる」と規定し，保健所長の権限で6条各号の事業を実施できるようにしている.

地域保健法7条では，保健所がその所管区域の特性に応じて実施できる**任意業務**を規定している．これを実施するためには，地域の健康課題や保健医療福祉に係る住民のニーズを的確に把握し，各地域の課題やニーズに対応した保健事業を自ら考え，自ら企画調整に当たることが重要である．そこで，地域保健法では，従来の保健所法で規定されていた試験・検査の機能に加えて，**情報管理**（情報の収集・解析・活用）および**調査研究**を新しい保健所の重要な機能と位置付けている.

また，地域保健法8条では，都道府県型の保健所の役割として**市町村支援**について明記している．つまり，保健所は所管区域内の市町村における地域保健対策の実施に関し，市町村相互間の連絡調整を行うとともに，**市町村の求めに応じ**た技術的支援，および市町村職員の研修等を行うことができると規定している．地域保健対策に関する専門的な知識と技術を高め，市町村から求められる（頼りにされる）存在になることが，都道府県型の保健所の使命といえる.

さらに，地域保健法4条に基づき厚生労働大臣が定めた「地域保健対策の推進に関する基本的な指針」〔最終改正：2023（令和5）年3月〕には，前述の各種機能のほか，今後の保健所が強化すべき機能として「**健康危機管理機能**」（➡ p.233参照）が明記されている.

具体的には，大規模な食中毒や感染症の集団発生，新型インフルエンザ等感染症の世界的流行（パンデミック），広域災害，あるいは生物化学テロなどの健康危機の発生に備え，保健所は，地域の保健医療の管理機関として，平常時から，法令に基づく監視業務などを行うことにより，健康危機の発生防止に努めることが示されている.

健康危機発生時における保健所の役割としては，広域災害・救急医療情報システム等を活用し，患者の診療情報などの収集と提供，および健康被害者に対する適切な医療の確保のための支援措置等を講ずることなどが示されている.

また，2001（平成13）年に厚生労働省が示した「地域健康危機管理ガイドライン」では，健康危機発生後の対応として，健康危機による被害者および健康危機管理業務従事者に対する「心的外傷後ストレス障害（PTSD）対策」を含めた精神保健福祉対策などを推進することも保健所の重要な機能であるとしている.

そのほか，「基本的な指針」では，今後の保健所の機能として「健康なまちづくりの推進」を明記し，そのためのキーワードとして**ソーシャルキャピタル***の重要性を強調している．ソーシャルキャピタルは，「人と人との絆」や「地域に根差した支え合い」などを社会資本とする考え方であり，ソーシャルキャピタルが豊かに醸成された地域では健康なまちづくりに向けた市民活動が促進されるといわれている．市民活動の例としては，自治会や公民館活動などの地

用語解説*
ソーシャルキャピタル (social capital)

人々の協調行動を活発にすることによって，社会の効率性を高めることができるという考え方の下で，社会の「信頼関係」，「規範」，「ネットワーク」といった社会組織の重要性を説く概念（アメリカの政治学者，ロバート・パットナムの定義）．物的資本(physical capital)や人的資本(human capital)などと並ぶ概念として注目されている．
端的には，「健康問題などに対する自発的組織の多様さ」，「社会全体の人間関係の豊かさ」などを意味する.

域のネットワーク，食生活改善推進員や運動普及推進員などの健康に関連する地域組織，健康経営を推進する企業などが挙げられる．今後の保健所は，地域保健に関する広域的，専門的かつ技術的拠点として，ソーシャルキャピタルを広域的に醸成するとともに，その活用を図る機能を強化することが求められている．

4 都道府県型と政令市型の違い

保健福祉サービスは住民にとって最も身近なサービスであり，地域保健法の施行により，基礎的自治体である市町村の責任がますます大きくなった．しかし，人口規模の小さい市や町村単位では，自治体単独ですべての保健福祉サービスを実施することが困難なので，都道府県（保健所や福祉事務所）でも役割を分担するしくみになっている．都道府県設置の保健所の場合は，各種法律などの規定に基づき管内の市町村（保健センター）との間で，役割分担をしているのが一般的である（➡ p.44 **表2-3** 参照）．

一方，人口規模の大きい政令市など（指定都市，中核市，特別区など）の場合は，自らの能力と責任で大部分の保健福祉サービスを実施できるとの考え方から，都道府県型の保健所業務と市町村業務の両方を併せて実施するしくみとなっている．この場合でも，大部分は，自らが設置した保健所と保健センター（または健康増進センター，保健相談所など）を併せて運営しているので，両者の役割分担はある．しかし，一般には保健センターよりも保健所の業務範囲のほうが広く設定されているので，政令市型の保健所の役割は，都道府県型の保健所と比べて広範である．

5 医療制度改革と健康政策

1 医療制度改革の方向性

日本では高齢化の急速な進展や経済の低成長などを背景に，増え続ける医療費が経済・財政を圧迫するようになった．経済財政諮問会議*でも医療費の適正化が重要検討課題として議論され，2005（平成17）年12月には政府・与党医療改革協議会から「**医療制度改革大綱**」が公表された．

この大綱が目指す改革の方向は，①安心・信頼の医療の確保と予防重視の政策推進，②医療費適正化の総合的な推進，③超高齢社会を展望した新たな医療保険制度体系の実現，の三つであった．すべての国民がなんらかの公的医療保険に加入するという「国民皆保険制度」を維持し，将来にわたって持続可能な医療保険制度を構築するためには，治療重視の医療から，疾病予防と健康増進を重視した保健医療への転換を図る必要があること，および医療費の伸びを適正レベルに抑えるための総合的な対策（医療費適正化政策）が重要であることなどが提言されたものである．それと同時に，高齢者対象の新しい医療保険制度の創設が盛り込まれ，2008（平成20）年度からの「**後期高齢者医療制**

用語解説＊
経済財政諮問会議

民間有識者の意見を政策形成に反映させつつ，内閣総理大臣（首相）がそのリーダーシップを十分に発揮して経済財政政策の重要事項を調査審議するための合議制機関．内閣府に設置され，会議の議長は首相である．

度（長寿医療制度）」の施行につながった.

さらに2012（平成24）年には「社会保障と税の一体改革大綱」が閣議決定された. 社会保障（医療，介護，年金，少子化対策）の充実・安定化と，そのための安定財源確保（消費税率引き上げなど）による財政健全化の同時達成を目指す改革であり，2013（平成25）年12月には改革の全体像や進め方を示した法律（社会保障改革プログラム法）が成立した. 医療制度についても，この改革の一環として医療法などが改正され，病院などの病床の機能分化・集約化と連携強化（都道府県が地域医療構想を策定して推進），在宅医療の推進，および医師確保対策の強化などが求められた. また，改革の実効性を高めるために，**地域医療構想**＊を含めた医療計画などを推進するための新たな財政支援制度（消費税増収分を財源）も創設された.

2 医療法の改正

医療提供体制の確保と国民の健康の保持を目的として1948（昭和23）年に制定された**医療法**は，国民の医療を取り巻く環境の変化に応じて改正を重ねてきた. 大きな改正はこれまで9回にわたるが（**表2-2**），近年は改正間隔が短くなっている.

1985（昭和60）年の第一次改正では，地域医療計画制度が創設された. これにより各都道府県が**医療計画**＊を策定し，医療圏の設定および各医療圏における医療機関の病床数の上限を示す「必要病床数」（現在は呼称が「基準病床数」に変更）の設定などが義務付けられた.

1992（平成4）年の第二次改正では，医療施設の機能分化を図る観点から，「特定機能病院」および「療養型病床群」が制度化された.

表2-2 医療法改正の流れ

改正年次		改正に伴う新たな制度や主要施策など
1948（昭和23）年	医療法制定	医療機関の施設基準，管理体制
1985（昭和60）年	第一次改正	地域医療計画制度の創設（医療圏，必要病床数＊）
1992（平成4）年	第二次改正	医療施設機能の体系化（特定機能病院，療養型病床群）
1997（平成9）年	第三次改正	地域医療支援病院制度の創設 インフォームドコンセント規定の整備
2000（平成12）年	第四次改正	病床区分の見直し（一般，療養） 医師臨床研修の必修化（2年間）
2006（平成18）年	第五次改正	医療機能情報提供制度の創設 医療計画制度の見直し（医療機能の分化・連携の促進）
2014（平成26）年	第六次改正	都道府県による地域医療構想の策定と推進 在宅医療の推進
2015（平成27）年	第七次改正	地域医療連携推進法人制度の創設，医療法人制度の見直し
2017（平成29）年	第八次改正	特定機能病院（大学病院等）の管理運営体制の強化等
2021（令和3）年	第九次改正	医師の長時間勤務を制限する「医師の働き方改革」

＊「必要病床数」は，第四次改正により，呼称を「基準病床数」に変更.

1997（平成 9）年の第三次改正では，新たに「地域医療支援病院」を制度化した．地域医療支援病院は，かかりつけ医が地域の第一線の医療機関として信頼されるよう，これを支援する病院と位置付けられ，紹介患者への医療提供，施設・設備の共同利用，救急医療の実施，および地域の医療従事者の研修などを行っている．

続く第四次改正では，病床区分の見直しがあった．具体的には，精神・感染症・結核以外の病床については，主として慢性期の患者が入院する療養環境に配慮した「療養病床」，および医師・看護師の配置を厚くした「一般病床」に区分された．

さらに 2006（平成 18）年の第五次改正では，患者が自ら選択し医療を受けることができるよう，医療機関情報の公表と広告規制の緩和が進められたほか，医療計画制度の見直し（医療機能の分化・連携の強化等に関する項目の追加）などがあった．特に各都道府県の医療計画の改定にあたっては，**5 疾病（がん，脳卒中，急性心筋梗塞，糖尿病，精神疾患）および 5 事業（救急医療，災害時医療，へき地医療，周産期医療，小児救急を含む小児医療）**を指定し，地域ごとに医療連携体制を構築することになった．

具体的には，5 疾病 5 事業それぞれについて，地域ごとの現状と課題を明らかにし，地域の実情に応じた医療機関の機能分担および連携の状況を，担当する医療機関の名称も示しながら住民に公表することを目指している．

例えば脳卒中の場合，発症→①救急・急性期の治療とリハビリテーション→②回復期リハビリテーション→③在宅等への復帰・維持のためのリハビリテーション→④在宅での療養支援，に至るまでの医療の流れと①～④に求められる医療機能を明示するとともに，①～④の各機能を担う医療機関を地域内で調整し，担当医療機関の名称も含めて公開することとされた．このような機能分化と連携体制を基盤として，**地域連携クリティカルパス***が作成・運用され，急性期から回復期および在宅・社会復帰までの切れ目のない医療提供の促進が期待されている．

3 地域医療の推進における保健所の役割

第五次医療法改正と連動した医療制度改革においては，医療計画等の策定と推進の実施主体として，都道府県の役割をこれまで以上に重視している．特にこの改革は，「地域医療連携」の促進による在院日数（入院期間）の短縮と地域包括ケアシステムの構築などを目指していることから，地域の保健医療行政の第一線機関である「保健所」の役割に期待するところが大きい．

地域医療連携に関する保健所の役割としては，医療機関や医療関係者相互の連携促進に向けた調整が重要である．保健所の公平・専門的な立場を生かして，地域医療連携の関係者が情報共有を行う場づくりをするなど，連携促進のための調整役（コーディネーター）を務めることにより，脳卒中や急性心筋梗塞等の地域連携クリティカルパスの作成とその活用の促進が期待されている．

---

plus α

第八次医療法改正

第八次医療法改正では，特定機能病院（大学病院等）の管理運営体制の強化のほか，ウェブサイトを含め，虚偽・誇大表示等を規制するため，医療機関の広告規制の見直しや，外部委託ではなく自施設で検査を実施する場合の検体検査の精度の確保などが盛り込まれた．

plus α

5 疾病・6 事業

令和6年度から，5疾病・5事業に，6事業目として「新興感染症等の感染拡大時における医療」が加わる．

用語解説 *

地域連携クリティカルパス

脳卒中や急性心筋梗塞等の疾病別に，急性期病院から回復期病院を経て早期に自宅に帰れるような一連の「診療計画」を作成し，治療を受けるすべての医療機関で共有して用いるもの．クリニカルパスともいう．

また，病院や診療所の医療機能に関する情報を都道府県が集約し，それを住民がインターネットで入手できるようにする「医療機能情報提供制度*」が2007（平成19）年度に開始された．保健所は，市町村，各保険者および地区医師会等の協力を得ながら，この情報提供制度の活用を促すとともに，医療相談の実施や上手な医師のかかり方の普及啓発など，医療機関と地域住民（利用者）の架け橋的な役割（医療安全支援センター機能）を果たすことが期待されている．

6 健康増進法

医療制度改革の重点事項である「予防の重視」に関連して，厚生労働省の通知等に基づき，2000（平成12）年度から「21世紀における国民健康づくり運動（健康日本21）」が開始された．しかし，国民の健康寿命の延伸および生活の質の向上を実現するためには，この運動を推進するための法的基盤を含めた環境整備が必要との観点から，2002（平成14）年8月に**健康増進法**が公布された．

同法に基づき都道府県には，「健康日本21」を各都道府県の健康課題などに応じて効果的に推進するための計画（都道府県健康増進計画）の策定が義務付けられた．また，市町村においても市町村健康増進計画の策定に努めること（努力義務）とされた．

健康増進法による重点施策の一つに**喫煙対策**がある．特に2018（平成30）年の同法改正により，受動喫煙対策は大きく前進した．改正後の健康増進法では，①望まない受動喫煙をなくす，②受動喫煙による健康影響が大きい子どもや患者などに特に配慮する，③施設の類型・場所ごとに効果的な対策を実施する，という三つの考え方を基本として，受動喫煙防止策の徹底を求めている．例えば，子どもや患者，妊婦が主たる利用者である学校や病院および行政機関の庁舎などにおいては，原則「敷地内禁煙」が義務化された．また，事業所やホテル，飲食店（既存の小規模店などには例外あり）など多数の者が利用する施設では原則「屋内禁煙」が義務化された．地域における喫煙対策の推進役である保健所は，受動喫煙防止策を適切に実施するための情報を関係機関・

健康日本21（第二次）

2013（平成25）年度に開始された第二次の健康日本21は，10年後（2022年）に目指すべき姿を「すべての国民が共に支え合い，健康で幸せに暮らせる社会」とし，健康寿命の延伸と健康格差の縮小，健康を支え守るための社会環境の整備，生活習慣病の発症予防と重症化予防などを基本的な方向として推進されている．第一次と比較すると，社会環境の整備では「地域の絆の再構築」の視点が追加され，生活習慣病対策にCOPD（慢性閉塞性肺疾患）が追加されたほか，超高齢社会を踏まえて高齢者の健康に焦点を当てた取り組み（ロコモティブシンドロームの予防など）が強化された．

団体へ積極的に提供するとともに，医事薬事，食品衛生，環境衛生などの日常業務で関わる施設（医療機関，飲食店，ホテル，公衆浴場，劇場など）に対して，具体的な受動喫煙防止策の指導や助言を行っている．

健康増進法では，健康相談や健康診査などの健康増進事業の実施主体として，医療保険者（市町村国民健康保険や健康保険組合など）の役割を重視しており，その趣旨にのっとって健康診査事業の再編が進んでいる．具体的には，老人保健法が「高齢者の医療の確保に関する法律」に改正されたことに伴い，40〜74歳の住民を対象とした基本健康診査については，2008（平成20）年度から医療保険者が実施する**特定健康診査**に衣替えした．この健診は，メタボリックシンドローム（内臓脂肪症候群）に着目した早期介入・行動変容を目的とし，健診の事後指導（**特定保健指導**）の対象者や方法なども大幅に変更された．

一方，がん検診（胃がん，子宮がん，乳がん，肺がん，大腸がん），歯周疾患検診，骨粗鬆症検診および肝炎ウイルス検診については，関連する健康教育や検診後の保健指導および健康相談を含めて，2008（平成20）年度からは健康増進法に基づく健康増進事業と位置付けられ，引き続き市町村を主体として実施されている．

さらに健康増進法では，地域保健（市町村等の保健事業）と職域保健（事業所等の健康管理事業）の連携を重視しており，保健所はその連携推進のための調整役を担うこととされている．

3 市町村保健センターの役割

1 法的な位置付けと設置状況

市町村保健センターは，1978（昭和53）年度から厚生省（当時）の第1次国民健康づくり対策の一環として整備が始まった．市町村を設置主体とする施設であるが，当初は設置に関する法的根拠がなく，国の予算措置（補助金）によりその整備が進められた．その後，1994（平成6）年の地域保健法の制定によって，同法第18条に「市町村は市町村保健センターを設置することができる」と明記され，法定施設と位置付けられた．同法により市町村保健センターは，「住民に対し，健康相談，保健指導，健康診査その他地域保健に関し必要な事業を行うことを目的とする施設」と定義され，住民に**身近な保健サービスの拠点**として全国的に整備が促進された．

市町村保健センターは保健所と違って，その設置に関する義務規定はないが，整備方法については多様な形態が認められている．例えば，町村単独での設置が困難な場合は複数の町村が共同で一つのセンターを整備したり，逆に大都市では人口規模に応じて同一市内に複数のセンターを整備したり，あるいは保健サービスだけでなく福祉サービス部門を含めた複合施設として整備するな

どである．2023（令和5）年4月現在，全国の市町村保健センターは2,419
カ所となっている（厚生労働省健康局健康課地域保健室調べ）．

2 保健所と市町村保健センターの違い

　保健所と市町村保健センターは，相談業務などの一部に類似点もあるが，公
的機関としての性格や機能にはかなりの差異がある（**表2-3**）．法的な位置
付けをみても，市町村保健センターが「**施設**」であるのに対して，保健所は
「**行政機関**」である．行政機関とは，都道府県などの行政組織を構成し，各種
法律などに基づく所掌事務と権限に基づいて行政権の行使に携わる機関のこ
とであり，保健所の広範な所掌事務や権限については，地域保健法などの法律
や設置自治体の条例などで明確に規定されている．また，保健所には，医師，
歯科医師，獣医師および保健師など，地域の衛生行政の執行に必要な職員を配
置することが法令で定められている．さらに保健所長には，個別法（感染症法
や食品衛生法など）で直接権限や役割等が与えられている事務もあり，公衆衛
生医たる保健所長が専門的な立場からその行使に携わっている．2004（平成
16）年の地域保健法施行令の改正では，公衆衛生医師の確保が著しく困難な
地域における例外的な措置として，医師以外でも公衆衛生医師と同等の知識を
有する者がいれば，保健所長とすることが可能になった．

　一方，市町村保健センターは，地域住民に対して各種保健サービスを提供す
るための拠点施設（場所）という性格が強い．センター長（施設長）を含めて
職員の資格や専門性に関する法令上の規定はなく，施設長に対して直接権限を
与えている法律もない．つまり，保健センターの運営などについては，各市町

表2-3　**保健所と市町村保健センターの主な相違点**

比較項目	保健所	市町村保健センター
設置の法的根拠	地域保健法第5条	地域保健法第18条
設置主体	都道府県，政令市（政令指定都市，中核市，その他政令で定める市），特別区	市町村
公的機関としての性格	地域保健に関する幅広い所掌事務と許認可権限等を有する「行政機関」	地域住民に総合的な保健サービス等を提供するための公的な「施設」
所長の資格要件	原則として医師（公衆衛生医の確保が著しく困難な場合に限って同等の知識等を有する者でも可）	資格要件なし
職員構成（専門職）	医師，歯科医師，獣医師，薬剤師，保健師，（管理）栄養士，臨床検査技師など多彩	専門職は，保健師と（管理）栄養士の施設が多い
主な実施業務	技術的・専門的な所掌事務（地域保健法第6条），地域保健に関する調査研究や情報管理（同法第7条），市町村への技術支援や職員研修等（同法第8条）	住民に身近で頻度の高い保健サービス（母子保健法や健康増進法等に基づく各種の健康相談，健康教育，健康診査等の事業）
関連機関や施設	福祉事務所との統合，都道府県の総合出先機関（地方振興局等）への組織統合が進行．統合組織の名称は，保健福祉事務所，健康福祉センター等	母子健康センター，健康増進センター，農村検診センター等を代替施設としている市町村もある

村の裁量に任されており，その実態は多様である．保健センターを単独施設として設置している市町村もあるが，全国的には他の保健福祉部門の組織との複合施設として設置している市町村が多くなっている．複合相手としては，社会福祉協議会や地域包括支援センター，デイサービスセンター，および訪問看護ステーションなどがある．

4 民間や住民組織の役割

1 公衆衛生の構造改革

日本国内では行政全般にわたって，「中央集権から地方分権」へ，あるいは「官（公）から民へ」という流れが加速し，公衆衛生の分野でも構造改革が急速に進行中である．

地方分権とは一般に，国に集中していた各種の権限や税財源を地方自治体に委譲し，各自治体に対する国の関与を縮減させることをいう．地方分権の推進が本格化したのは1990年代であり，地域保健法の成立と同時期の1995（平成7）年には「地方分権推進法」（5年間の時限立法）が制定された．これを受けて2000（平成12）年には，「地方分権一括法*」が施行され，地域保健を含めた公衆衛生行政においても，地方自治体の主体性がそれまで以上に強く求められるようになった．地方分権は，地方自治体の首長や議会の権限がこれまで以上に大きくなることを意味する．それは同時に，行政活動への住民参加と住民によるチェック機能の強化が必要とされる[2]．つまり地方分権の推進により，住民参加による健康なまちづくりが一層高まることが期待されているのである．

地方分権に伴う**公衆衛生の構造改革**は，保健福祉サービスにおける行政と住民の役割分担の見直しを迫るものである．行政がサービスの供給者で，住民はその「受け手」という関係にある間は，官（公）の論理が優位に立つ．大量生産・大量消費（作ればそれだけ売れる）に支えられ，経済が右肩上がりで成長した時代は，供給者優位の画一的な政策でも機能しているかにみえた．しかし，少子高齢化が急速に進み，経済成長も停滞してくると，国民の間に将来の生活保障への不安感が高まり，時代の流れは中央集権の下で進められた供給者優位の社会構造を許さなくなってきた．そこで迎えたのが地方分権の時代であり，住民はサービスの「受け手」という意識でなく，住民と行政が「対等」の関係でパートナーシップを築きながら，健康な地域づくりを進めていくことが求められているといえよう．

これについては，地方分権の推進に積極的に取り組む自治体の首長からも，次のような提言が出されている[3]．地方分権を推進するためには，「住民を責任ある行為者ととらえ，その自主性を尊重することが求められる．行政が必要

用語解説 *
地方分権一括法
正式名称を「地方分権の推進を図るための関係法律の整備等に関する法律」といい，地方公共団体の事務に関する記述のある法律のうち，地方分権推進の趣旨から改正が必要な475本の法律の改正部分を，1本の法律として改正したもの．

以上に介入することを改め，個人や団体，企業の自主性・自発性を尊重し，自己の責任で自由に選択することを基本としていく必要がある．何もかも行政が行う姿勢を転換し，行政が行うこと，行政の限界を明らかにして，**住民の選択**に委ねることとする．これを進めるためには，当然，行政がもっている情報を住民に提供し共有していくことが重要となる．住民の積極的な関与とサービスに対する選択が，地方の政策能力を高め，より高次の地方自治を産みだす」というものである．つまり，住民はサービスの「受け手」というよりも，その「起点」であるという発想をもち，**積極的な情報公開**と**地域の主体性を尊重した行政運営**を進めるべきという主張である．

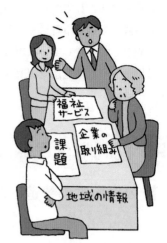

公衆衛生行政は，地方分権のメリットが最も大きい分野である．地域保健法の施行も，健康政策の地方分権をねらったもので，その成功の鍵を握るのは市町村である．これに関連して，「地域保健対策の推進に関する基本的な指針」〔厚生労働省告示，2023（令和5）年最終改正〕では，「**地域のソーシャルキャピタルの活用**」を今後の重要事項に掲げ，地域資源を生かした健康なまちづくりの推進を求めている．

また，2003（平成15）年施行の健康増進法では，健康教育や健康診査などの健康増進事業の実施主体を国や地方自治体に限らず，各健康保険組合や民間企業（労働安全衛生法の規定により健康増進事業を行う事業者）についても主要な「健康増進事業実施者」として明記している．今後の地方自治体は，民間の健康増進事業実施者や地域のマスメディアなどとの連携を図り，それぞれがもつ多様な手段，機会を有効に活用して，健康づくりに関する情報発信や働き掛けを行うことが重要といえる．

さらに，健康増進法7条に基づく基本方針〔厚生労働省告示，2012（平成24）年7月改正，**表2-4**〕では，関連企業等との連携強化のほか，食生活改善推進員などのボランティア組織の支援を通じた健康増進活動の推進を求めている（基本方針は2022年3月に一部改正されたが，前述の内容には変更なし）．ウィンスロー（Winslow, C.E.）による公衆衛生の定義（➡ p.23参照）にもあるように，**地域社会の組織的な努力**を通じて，地域住民の健康度を向上させるのが公衆衛生の基本であり，民間企業やボランティアなどの地域組織も，健康な地域づくりには欠かすことのできない貴重なパートナーなのである．

2 地域組織活動

住民の**地域組織活動**は，行政や専門職との関わりなどから次の四つに分類できる[4, 5]．

❶ **委員会組織（母子保健推進員など）** 行政から委嘱された委員で構成された組織．行政主導の組織であるため，行政の下請けになるという懸念はあるもの

表2-4　健康増進法第7条に基づく基本方針（抜粋）

七　その他国民の健康の増進の推進に関する重要事項
1　地域の健康課題を解決するための効果的な推進体制
　健康増進に関係する機関及び団体等がそれぞれ果たすべき役割を認識するとともに，地域の健康課題を解決するため，市町村保健センター，保健所，医療保険者，医療機関，薬局，地域包括支援センター，教育関係機関，マスメディア，企業，ボランティア団体等から構成される中核的な推進組織が，市町村保健センター，保健所を中心として，各健康増進計画に即して，当該計画の目標を達成するための行動計画を設定し，各機関及び団体等の取組をそれぞれ補完し合うなど職種間で連携を図ることにより，効果的な取組が図られることが望ましい．（中略）

2　多様な主体による自発的取組や連携の推進
　栄養，運動，休養に関連する健康増進サービス関連企業，健康機器製造関連企業，食品関連企業を始めとして，健康づくりに関する活動に取り組む企業，NGO，NPO等の団体は，国民の健康増進に向けた取組を一層推進させるための自発的取組を行うとともに，当該取組について国民に情報発信を行うことが必要である．（中略）

3　健康増進を担う人材
　地方公共団体においては，医師，歯科医師，薬剤師，保健師，助産師，看護師，准看護師，管理栄養士，栄養士，歯科衛生士その他の職員が，栄養・食生活，身体活動・運動，休養，こころの健康づくり，飲酒，喫煙，歯・口腔の健康等の生活習慣全般についての保健指導及び住民からの相談を担当する．
　国及び地方公共団体は，健康増進に関する施策を推進するための保健師，管理栄養士等の確保及び資質の向上，健康運動指導士等の健康増進のための運動指導者や健康スポーツ医との連携，食生活改善推進員，運動普及推進員，禁煙普及員等のボランティア組織や健康増進のための自助グループの支援体制の構築等に努める．（以下略）

厚生労働省告示．2012年7月改正．2013年4月から適用．

の，自治体の認知した組織活動として，住民の要望を踏まえた活動が展開されれば，得られる成果は大きい．

❷ **地縁組織（結核予防婦人会，食生活改善推進員，衛生組合など）**　町内会や自治会を基盤として，地域に密着しつつ形成される組織．自治体内の各地区（町内会単位など）に委員がいて，自治体や専門職は，組織の活動目標に応じた委員の養成や研修などに関わる．組織は一般にピラミッド型であるが，全国組織となることで社会の認知度も高まっている．住民は組織活動に参加することで啓発され，活動はさまざまな方面に発展する（食生活改善推進員が，健康体操の普及や在宅高齢者への友愛訪問などの活動にも関与するようになるなど）．

❸ **ライフステージ組織（母親クラブ，育児サークルなど）**　育児などの身近な問題を抱える当事者による相互学習を特徴とする組織である．組織はピラミッド型ではなく，ネットワークに近い緩やかな結合体である．当事者が参加メンバーなので，問題は切実であり，対話・共感・学習を通じて組織の活動が高まる．行政や専門職は，組織の求めに応じて助言するのが役割であり，専門職が関わりすぎると活動の自主性が損なわれる恐れがある．

❹ **セルフヘルプグループ（患者会，家族会など）**　精神障害者の家族会など，この組織も当事者による組織であり，ライフステージ組織の機能に加えて，より支援的であり，対話・共感・学習に加えて具体的なケア（助け合い）が互いに交わされる．問題が切実であるだけに，組織活動を通じて出された政策提言には，保健・医療・福祉の谷間から当事者を救うための方策（専

門職の連携のありかたなど）に関するヒントが多い.

このような地域組織の活動には盛衰があり，主流となる組織形態や活動分野も時代によって変化する．中央集権の時代には，どちらかというと行政や専門職がリーダーシップを発揮するタイプ（①②）の地域組織が多かった．しかし最近は，高齢者介護，障害者支援，育児支援や児童虐待対策など，地域の健康問題が多様化する中で，当事者中心（③④）の地域組織活動が活発になっている．地域組織活動には，健康な地域づくりに向けた住民あるいは当事者の「思い」が集積されており，その主体的な活動は地域の健康政策に大きな影響を及ぼすであろう.

3 NPO による活動

1998（平成 10）年の「特定非営利活動促進法」（いわゆる **NPO 法**）の施行に伴い，NPO（民間の非営利組織）は法人格をもつことが可能となり，保健・医療・福祉に関する地域組織やボランティア活動を基盤とした NPO 法人が数多く誕生した．内閣府の調査によれば，2023（令和 5）年 10 月末日現在，全国で約 50,100 の NPO 法人が認証されているが，中でも保健・医療・福祉分野の NPO が最も多く，全体の約 6 割弱を占めている.

この分野の NPO の活動としては，超高齢社会を反映して高齢者の介護や福祉に関するものが多い．例えば，高齢者の生活援助（食事，掃除，洗濯など），介護保険事業（デイサービスやホームヘルプサービス），移送サービス（通院，買い物），介護や法律等に関する相談などである．障害者の支援（点字翻訳や手話サービスなど），アルコール・薬物依存症者の相談・支援，およびアトピー等アレルギー問題の知識の普及などの活動例もみられる.

NPO の最近の活動方法としては，地域の住民や会社などと連携してコミュニティビジネス*の手法により地域課題の解決に取り組む事例が増えている．また，NPO の持続的な活動を支える資金の調達方法については，本来事業からの対価収入のほか，会員からの会費，寄付金，自治体からの補助金や助成金，委託費など多様であるが，最近はクラウドファンディング*の活用も増えている.

NPO には保健・医療・福祉に関する専門職の参加も多く，地域や当事者に密着した NPO からの情報や意見を行政側が貴重な政策提言として活用することも多くなった．行政は一定の方向性を示しつつ，NPO を含めた民間機関と協働していく視点がなければ，健康な地域づくりを円滑に進めることができない時代を迎えたといってよい.

5 公衆衛生専門職の役割

公衆衛生行政を円滑に運営するには，その時代の国民の健康課題に応じて関係法令や制度を整えるとともに，モノ（保健センターなどの施設整備），カネ（予算調整や財源確保），およびヒト（人材の確保と資質向上）の三拍子そろった条件整備が必要である．中でも保健師や医師などの人材（**人的資源**：human resource）の確保は最も重要な条件であり，必要な専門職員を適材適所に配置し，その技術や能力を十分発揮できるようにすることが必要である．

以下には，公衆衛生を担う主な専門職種について，各職種の免許（資格）の根拠となっている法律名と代表的な役割を紹介する．免許制の職種の中には，当該免許を取得した者でなければ従事できない業務を法令で定め（**業務独占**），ほかの職種では代行できないものもある．しかし，どの専門分野の活動であっても，多くの職種が連携して業務を遂行しているのが実情であり，各専門職がそれぞれの役割分担をよく理解し，共通の目標をもってチームプレーを行うことが望まれている．

1 保健師，助産師，看護師（根拠法：保健師助産師看護師法）

いずれも地域や職域における公衆衛生看護活動において重要な役割を果たしている．中でも**保健師**は，市町村（保健センターなど）や都道府県（保健所など）の行政組織に属している者が多く，健康教育や家庭訪問などの公衆衛生看護活動，あるいは地域の健康課題の評価や施策化など，広範な活動によって地域保健の中心的な役割を果たしている．

保健師の保健活動のあり方，および保健師の保健活動を推進するための人材育成や組織体制のあり方などについては，厚生労働省から「地域における保健師の保健活動に関する指針」（以下，保健師活動指針）が示されている．直近の保健師活動指針（改訂版）は，2013（平成25）年4月の厚生労働省健康局長通知（健発0419第1号）として各都道府県知事・保健所設置市長・特別区長あてに発出された．本通知および保健師活動指針では地方公共団体（都道府県，市町村など）に対して，「保健師の保健活動を組織横断的に総合調整し，技術的・専門的側面から指導する役割を担う部署」を本庁（県庁，市役所など）の保健衛生部門内に明確に位置付け，当該部署には統括的な役割を担う保健師（**統括保健師**）の配置に努めることとしている．また，当該部署に配置された統括保健師の役割については，「住民の健康の保持増進を図るためのさまざまな活動等を効果的に推進するため，保健師の保健活動を組織横断的に総合調整して推進し，人材育成や技術面での指導および調整を行うなど統括的な役割を担うこと」と明記された．

統括保健師の配置が求められた背景の一つとしては，地方公共団体における保健師の配置形態の変化が挙げられる．従前（特に地域保健法の施行前）の保

plus α

保健師助産師看護師法

1948（昭和23）年，保健師，助産師および看護師の資質向上，これによる医療，公衆衛生の普及向上を目的に制定された．それぞれの名称の定義・免許・業務・罰則などが定められている．

plus α

統括保健師に求められる能力[6]

①組織横断的な調整や交渉を行い，保健活動を総合的に推進する能力
②保健師としての専門的知識・技術について指導する能力
③組織目標等に基づき保健師の人材育成体制を整備する能力

健師活動の主流は地区担当制（管内をいくつかの地区に分けて担当保健師を配置し，保健師はその担当地区に責任をもって，多くの分野にわたる業務を総合的に担う体制）であったが，近年は業務分担制が多くなった．例えば，介護保険法の施行に伴う地域包括ケア支援センターへの保健師の配置，児童虐待の増加に伴う対策として産後うつ支援や子育て支援などの部門への保健師の配置，あるいは生活習慣病の予防および重症化予防対策（特定健診，特定保健指導など）を担当する部門への保健師の配置など，保健師の活躍が期待される専門分野が増え，都道府県でも市町村でも業務分担制が主流となり，複数の部署への保健師の分散配置が進んだ．これに加えて，市町村合併（合併した複数の自治体の保健師が合流）の影響などもあり，保健師同士の合意形成や保健師が分散配置された部署間での組織横断的な情報共有，あるいは人材育成（業務分担制の中で保健師の資質向上を図るための人事異動や研修の方法など）の必要性が高まったことも統括保健師の配置を促す要因となった．

2022（令和4）年の厚生労働省の調査によれば，都道府県で100%，保健所を設置する政令市（指定都市，中核市など）で87.4%，特別区で73.9%，その他の市町村では63.2%に統括保健師が配置されており，市町村でも配置率が徐々に上昇している．

2 医師（根拠法：医師法）

医師は，公衆衛生行政を担う専門職の中でも「扇の要」的な存在であり，地域保健および職域（産業）保健のいずれの領域でも重要な役割を担っている．

地域保健において医師は，二つの点で重要な立場にある．一つは，公衆衛生に関する行政機関の専門職，特に「保健所長」をはじめとする衛生行政のリーダー的な立場である．もう一つは，感染症対策や精神保健福祉対策などの各専門分野における医学的専門技術者（地方衛生研究所の所長や研究員，精神保健福祉センターの所長など）としての立場である．このうち，衛生行政の専門職としてリーダーシップを発揮するには，大学の医学教育課程の修了後に，特別の教育訓練や経験が必要である．このため，医師が保健所長に就任するにあたっても，政令（地域保健法施行令）で定める要件（一定以上の公衆衛生の実務経験，または厚生労働大臣指定の研修受講歴など）を満たすことが必須条件となっている．

職域保健における医師の重要な役割を示す任務としては，「産業医」がある．産業医は，労働安全衛生法および厚生労働省令（同法施行規則）で定める要件を備えた者でなければならない．日本医師会は，産業医の資質向上と産業医活動の推進を図るために，所定のカリキュラムに基づく産業医学基礎研修などを修了した医師に対して，日本医師会認定産業医の称号を付与し，認定証（有効期間5年間，更新制度あり）を交付している．この認定証を有していることが，産業医となるための代表的な要件となっている．

plus α
医師法

1948（昭和23）年に制定．医師の免許・試験・研修・業務・罰則などを規定．第1条には「医師は，医療及び保健指導をつかさどることによって公衆衛生の向上及び増進に寄与し，もって国民の健康な生活を確保するものとする」とある．

労働安全衛生法では，一定の規模（従業員50人以上など）の事業場には産業医の選任を義務付けている．特に規模の大きな事業所（従業員が1,000人以上，または有害業務の従事者が500人以上）では，嘱託（非常勤）ではなく専属の産業医を選任しなければならない．具体的な役割として産業医は，職場における健康診断や面接指導，作業環境管理，作業管理，健康教育，健康相談，および労働者の健康障害の原因調査や再発防止のための措置などを行うにあたって，医学の専門的立場から指導・助言を行っている．

3 そのほかの職種

1 歯科医師（根拠法：歯科医師法）

歯科医師も公衆衛生行政には欠かせない職種であり，歯や口腔の保健衛生に関する専門技術者として重要な役割を担っている．しかし，常勤の歯科医師を配置している行政機関は少なく，地区歯科医師会の協力を得て歯科検診などの保健事業を実施している市町村が多い．

2 獣医師（根拠法：獣医師法）

獣医師は，動物愛護や人獣共通感染症対策（狂犬病予防を含む），あるいは安全な食肉の供給（と畜検査）や食品衛生などに関する専門技術者として，公衆衛生行政の重要な任務を果たしている．特に，食品衛生監視員としての資格を併せもつ場合には，保健所の食品衛生部門の中心的な存在となっている．

3 薬剤師（根拠法：薬剤師法）

公衆衛生行政における薬剤師の活動分野は，ほかの専門職種に比べて幅広い．保健所での業務を例にすると，医事薬事部門では薬事監視員（薬局・薬品店や薬品製造業者への立入検査と指導），あるいは医療監視員（病院や診療所の立入検査と指導）として医薬品などの安全管理や医療の質の向上に関する重要な任務を果たしている．また，食品衛生監視員や環境衛生監視員などの資格を与えられて，食品衛生および生活環境部門の中心的なメンバーとなっている薬剤師も多い．

4 栄養士，管理栄養士（根拠法：栄養士法，健康増進法）

栄養士（短大・専門学校など栄養士養成課程修了者に対して都道府県知事が免許交付）と管理栄養士（国家試験合格者に対して厚生労働大臣が免許交付）は，共に食生活の改善という国民の日常生活に直結した最も身近な課題を担当する専門職である．

行政機関勤務の栄養士および管理栄養士は，保健所，市町村保健センターなどの地域保健関係機関のほか，医療（公立病院の給食や栄養指導），福祉（福祉施設などの給食関係），および教育（学校給食関係）の各分野で活躍している．このうち保健所に勤務する管理栄養士は，健康増進法による「栄養指導員」として任命され，同法18条による専門的な栄養指導や特定給食施設などへの指導・助言に関する役割を担っている．

以上のほかにも，**診療放射線技師，臨床検査技師，理学療法士，作業療法士，言語聴覚士，精神保健福祉士，社会福祉士，介護福祉士，介護支援専門員**などの専門職が公衆衛生行政を担う人材として活躍している.

▌**精神保健福祉士**

「精神保健福祉士法」では，「精神障害者の保健及び福祉に関する専門的知識及び技術をもって，精神科病院その他の医療施設において精神障害の医療を受け，又は精神障害者の社会復帰の促進を図ることを目的とする施設を利用している者の（中略）社会復帰に関する相談に応じ，助言，指導，日常生活への適応のために必要な訓練その他の援助を行うこと（相談援助）を業とする者」と規定されている.

▌**社会福祉士**

日常生活を営むことに支障がある者の福祉に関する相談や，助言・指導，そのほかの援助を行う.

■ 引用・参考文献

1) 柳澤健一郎編. 衛生行政大要, 第 24 版, 日本公衆衛生協会, 2016.
2) 大木幸子. 地方分権時代の公衆衛生活動. 公衆衛生研究. 2001, 50 (1), p.7-8.
3) 北川正恭. "三重県における行政改革". 日本公共政策学会年報 1998. 1998. (CD-ROM).
4) 小山修. 民間機関の立場から. 保健の科学. 1996, 38 (1), p.24-29.
5) 松田正巳. "住民の地域組織活動から学ぶ". 健康の政策科学. 新井宏朋ほか編. 医学書院, 1997, p.90-98.
6) 厚生労働省健康局. 保健師に係る研修のあり方等に関する検討会最終とりまとめ. 2016 年 3 月 31 日.

📎 **重要用語**

厚生労働省	健康危機管理機能	医療機能情報提供制度
公衆衛生部局	ソーシャルキャピタル	健康増進法
保健所	保健福祉サービス	健康日本 21（第三次）
地域保健法	医療制度改革大綱	喫煙対策
市町村保健センター	後期高齢者医療制度	特定健康診査
民間組織・民間団体	地域医療構想	特定保健指導
住民組織	医療法	地方分権一括法
保健所法	医療計画	地域組織活動
医療圏	5 疾病 5 事業	NPO 法
母子保健法	地域連携クリティカルパス	統括保健師

◆ 学習参考文献

❶ 金川克子編. 地域看護学概論. 第 2 版, メヂカルフレンド社, 2008, （最新保健学講座, 1）.

❷ 中西睦子監修. 実践地域看護学. 建帛社, 2010.

3 公衆衛生の理念・概念

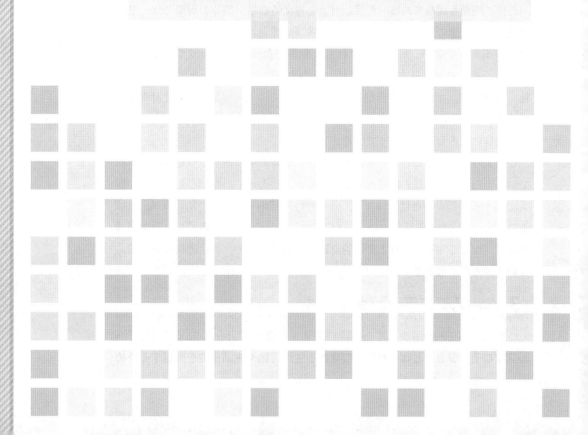

1 ヘルスプロモーションの考え方で，住民・患者支援の方法が変わる

1 悪い生活習慣は個人の責任か

「肥満は本人の責任」「たばこがやめられないのは，意志が弱いから」など，多くの健康問題，特に生活習慣に関わるものでは，これまで個人の責任が強調されてきた．臨床看護の現場でも，「A さんは糖尿病なのに食事療法がうまくいかなくて，困ったわ．本人の自覚が足りないのよ」などと言われることがある．確かに喫煙，食事や運動など生活習慣を改善するには，個人の努力が必要である．しかし，個人にすべての責任を押し付けるだけでよいのだろうか．

読者の中には，体重の管理に苦労している人もいるだろう．適正体重の維持は，もちろん個人の努力に帰する部分が大きい．しかし一方で，高カロリーの食べ物を 24 時間いつでも手に入れることができ，しかも特に体を動かさなくても，日常のほとんどの用事が足りてしまう社会環境自体が，適正体重を維持する上で障害になっていることも，また事実である．いくら本人のダイエットや運動をしたいという動機が強くても，それだけではなかなか人は生活習慣を変えることができない．個人の動機や努力を支える社会的なしくみがなければ，実現できないことも多いのである．

2 たばこ問題も社会全体の取り組みが不可欠

たばこ問題も同様である．たばこ対策を考えるとき，臨床の現場では，禁煙教室など，流通の末端にいるたばこ消費者（喫煙者）にいかに禁煙させるかに関心が集まりやすい．もちろんそれも大変重要な解決策の一つである．しかし，よく考えると，日本においては，葉の生産農家，紙巻きたばこの製造会社，流通業者，小売店，広告業者など，実に多くの人々がたばこで生計を立てている．また，たばこの小売価格の 60% 以上は税金で，半分は国，半分は地方自治体に入るしくみになっている．

このように，たばこというものが社会システムの中にがっちりと組み込まれているところに，たばこ問題の本質がある．したがって，たばこ対策では，個人に対する禁煙教育だけではなく，公共の場や職場・家庭での禁煙推進，たばこの広告・スポンサー活動の禁止，たばこパッケージの警告表示，自動販売機の規制，たばこ税の増税など多面的な取り組みによって，社会的枠組みを変えていくことが必要となる．

3 ヘルスプロモーションとは

ヘルスプロモーションに造詣の深いグリーン博士（Green, L.W.）は，「ヘルスプロモーションとは，健康へつながる生活行動や生活条件を実現するため

に教育的支援と環境的支援を組み合わせること」という定義を示している．ここでいう教育的支援とは，いわゆる**健康教育**のことで，「自発的に健康によい行動がとれるように企画されたさまざまな学習機会」のことである．環境的支援とは，「健康に関する行動に相互にさまざまな影響を与える，政治的，経済的，組織的，政策的，法的支援をはじめとする**社会的支援**」のことを指す．

　ヘルスプロモーションの考え方は，健康を広い意味での社会的枠組みの中でとらえること，つまり，人々の健康を向上させるには個人への働き掛けだけでなく，人々を取り巻く，社会的環境を含むさまざまな環境への働き掛けが重要であることを強調している（**図3-1**）[1]．さらに，疾病予防のように単に悪い状態になるのを防ぐという消極的姿勢ではなく，人々が自発的に健康を向上させる力をもとうとする前向きな姿勢もヘルスプロモーションの特徴といえる．

　WHO は 1980 年代から，ヘルスプロモーションの発展と普及に努めてきた．1986 年にカナダのオタワで開かれた第 1 回ヘルスプロモーションに関する世界会議では，**オタワ憲章**が出された．オタワ憲章はヘルスプロモーションの目的や哲学を示したものであり，一方，前述のグリーン博士の定義は，目的だけでなく視点や方法を強調したものといえるが，両者の基本的な方向性は一致している．

　このようにヘルスプロモーション活動は，社会的環境の整備を健康教育など

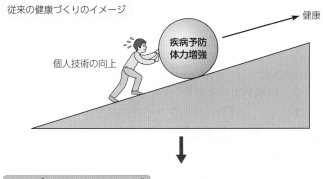

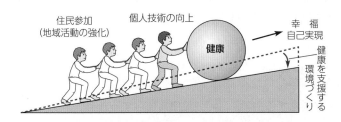

　健康を実現するために一人ひとりが努力する，という従来の健康づくりの考え方と比較すると，ヘルスプロモーションでは，個人の健康づくり技術の向上だけでなく，坂の勾配を下げる「健康支援の環境づくり」と，個人を後押しする「地域活動の強化」が重視される．

藤内修二．オタワ宣言とヘルスプロモーション．公衆衛生．1997，61（9）より改変．

図3-1　ヘルスプロモーションのイメージ

個人に対する働き掛けと同様に重視している.また,国や都道府県など行政から一方的に押しつけられた活動ではなく,地域社会の住民が自発的に活動の中心となるような活動を基本としている.その意味で,ヘルスプロモーションの考え方は,1970年代からのプライマリヘルスケアの考え方,活動の延長上に発展したものと考えられる.

　活動の具体例としては,1980年代から始まり,現在も活発な活動が続いている「**ヘルシーシティ**（Healthy Cities）」の取り組みがある.WHOによれば,ヘルシーシティとは,健康を支える物的および社会的環境をつくり,向上させ,そこに住む人々が相互に支え合いながら生活機能を最大限に生かせるように,地域の資源を常に発達させる都市をいう.首長のリーダーシップや部門間の協力,地域住民の参加,具体的な健康指標と行動計画の整備,モニタリングと評価,情報の共有と発信,人材開発,国内外のネットワークづくりなどの特徴をもつ.さまざまな取り組みを通じて市民の健康の維持増進を図り,活力ある街づくりを目指している[2].

4 健康の社会的決定要因と政策

　ヘルスプロモーションの考え方を推進する中で,近年,健康に関与する社会的な要因の研究が進められてきた.教育水準,雇用,収入,労働環境,家族関係,地域・職域のネットワークや支援,生活環境,差別などの要因を**健康の社会的決定要因**（social determinants of health：**SDH**）と呼び,その健康に与える影響の大きさや,よりよい方向への是正の方法などが議論されている.

SDHによる健康格差を是正するには，単に保健医療政策を実施するだけでは不十分である．さまざまな社会政策を総合的に推進していくことが不可欠で，特に社会的に恵まれない状況にいる国民に配慮する視点が重要である．

→健康格差については，3章3節 p.61 を参照．

現在，WHO は「Health in All Policies（すべての政策に健康の視点を）」という取り組みを推進している．これは，保健医療以外の政策にも健康改善・悪化防止の観点を盛り込もうとするもので，SDHの考え方に基づくものといえる．

2 公衆衛生と政治経済学

1 公衆衛生と経済と政治

かぜや感染症が流行した際，マスクの値段が高騰するように，公衆衛生と経済活動は不可分な関係にある．一般医薬品が大量消費される現代においては，経済活動と公衆衛生は一層関係の深いものとなっている．公衆衛生と経済活動の関係が深まる一方で，その関係性とはいったいどのようなものであり，また，どのようであるべきか，という問いは政治において重要である．ここでは，公衆衛生を経済と政治の観点からみてみよう．

コンテンツが視聴できます (p.2参照)

**かんたん講座
〈政治・経済〉**

●かんたん講座（政治・経済）
〈アニメーション〉

2 公衆衛生と経済学

1 市場の効率化と外部性

|1| 市場における個人

現代経済学*，特にミクロ経済学と呼ばれる経済学によれば，個人は自分の趣味趣向を理解して，自分で納得した形で意思決定し，経済活動を行うとされる[4]．このような個人を，現代経済学では**合理的主体**と呼ぶ．この考え方をもととすれば，公衆衛生に関連する経済活動，例えば，花粉症対策のマスクをしたり，虫歯予防のために歯磨き粉を使用したり，手洗い用のハンドソープを購入したりすることも，一人ひとりがよく考えて行った経済活動の結果ということになる．そして，これらの商品が十分供給されている状態であり，個々人の経済活動が他人に対して大きな影響を与えることもなく，最も望ましい経済活動がなされているとするならば，その総和もやはり最も望ましい結果になっていると考えることができる．このような，個々人が自由に自分の最も望ましい結果を追求することで，経済全体が最も望ましい結果に到達するという考えを，現代経済学では**市場の効率性**と呼んでいる．

|2| 外部性と公共財

現実には，経済活動の中には個々人の行動が他人の意思決定や行動に影響を及ぼす場合や，個別の経済活動では解決できない目標や提供されえない財やサービスなどが存在する．つまり，個々人の合理的な経済活動が合理的な結果

用語解説*
現代経済学

専門的には，近代経済学と呼ばれる．研究分野は，ミクロ経済学とマクロ経済学に大きく分かれる．ミクロ経済学では，個々人がどのような経済活動を行うことで経済が成り立つか，モノの値段はどのように決まるかなどを分析する．マクロ経済学では，一国の経済や国際貿易などの動きが主な研究対象となる．

plus α
合理主義

人々は常に合理的に行動し，最も賢い行為を行うことで，最適な結果を得るように経済活動を行っているという現代経済学における中心的な考え方．これに基づき，現在の社会／政治／経済事象（不況や戦争など）すべてが合理的な行動の結果であると考える．現代経済学者の中には，このような考え方に批判的な立場の研究者も多く存在する．

を生まず，市場の効率性が働かないこともあり得る．このような場合，現代経済学では，政府等の公的機関による積極的な介入が主張される．

　典型的な例としては，**外部性***をもつ商品やサービスの提供である．例えば，道路や公園などの公共施設や，警察・消防等のサービスは個人で提供するには費用が高く，また，その対価を払える人間のみにサービスの提供を限定することも難しい．そのため，これらの外部性をはらみつつ，社会の多くの人が生活の基盤として必要なものは，**公共財***として公的機関が提供すべきであると主張されているのである．

　以上の基本的な考えをもとに，現代経済学でみていくと，外部性を有するものやサービス，そして公共財として考えられるもの，市場では供給されづらいものは公的機関が提供すべきであり，それ以外の活動は個人の経済活動の範囲内で行われるべきであるという結論が導き出される．

2 経済学は公衆衛生に応用できるか

　経済学的な観点を公衆衛生に応用することで，外部性の問題などに関して，有益な知見を得ることができる．しかし，経済学を応用する可能性を認める一方で，単純に現代経済学的な観点を公衆衛生に取り入れることは，現実には難しい．

|1| 外部性のとらえ方

　例えば，現代経済学をもととすれば，禁煙対策や感染症対策など，個人の行動が外部性をはらむ場合には，公的な関与が必要となることが明確となる．しかし他方で，個人の行動にどこまでの外部性を認めるかということは単純に明確化できるものでもない[5]．公園や公共施設などでの喫煙は外部性をはらむが，自宅での喫煙は外部性をはらまないと考えられる．しかし，非喫煙者の家族が同居していた場合は，外部性が発生する．同様に，高血圧などの生活習慣病は感染の可能性がないとすれば，それらの病気自体の外部性は低いと考えられる．しかし，高血圧が原因となって大きな病気に罹患した場合は，医療費の増大や休職などにより，本人のみならず，家族や同僚へ何らかの影響を与えうる．さらに，この外部性の定義の問題は最終的に，そもそも完全に個人的な経済活動や生活といったものが成り立つのか，という根源的な問いを誘発する．

|2| 現代経済学からみた「悪い習慣」

　前述の通り，現代経済学では，個々人は常に合理的に最も好ましい行動をとると想定される．しかし，この前提が正しいとすれば，喫煙者はがんになるリスクも好んで喫煙をし，高血圧になるために塩分の高い食事をとっているという非現実的な結論に至ってしまう．健康を損ないたくなくても，悪い習慣を選ぶという点が問題になることは，健康教育やヘルスプロモーションの概念で示されている通りである．個々人が行っている疫学的経済活動，例えば，サプリメントの過剰摂取や健康食品を過度に摂取することは，本人にとって必ずしも好ましい行為であるとは限らないのである．したがって，現代経済学が主張す

るような経済の見方が、公衆衛生に適応するとは限らないのである[6]。このような現実的な課題があるにもかかわらず、政治においては、現代経済学的な考え方を好んで応用することが多々ある。

3 公衆衛生と政治

国や地方自治体が公共の衛生を維持・管理・向上させるために、さまざまな政策を立案実行していく政治的取り組みを**衛生行政**と呼ぶ。そもそも公衆衛生とは、政治機関が率先し、一国の社会基盤として必要不可欠な衛生環境を整える事業であることから、経済と同じように公衆衛生と政治は不可分な関係性にあるといえる。実際、保健所や上下水道、医師・看護師免許制度といった公衆衛生上の基盤となる社会的インフラは、厚生労働省から国土交通省などさまざまな中央省庁と地方自治体が連携して、維持・管理・運営を行っている。

公衆衛生の政治的な維持・管理・運営が一般的に認められる一方で、その規模と範囲がどの程度であるべきかは、政治の場において一つの争点となる。国は、公衆衛生のためにどの程度財源を割くべきか、政治は人々の健康管理や衛生活動にどの程度干渉すべきか、といった公衆衛生をめぐる諸問題は、単純に公衆衛生の規模と範囲を論じるのみではなく、政治や経済、社会はどうあるべきかという政治的主義・主張と密接に関連することとなる。実際、公衆衛生の規模と範囲は、政治的な主義・主張の影響を多分に受けながら規定され、衛生行政が行われるのである。

4 公衆衛生と政治経済イデオロギー

1 政治経済イデオロギーとは

政治や経済、社会はどのようにあるべきかという主義・主張のことを**イデオロギー**と呼ぶ。政治経済における代表的なイデオロギーとして、**自由主義**と**社会主義**が挙げられる。自由主義的な考え方は、前述の現代経済学的な考え方にみられるようなものである。つまり、個々人は自分の興味関心をよく理解し、最も合理的な行動をとることができるため、政治的な機関の介入は必要最低限の範囲で行うべきだと主張される。反対に、社会主義では、人間は社会的動物であり、社会的にものごとを共有するという公共性が重視される。この公共性の重視は、もちろん個人の軽視を意味するものではない。個人は社会の一部で、個人の損失は社会の損失でもあり、社会の発展は個人の発展にもつながると考えるのである。この考えを政治の役割について当てはめると、社会の発展のために、政治機関が積極的に介入していくということであり、政治が関わる経済活動の範囲が広いことを意味する。

政治と経済の関係性に着目した自由主義と社会主義の違いは、**図3-2**のように表すことができる。自由主義においては、経済と政治の重なりは必要最低限となっているが、社会主義においては、経済が独立している範囲が狭まるこ

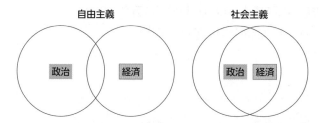

図3-2　自由主義と社会主義における政治と経済の関係性

とがわかる．このように，政治と経済の範囲をどのようにとらえるかという点で，自由主義と社会主義は対立する関係にあるといえる．事実，政治経済の歴史は，自由主義と社会主義の入れ替わり，政治と経済の陣取り合戦のような様相を呈している．

2 公衆衛生の歴史と政治経済イデオロギー

　第二次世界大戦後，焼け野原となり，疲弊しきった経済を立て直すため，イギリスや日本などでは**戦後社会主義**と呼ばれる，政府主導の経済立て直しが行われた．そして，経済が発展していくことで福祉も充実し，広範な公共事業とともに公衆衛生の施設や整備も整えられていった．

　しかし，1970年代にオイルショック*が起き，戦後経済成長が終焉を迎え，財政赤字が問題になると，**新自由主義**という新しい自由主義的なイデオロギーが台頭し始めた．新自由主義は，個人でできることはできるだけ個人で，市場（民間）でできることは市場（民間）で，といった個人責任論や市場の効率性といった考えのもと，政治と経済の重なりを最小限なものへと押し出していった．そして，市場の効率性を行政に適応させて改革するという考えにより，公共機関の統廃合と人員削減が図られたのである．例えば，1994（平成6）年の地域保健法の改正により，公衆衛生の第一線の公共機関である保健所の数が減る一方で，さまざまな仕事を限られた人員で行うことが求められるようになった．

　そして，平時において効率化された保健所は，コロナ禍に際して逼迫した状態を迎えたと言えよう．今後，オイルショックのように，コロナ禍をターニングポイントとして，新たな政治と経済の関係，そして，公衆衛生と政治経済との関係が見直されることが望まれる．

plus α
大きな政府／小さな政府

政府の大きさに着目した際の社会主義と自由主義の違い．「大きな政府」とは，戦後社会主義のイギリスや日本のように，多くの産業を国営化し，経済発展によって福祉の充実化を図る政府のあり方．「小さな政府」とは，福祉の規模を縮小し，役割を最低限にした自由主義的な政府のあり方．オイルショック以後，財政問題が顕在化した日本では，政府のあり方は「大きな政府」から「小さな政府」へと転換した．

➡諸外国の公衆衛生については，17章1節 p.342参照．

用語解説 *
オイルショック

中東戦争が原因で，1970年代に2度にわたり起きた世界規模の原油の不足と価格高騰．当時の日本経済は石油関連産業が多く，日常用品を含む多くの関連商品が急激に値上がりした．これにより，多くの企業がリストラや経営方針を転換．結果，高いインフレとともに失業率が高まるスタグフレーションという現象が発生．多くの国がこの現象に対応すべく経済政策を行ったため，財政赤字を抱えることになった．

コロナ禍の政治経済

コロナ禍において，「感染対策か，経済か？」という議論がテレビなどで日夜頻繁に議論されることになった．コロナ罹患者が重症化した際，命が危険にさらされることは確かであり，多くの命を奪った．感染対策の重要性は言うまでもない．しかし，他方で，コロナ禍における営業自粛や倒産は，結果的に，多くの人の経済的な行き詰まりを招き，自殺者や生活困窮者が急増，また，犯罪率の上昇も招く結果となった．

経済活動とは，本来，日々を暮らすための生命維持を目的としており，そもそも命にかかわる活動でもある．日本では経済問題に対応するために，個人の努力や自助，要請等を求められたが，このような感染症や有事の際には，個人で何をするかだけでなく，個人で解決できない問題に政府がどのように対処するか，という政府のあり方が重要となる．したがって，コロナ禍のような状態では，政府が経済に積極的に介入することが望まれる．しかし他方で，1千兆円という膨大な財政問題は，その政府対応の足かせともなっている．

3 健康格差と社会経済格差

1 健康格差とは

多くの研究で，所得が低い人ほど寿命が短いことがわかってきた．さらにいうと，所得や教育年数，職業階層などの社会経済的要因が，健康に影響を及ぼすことがわかってきた．**健康格差**とは，このような「地域や社会経済状況の違いによる集団間の健康状態の差」である．例えば，地域間の健康格差では，日本の53の市区町村に住む要介護認定を受けていない高齢者を対象とした調査で，認知症の初期症状である，外出や買い物，食事の用意といった手段的日常生活動作（IADL）の自立度が低下している割合が高い地域と低い地域では，約3倍の格差がある[7]．また，個人の社会経済的要因である所得や教育年数が低いほど，比較的若年での死亡率が高い．

このほかに，高齢者の睡眠障害，うつ（図3-3），転倒，閉じこもりなどにも同様な健康格差がある[8]．

国際的には，2009年のWHO総会において，「健康の社会的決定要因に取り組む活動を通じた健康の不公平の低減」に関する決議が採択された．日本でも「健康日本21（第二次）」で，「**健康寿命の延伸と健康格差の縮小**」が基本的な方向として位置付けられ，「健康格差の縮小」に向けた研究や自治体での取り組みが行われた．

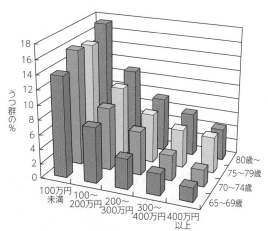

吉井清子ほか．高齢者の心身健康の経済格差と地域格差の実態．公衆衛生．2005，69（2），p.145-148．

図3-3　所得とうつとの関係

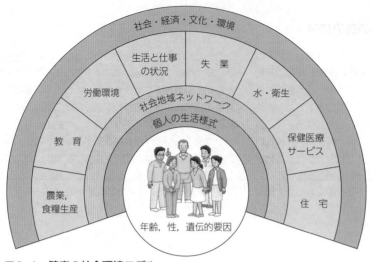

図3-4　健康の社会環境モデル

2　なぜ健康格差が生じるのか

　では，なぜ健康格差が生じるのだろうか．健康格差は，図3-4 に示されるように性，年齢や遺伝的要因だけでなく，ライフコース（人生経路）を通じて，友人・知人，家族などの社会的ネットワークや，教育，雇用，収入，労働環境などの「健康の社会的決定要因」の累積によって生じる[9]．

3　拡大する社会経済格差

　2000（平成12）年ごろに比べ，国内では子どもの貧困，ワーキングプア*，生活保護受給者などの社会的に不利な立場に置かれた層と，高所得や高度な教育を受けられる層の双方が増加し，**社会経済格差**が拡大している．この社会経済格差の拡大には，二つの健康に影響する経路が考えられる．一つは，低所得者や非正規雇用者の増加など，社会階層が低い層で健康状態が悪くなる経路である．もう一つは，格差が大きい社会になることで，高所得層も含めた社会全体の健康水準が低くなる経路である．

　私たちは，自分と他人とを比べたときに，社会経済的な状況が他人よりも劣っていると感じると，ストレスを感じる．所得格差が大きな社会になると，中間層は上位層と比べたときに心理・社会的ストレスをより感じるようになる．上位層も，高い水準を維持するためのストレスが大きくなる．また，所得格差の拡大により，そういったストレスを緩和する，人々の間の信頼やつながりが薄くなることがわかってきている．

ワーキングプア

フルタイムで就労しているが，生活が経済的に困窮している人々を指す．一般に年収 200 万円以下の所得の場合をいう．令和4年分民間給与実態統計調査（国税庁）では，日本の労働者の2割以上がこの層である．また，割合は圧倒的に女性が多い．年々減少しているものの，依然として国内における課題の一つである．

4 健康格差における公衆衛生看護の役割

では，社会経済的要因によって生じる健康格差の縮小に向けて，公衆衛生看護が担う役割とは何か，またどのようなアプローチがあるだろうか．

保健師の役割は，健康な人を増やすことだけではない．健康な社会をつくる専門職である．そのためには，健康格差が大きいなどの「病んだ地域や社会」を是正する「健康格差の縮小」に向けた，以下のような四つのアプローチが重要である．

一つ目は，健康格差に苦しむ人たちに代わり，放置すべきでないと声を上げる**アドボカシー（代弁・擁護）**である．これにより，健康格差の縮小が国の政策目標となり，貧困児童対策や最低賃金の引き上げがなされて，一部の指標で増大傾向から横ばいや，減少がみられ始めている．二つ目は，地域診断による，顕在または潜在している**地域の健康課題の把握**である．地域診断の方法には，地域の観察や家庭訪問，健康相談などで直接地域の人に話を聞く質的な方法と，データの分析などの数量的な方法がある．地域や所得階層ごとの塗り分け地図や棒グラフなどを用いて，視覚的にわかりやすく健康格差を「見える化」することで，問題の把握や関係者間での共有がしやすくなる．また，地域診断では，地域のニーズや課題に着目する方法だけでなく，地域にある**資源**や**良い点**にも着目することが重要である．三つ目は，課題解決のための計画を立案し，評価指標と数値目標を定め，実施，評価し，やり方を見直して**PDCAサイクル**を回すことである．そして四つ目は，地域や社会における共助を推進する人をつくること（**人材育成**）である．

4 ソーシャルキャピタル

1 ソーシャルキャピタルとは何か

公衆衛生の分野では，近年**ソーシャルキャピタル**（social capital；社会関係資本）という概念が用いられるようになってきた．ソーシャルキャピタルという概念が最初に用いられたのは，1916年にアメリカで発表された教育に関する論文からであるが，この概念が，現在のように解釈されるようになったのは，2000年のパットナム（Putnam, R.D.）の著書からである．パットナムは，「ソーシャルキャピタルとは，人々の協調的行動を活発にすることにより社会の効率性を高めることのできる，**信頼，規範，ネットワーク**といった社会の特徴である」と定義している[10]．

定義の三要素のうち，「信頼」とは，人々が他人に対して抱く信頼感のことを指す．「規範」とは，互酬性の規範を意味し，お互いさま，持ちつ持たれつといった規範のことを指す．「ネットワーク」は，人や組織の間のつながり，

連携のことである．これらは決して新しい概念ではないが，このような形で広く使われるようになったのは，1990年代からである．

ソーシャルキャピタルは，市場の外にあるという言い方をされることもある．例えば誰かに親切な行為をしたときに，その人からお金を取ってしまうと，互酬性の規範は成り立たない．市場の外にある，つまり金銭のやり取りが介在しないということが，ソーシャルキャピタルの特徴の一つである．

ソーシャルキャピタルは，大きく二つに分類されるといわれている．一つは**結束（結合）型ソーシャルキャピタル**といわれるものである．これは同質な者同士が結び付くもので，例えば同窓会，商工会，消防団，PTAなどがある．同じバックグラウンドをもつ者同士が結び付く，ある意味で内向きのソーシャルキャピタルである．もう一つは，**橋渡し型ソーシャルキャピタル**である．これは異質な者同士が結び付くもので，例えば，被災者支援のためにいろいろなNPOが現地に入って，互いが連携し合いながらさまざまな活動を行うといったことが挙げられる．結束（結合）型の組織同士が連携を取りながら地域でさまざまな活動を行うことも，橋渡し型のソーシャルキャピタルといえる．橋渡し型が強い地域もあるし，結束（結合）型の強い地域もある．

多面性という観点から見ると，個人レベルと社会レベルの二つのレベルがある．個人レベルのソーシャルキャピタルとは，その人がどの程度，社会と結び合っているか，あるいは規範をもって人や社会とつながっているのかといった，個人のネットワークを重視する立場である．それに対し，例えば国としてあるいは都道府県としてといった，社会全体に対する信頼感を重視する，社会レベルのソーシャルキャピタルがある．また個人と社会の中間的な位置には，地域としてのまとまり，会社のつながりなどを重視するソーシャルキャピタルがあるといわれている．

2 ソーシャルキャピタルは何の役に立つのか

例えば，地域社会の安定に関して，ソーシャルキャピタルが高いと治安がよく犯罪が少ないといわれている．また，その地域の教育レベルが安定し，児童や生徒の学業成績が上がるという研究もある．国民の福祉・健康についても，ソーシャルキャピタルを活用して向上に役立てていく動きもある．このように，さまざまな面でソーシャルキャピタルが関わっていると考えられている．

また，先に述べたように教育，雇用，労働，生活環境など「健康の社会的決定要因（SDH）」の悪化によって健康格差が拡大するといわれているが，これらの要因を実際に改善していくのは容易ではない．しかし，人や地域資源のネットワークを改善するなどの介入を通じてソーシャルキャピタルを高めていくことで，健康格差が緩和されることが期待される[11]．

日本はもともとソーシャルキャピタルが豊かな国であるが，さまざまな社会的な変化が要因となって衰退している部分もある．そのような中で，すでにあ

るソーシャルキャピタルを壊さない，維持していく考え方がとても重要である．

3 健康日本21とソーシャルキャピタル

「健康日本21（第二次）」の中で，特にソーシャルキャピタルが強調されているところは，第4章の「健康を支え，守るための社会環境の整備に関する目標」である（図3-5）．ここでは地域のつながりの強化とともに，国民，企業，民間団体などの多様な主体による自発的な健康づくりの取り組み，さらに健康格差対策も重要と記載されており，従来のヘルスプロモーションの考え方も踏まえた内容になっている．その中で特にソーシャルキャピタルの向上として，地域のつながりの強化が目標項目に入っている．さらに自発的な取り組みの推進のところには，健康づくりを目的とした活動に主体的に関わっている国民の割合の増加，自発的に情報発信を行う企業の増加，また身近で専門的な支援・相談が受けられる民間団体の増加が挙げられており，国民，企業，民間団体の活動についての指標と目標が掲げられている．

このように「健康日本21（第二次）」には，ソーシャルキャピタルの考え方が非常に色濃く反映されている．さらに健康格差の縮小ということでは，課題となる健康格差の実態を把握し，健康づくりが不利な集団への対策を実施している都道府県の数を把握して，健康格差対策に取り組む自治体を増加させることが目標となっている．これらの目標設定は，ソーシャルキャピタルの向上を含めた社会環境の整備を行うことで，個人の生活の向上のみならず，社会環境の質の向上を図り，ひいては健康寿命の延伸・健康格差の縮小につなげていくという考え方に基づいている．

健康日本21（第二次）の最終評価報告書が2022年10月に公表され，2024年4月からは健康日本21（第三次）が実施される．

健康を支え，守るための社会環境の整備に関する目標		
地域のつながりの強化とともに，<u>国民，企業，民間団体</u>等の多様な主体が自発的に健康づくりに取り組むことが重要．さらに，<u>健康格差対策</u>も重要．		
●具体的な目標		
	目標項目	
ソーシャルキャピタルの向上	①地域のつながりの強化 （居住地域でお互いに助け合っていると思う国民の割合の増加）	
多様な活動主体による自発的取り組みの推進	②健康づくりを目的とした活動に主体的に関わっている国民の割合の増加 ③健康づくりに関する活動に取り組み，自発的に情報発信を行う企業登録数の増加 ④健康づくりに関して身近で専門的な支援・相談が受けられる民間団体の活動拠点数の増加	
健康格差の縮小	⑤健康格差対策に取り組む自治体の増加 （課題となる健康格差の実態を把握し，健康づくりが不利な集団への対策を実施している都道府県の数）	

図3-5 健康日本21（第二次）におけるソーシャルキャピタル関連目標

65

4 まちづくりとソーシャルキャピタル

まちづくりという言葉は，人や状況によってさまざまな意味で使われる．建築分野からみたまちづくりは，新たな建築物の建設や街路の整理などのハード部分の作り込みが主体であるが，最近はそれだけではなく，そこに暮らす人々の生活や地域の経済活動の活性化というソフト部分の取り組みも含まれるようになった．保健医療分野におけるまちづくりには，もちろん，施設整備のハード部分も含まれるが，多くは住民や関係者の**連携や協働のしくみづくり**といったソフト部分の充実が中心である．いずれにせよ，住民の主体性を重視し，それぞれの地域特性を考慮しながら進めていくことが重要である．

ソーシャルキャピタルは，その地域のまちづくりの基盤となる資源であり，ソーシャルキャピタルが豊かな地域では，住民やさまざまな関係者・団体がお互いのことを尊重しつつ協力していく素地があるため，まちづくりにおいて，時に意見の相違があっても，話し合いで解決の道筋を見つけることができる[14]．また，活力ある健康なまちづくりが進んでいくことによって，地域のソーシャルキャピタルが豊かになっていくのである．

■ 引用・参考文献

1) 藤内修二．オタワ宣言とヘルスプロモーション．公衆衛生．1997, 61（9），p.636-641.
2) WHO 西太平洋地域事務局．健康都市プロジェクト展開のための地域ガイドライン．2000, https://japanchapter.alliance-healthycities.com/healthycity_guideline_jpn.pdf, （参照 2023-12-06）.
3) 津川友介．世界一わかりやすい「医療政策」の教科書．医学書院，2020, p.266.
4) 真野俊樹．入門 医療経済学：「いのち」と効率の両立を求めて．中央公論新社，2006.
5) 権丈善一．"新古典派医療経済学と制度派医療経済学の性質"．医療経済学の基礎理論と論点．西村周三ほか編．勁草書房，2006, p.24.
6) ロバート・スキデルスキー．なにがケインズを復活させたのか？．山岡洋一訳．日本経済新聞出版，2010.
7) 加藤清人ほか．手段的日常生活活動低下者割合の市町村間格差は存在するのか：JAGES プロジェクト．作業療法．
2015, 34（5），p.541-554.
8) 近藤克則．健康格差社会：何が心と健康を蝕むのか．第 2 版，医学書院，2022.
9) Dahlgren, G. et al. Policies and Strategies to Promote Social Equity in Health. Institute for Futures Studies. 1991.
10) ロバート・パットナム．孤独なボウリング：米国コミュニティの崩壊と再生．柴内康文訳．柏書房，2006, p.692.
11) 曽根智史ほか．平成 28 年度地域保健総合推進事業「ソーシャルキャピタルを活用した地域保健対策の推進について」報告書．http://www.jpha.or.jp/sub/pdf/menu04_2_h28_05.pdf, （参照 2023-12-06）.
12) 厚生労働省．健康日本 21（第二次）.
13) 厚生労働省．健康日本 21（第三次）.
14) 曽根智史．まちづくりとソーシャル・キャピタル．公衆衛生情報．2020, 50（1），p.26-27.

📎 重要用語

ヘルスプロモーション	ヘルシーシティ	衛生行政
健康教育	健康の社会的決定要因	健康格差
社会的支援	市場の効率性	ソーシャルキャピタル
オタワ憲章	外部性	健康日本 21（第二次）
プライマリヘルスケア	公共財	まちづくり

◆ 学習参考文献

❶ ローレンス・W・グリーンほか. 実践 ヘルスプロモーション：PRECEDE-PROCEED モデルによる企画と評価. 神馬征峰訳. 医学書院，2005.

本文で示したローレンス・グリーン博士の著書第4版の邦訳. ヘルスプロモーションの基本的な考え方とともに，それを現場の活動に結び付けていく方法を詳しく述べている.

❷ デヴィッド・スタックラーほか. 経済政策で人は死ぬか？：公衆衛生学から見た不況対策. 橘明美ほか訳. 草思社，2014.

❸ 清水習. イラスト講義・世界経済：不透明な世界情勢を読み解くための政治経済学. 一色出版，2018.

❹ 稲葉陽二. ソーシャル・キャピタル入門：孤立から絆へ. 中公新書. 中央公論新社，2011.

ふだん目に見えない，絆や互酬性の規範をはじめとするソーシャル・キャピタルをどう維持・発展させていくかを述べる.

❺ 今村晴彦ほか. コミュニティの力："遠慮がちな"ソーシャル・キャピタルの発見. 慶應義塾大学出版会，2010.

高齢化が進む中，健康でかつ医療費が低い地域の背景などに存在するコミュニティの力をどう発揮させていくか事例を用いて解説する.

3

公衆衛生の理念・概念

4 公衆衛生のものさし

学習目標

- 疫学は，人間集団を対象に健康や病気の分布を明らかにし，これを基礎として原因や危険因子に迫り，人々の健康増進と病気の予防を図る学問であることを理解する．
- 集団の健康水準を測定するものさしを理解し，比較するための基本的な考え方を学ぶ．
- 曝露と病気の発生の因果関係を調べる際に注意が必要な交絡因子やバイアスを学ぶ．
- 疫学の手法が公衆衛生の計画実践に活用できることを理解する．
- 公衆衛生活動に必要な情報を収集できる．
- 疫学を理解し調査研究に応用できる．

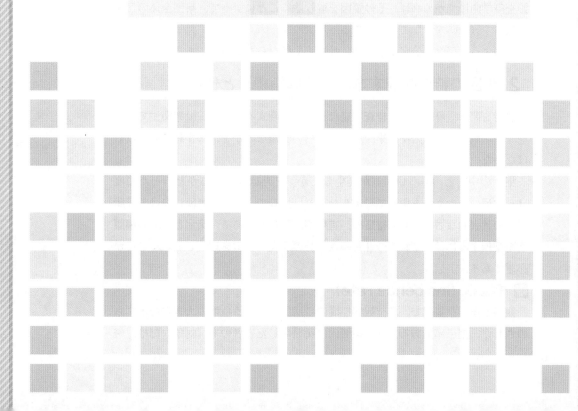

1 集団の見方と健康指標

1 集団の見方－個人をみるのとどう違うのか

1 臨床と公衆衛生

　臨床の場面では患者を目の前にして診断・治療を行い，個人としていかに予後を良好なものにしていくかが問題となる．それに対して，公衆衛生は個人ではなく**集団**をとらえ，地域全体，職場全体として健康度がさらに良くなることを目的としている．臨床に診断学があるように，公衆衛生は疫学という科学によって基本的に支えられ，エビデンス（根拠）に基づいた計画・実施・評価が行われる．

2 「疫学」の定義と対象・目的

　疫学（epidemiology）の語源は，「人々の上の学問・科学」という意味である．このことが示すように，疫学とは人間の健康およびその異常の分布を明らかにし，それを基礎として病気などの原因や危険因子を宿主，病因，環境の各方面から包括的に研究し，健康増進と病気の予防を図る学問であり，人間集団を対象にしている．

疫学の語源

epidemiology は epi + demos + logia に分解され，それぞれ upon「上に」, people「人々」, science「科学」の意味.

　簡単にいうと，一人の人が肺癌になるかどうかは1か0（なるかならないか）であるが，千人，1万人の集団を観察することによって，どのくらいの割合で発病するかを推測できる．性別や年齢，喫煙の有無などでその値は異なり，これらは一人の患者からだけではわからないが，集団全体を正しく数えることによって把握できる．もし，介入可能な要因がその集団の健康に与える影響を疫学的につかめれば，その要因を取り除くことによって，集団全体の病気を減らす（予防する）ことができる．

　このように疫学は公衆衛生活動にはなくてはならないものである．

2 集団の特徴を表す方法（健康指標）と使い方

　患者を問診，身体所見，検査所見などから診断するように，公衆衛生では，地域や職域といった人々の集団がどのくらい健康なのかを，まず診断しなければならない．

➡地域診断については，5章9節 p.117 参照.

　集団の中でどのくらい病気が発生したか，または存在するかといった頻度は，共通のものさしを用いて測定しなければ比較できない．集団における健康指標の代表的なものとして**罹患率**，**有病率**，**死亡率**がある．集団としての健康度を把握するには，これらの「ものさし」の定義・特徴を理解しておくことが必要である．

1 罹患率（incidence rate）

　観察する対象集団で，単位観察期間内に病気にかかる危険の大きさを示すものさしが，罹患率である．一定期間内に新発生した患者の率（対象人口は，厳

密には危険人口で，対象者が目的とする病気にかかり得る状態のときのみを扱い，すでに発病しているものは除く）である．

$$罹患率 \quad I = \frac{一定の観察期間内に新発生した患者数}{観察対象者全員について病気にかかり得る状態にある期間の合計}$$

（期間の単位：人年）

コンテンツが視聴できます（p.2参照）

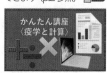

●かんたん講座〈疫学と計算〉〈アニメーション〉

このように，分母は観察者全員ののべ観察期間，分子は観察期間内に新発生した患者数ということになる．のべ観察期間は，対象になった者一人を1年間観察した場合の観察期間を1単位（1人年）とする．例えば，100人を10年間観察した場合，のべ観察期間は100人×10年で1,000人年ということになる．罹患率の場合，多くは10万人年に対する率で表す．新発生した患者の数はもれなく把握することが前提である．

罹患率は，直接**病気の発生状況**をみているため重要である．しかし，高血圧や糖尿病など，いつ発症したかわからないものは測定が難しい．そのため，次の**累積罹患率**を求めることがある．

2 累積罹患率（cumulative incidence）

累積罹患率は，一定の観察期間に，対象集団中何人の者が病気にかかったかを示す指標である．

$$累積罹患率 \quad CI = \frac{一定の観察期間内に新発生した患者数}{観察開始時点の対象者で病気にかかり得る状態にある者の数}$$

累積罹患率は，分母，分子ともに人数であるため単位はなく，**一定期間内に病気にかかる危険度（リスク）**を表す．

3 有病率（prevalence）

ある一時点に観察集団の中で病気にかかっている者の割合を示すのが，有病率である．

$$有病率 \quad P = \frac{一時点にある病気にかかっている者の数}{観察対象者の数（ある病気にかかっている者といない者の数の合計）}$$

有病率は，有病期間が短いもの（すぐ治ったり，重症のために死亡してしまったりする場合）は低くなる．また，観察集団への患者，健康者の流入・流出によっても影響される．しかし，**保健医療のニーズの把握**や**保健医療計画の作成**の際には重要な指標となる．また，慢性疾患の頻度測定として有用である．

一定期間に病気にかかっていた者を観察期間の平均人口に対する割合で表し

たものを**期間有病率**といい，一時点の患者数をとらえることができない場合に用いる．

4 死亡率（mortality rate）

　観察集団の中で単位観察期間に死亡する危険の大きさを示す指標が，死亡率である．罹患率の場合と同様に，1,000 人年，10 万人年に対する率で表す．

$$\text{死亡率}\quad M = \frac{\text{一定の観察期間内に死亡した者の数}}{\text{対象者全員について観察した期間の合計}}$$

5 致命率（致死率；fatality rate）

　特定の病気にかかった者のうち，その病気が原因で死亡した者の割合を表す．罹患した後の累積死亡率に当たる．主に急性疾患を対象にして，その疾患の重症度を示す指標として用いられる．

6 相対頻度

　対象集団の人数がわからないときに，分子同士の相対的な頻度により目的とする病気の頻度を測定する．例えば，すべてのがんに占める肺癌の割合などである．発展途上国などの健康状態を測定するために，全死亡のうちの 50 歳以上の割合（proportional mortality indicator：PMI）を用いることがある．PMI が小さい場合，総死亡者中の若年者の割合が高いという意味で，その集団の健康状態がよくないと考える．

3 健康指標を使って二つの集団を比較する

1 曝露と病気の発生

　病気の頻度を，ある特定の因子に曝露された集団と曝露されていない集団で比較し，どのくらい曝露による影響があったかをみることによって，危険因子の評価ができる．**曝露***の危険因子には喫煙，飲酒，大気汚染などがあり，**病気の発生**とは曝露後発生する病気で，それぞれのケースによって，肺癌，肝硬変，喘息などさまざまである．曝露も病気の発生も，できるだけ明確に定義することが望ましい．実際に測定することは難しいが，再現性のある客観的な数え方をしなければならない．

　集団において，罹患率・累積罹患率，死亡率の比や差を用いてリスクを把握する．危険因子に曝露された集団からの病気の発生と，曝露されていない集団からの病気の発生との比を**相対危険**といい，差を**寄与危険**という．

　ここで曝露を「喫煙」，病気の発生が「肺癌」の例をもとに説明する．曝露群（喫煙という曝露を受けた集団），非曝露群（喫煙という曝露を受けていない集団）と観察集団の健康指標を比較する方法として，曝露（喫煙）群からの発生（肺癌の罹患率）を P_1，非曝露（非喫煙）群からの発生を P_0 とする．次に自分が担当する地域集団（観察集団）を考えてみよう．この集団は，喫煙者

用語解説*

曝露

病気発生の前にある特定の状態，危険因子など．宿主要因，環境要因（社会・文化・経済的環境要因，自然環境要因）に分けられる．

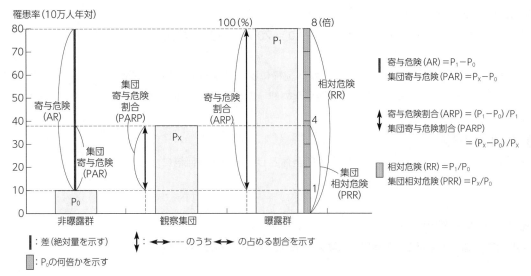

図4-1 率の差と比

も非喫煙者もいるため罹患率は P_x（$P_0 < P_x < P_1$）である．相対危険を RR，寄与危険を AR で表す（**図4-1**）．例として P_1，P_0，P_x を以下の値とする．また，観察集団の集団寄与危険を PAR，寄与危険割合を ARP，集団相対危険を PRR，集団寄与危険割合を PARP とする．

> 以下の群における肺癌の罹患率を示す（単位を「10万人年対」とする）
> 喫煙者（曝露群）　P_1：80人／10万人年
> 非喫煙者（非曝露群）　P_0：10人／10万人年
> 観察集団　P_x：38人／10万人年

2 相対危険

ある危険因子への曝露群が，非曝露群に比べて，何倍病気を発生する危険が高いかを示すものである．

> 相対危険（RR）＝ P_1/P_0
> 喫煙と肺癌の例でみると，相対危険は，$80/10 = 8.0$ となる．

よって，この例では，喫煙者（曝露群）では，非喫煙者（非曝露群）に比べて肺癌に罹患する危険が8倍高いということである．

3 寄与危険

ある危険因子への曝露群が，非曝露群に比べて，罹患率や死亡率の絶対値がどれだけ高められたかを示すものである．

寄与危険（AR）＝ $P_1 - P_0$

喫煙と肺癌の例をとると，寄与危険は，80 − 10 ＝ 70 人／10 万人年となる.

　つまり，喫煙群では 70 人／10 万人年が，純粋に喫煙によって肺癌を発症したということになる. 寄与危険は公衆衛生上の健康問題を把握する上で重要な指標である.

4 集団相対危険

　曝露群の罹患率の増加によって，観察集団全体として罹患率が何倍になったかを示す.

集団相対危険（PRR）＝ P_x/P_0

喫煙と肺癌の例を用いると，集団相対危険は，38/10 ＝ 3.8 となり，3.8 倍高い.

5 寄与危険割合

　曝露群からの発生の何％が曝露によるものかを示す.

寄与危険割合（ARP）＝ $(P_1 - P_0)/P_1$

喫煙と肺癌の例を用いると，寄与危険割合は，(80 − 10)/80 ＝ 0.875

　つまり，喫煙者で起こった肺癌の 87.5％が，真に喫煙という曝露によって起こったと考える.

6 集団寄与危険

　観察集団全体の罹患率が，曝露によってどのくらい増えているかを絶対量で示すもの.

集団寄与危険（PAR）＝ $P_x - P_0$

喫煙と肺癌の例を用いると，集団寄与危険は，38 − 10 ＝ 28 人／10 万人年となる.

7 集団寄与危険割合

　観察集団全体の罹患率のうち，何％が曝露群の罹患増加によるかを示す.

集団寄与危険割合（PARP）＝ $(P_x - P_0)/P_x$

喫煙と肺癌の例を用いると，集団寄与危険割合は，(38 − 10)/38 ＝ 0.737

　つまり，73.7％が，曝露の罹患増加によるものである.

2 研究の方法

1 観察研究と介入研究

観察研究とは，観察対象とする集団の健康状態や病気の発生と生活習慣，社会経済状況などを観察して，病気の発生や予後に関係する要因を明らかにする方法である．あくまでも観察するだけであり，曝露に対する介入は一切しない．

一方，**介入研究**は，曝露状況を研究者自身の介入によって変化させることにより，その後の疾病発生頻度が変化するかどうかを検討するものである．

研究の分類としては，人間集団の健康関連事象の頻度と分布を記述し仮説を探索する目的で行う**記述的研究**と，関連要因の検討のためにデータ分析を行う**分析研究**，対象者一人ひとりについて行う研究方法とはじめから集団としてデータを扱うという研究方法，曝露と病気の発生の有無について時間的関係を考えずに一時点で観察する**横断研究**と曝露を受けてから病気になる時間的流れを考慮して行う**縦断研究**など，それぞれの視点からいくつかの分け方がある．ここでは，**記述疫学**と**分析疫学**（特に代表的な症例対照研究，コホート研究，介入研究，横断研究）を簡単に説明する．

2 記述疫学

記述疫学研究は，曝露には触れずに，病気の頻度や分布を明らかにするものである．特に，**人・場所・時間**の点から健康状態の頻度を観察し客観的に記述する．例えば，「人」の場合，性，年齢分布，人種などの頻度を観察する．「場所」としては，地域差があるかどうか，「時間」としては季節性，流行の有無，年次推移などを観察する．

3 分析疫学

1 症例対照研究

症例対照研究（図4-2）は症例群（病気の人）と対照群（そうでない人）を設定して，過去の曝露状況を比較し，曝露と病気の関係を明らかにしようというものである．この場合，**オッズ比***を計算して相対危険とする．集団を曝露と病気の有無（症例・対照）別に分けて表にすると，以下のようになる（表4-1）．

オッズ比は，$(a / b) \div (c / d) = ad / bc$

例えば，喫煙と肺癌の関係を明らかにする目的で症例対照研究を行う場合，まず，肺癌にかかっている人の集団（症例群）とそうでない人の集団（対照群）で，過去にたばこを吸ったかどうかを調査し，その頻度を比較する．肺癌（症例）100人とそうでない人（対照）100人で，過去にたばこを吸っていた人が肺癌の人で60人，そうでない

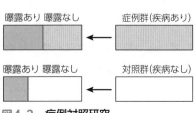

図4-2　症例対照研究

| 表4-1 | 曝露と病気の有無 |

	曝　露	非曝露	合　計
症　例	a	b	a + b
対　照	c	d	c + d

| 表4-2 | 喫煙と肺癌の関係の例 |

	曝　露	非曝露	合　計
症　例	60	40	100
対　照	20	80	100

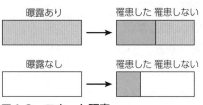

図4-3　コホート研究

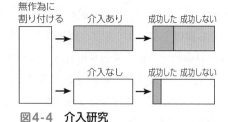

図4-4　介入研究

人で20人いたとすると，**表4-2**のようになる．

オッズ比は $(60 \times 80)/(40 \times 20) = 6.0$ となる．たばこを吸った人は吸わなかった人に比べて，6.0倍肺癌になりやすいということである．

2 コホート研究

まず，観察する対象者を病気にかかっていない人とし，集団を曝露群と非曝露群で設定する．これらの集団を追跡し，両群での病気発生頻度を比較する方法が，**コホート研究**（**図4-3**）である．

例えば，喫煙と肺癌の関係を明らかにする目的でコホート研究を行うとする．はじめに肺癌にかかっていない200人の集団で，たばこを吸う人（曝露群）が100人，吸わない人（非曝露群）が100人であったとする．10年後，たばこを吸う人から肺癌が6人，吸わない人から1人，肺癌患者が発生したとすると，累積罹患率はたばこを吸う人で6/100，吸わない人で1/100となり，相対危険は6.0となる．これは，たばこを吸う人は吸わない人に対して，6.0倍肺癌になりやすいということである．

3 介入研究

介入研究（**図4-4**）は，コホート研究と流れが似ているが，大きく違う点は，**曝露について研究者が介入する**ことである．曝露について，研究者が介入群，非介入群を追跡して病気の発生頻度を比較する．介入群と非介入群を**無作為に割り付けて行うのが原則である．このような方法でグループ（群）に割り振ると，介入による効果を公平に比べることができるため，最も強力な研究方法であるが，同時に倫理的な配慮が必要であり，介入はもちろん人の健康を害するものであってはならない．

例えば，禁煙教育事業や禁煙教育プログラムを評価する場合，たばこを吸う人200人の参加者のうち，無作為に100人は禁煙教育（介入）を割り当て，残りの100人は特に対策をしなかった（非介入）場合，禁煙教育を受けた群では，100人中16人が禁煙に成功し，受けなかった100人からは2人が禁

煙に成功したという結果が得られたとする．この場合，禁煙教育を受けた群で16/100，受けなかった群では2/100となり，その比は16/100÷2/100で8.0になる．よって，禁煙教育を受けた群は，受けない群に比べて8.0倍禁煙に成功すると考えられる．

４ 横断研究，縦断研究

横断研究は，個人の曝露と病気の発生を同時に調査するものである．曝露が病気の原因なのか，それとも病気になったから曝露があるのかという，時間の関係が確認できないという欠点がある．例えば，長時間勤務と健康の関係は，長時間働けるから元気なのか，それとも元気だから長時間働くのかという，原因と結果の解釈が難しい．

横断研究が一時点の研究であるのに対して，症例対照研究やコホート研究などは，時間の関係を加味しているため**縦断研究**という．一般に曝露と病気の発生の関係は，曝露が時間的に病気の前に起こらなければ因果関係の議論にならないので，このような目的には，縦断研究の果たす役割は大きい．

3 リスクファクター

1 リスクファクターをみる（因果関係）

曝露があって病気が発生する．曝露が病気の発生に関与することがわかれば，その曝露を防いで病気を予防することができる．これは公衆衛生では大切な考え方である．

実際，病気の原因や**リスクファクター**（**危険因子**）の因果関係を証明することは簡単ではないが，その方法論や評価は重要である．適切な方法で行われた研究で，曝露が病気の発生に影響を与えているという結果が得られたら，次の基準を満たしているかを確認する必要がある．この基準は，1964年にアメリカ公衆衛生局医務長官が「喫煙と健康」の検討を行った際に用いた因果関係判定の視点であり，代表的な五つをここで示す．

❶**関連の時間性** 原因，曝露が病気の発生の前にあるということ．つまり，時間的に先に曝露がなければ原因になり得ないということで必須条件である．

❷**関連の強固性** 曝露の大きさと病気の起こり方の間に強固な関連性があること．高い相対危険やオッズ比が観察されれば，関係が強いということである．また，**量反応関係**がみられるような場合も因果関係の証拠の一つになる．量反応関係とは，曝露の量や強さが増加すると病気を起こすリスクが高くなるという関係で，例えば，たばこの本数や吸っている期間が長いほど肺癌になりやすいというものである．つまり，曝露の量や強さ，期間が増えると結果のリスク（オッズ比や相対危険）が高くなる関係が認められることである．

❸**関連の一致性**　特定の集団で，ある曝露とある病気との間に関連性がみられた場合，同じ現象がほかの集団でもみられること．研究の方法や対象を変えても，同じような関連性がみられること．

❹**関連の特異性**　ある病気が特定の因子と特異的な関係にあること．その病気のあるところにその因子が必ず存在し，また逆にその因子のあるところには，予測される率でその病気が起こるといった特異性を指している．

❺**関連の整合性**　見いだされた関連が疫学以外の知見，例えば動物実験やそのほかの研究の結果と矛盾しないこと．

このような視点で，因果関係の有無を判定する．しかし，すべてがそろわないからといって因果関係がないというわけではない．

例として，喫煙と肺癌の因果関係を例にとって，この基準でみていく．まず，①時間性では，肺癌はたばこを吸い始めてから長い潜伏期を経て発病する．これは，長期の潜伏期がある癌の特徴と矛盾しない．②強固性については，喫煙者は非喫煙者に対して高いリスク（相対危険やオッズ比）を示す．また，たばこの本数が多いほど肺癌のリスクは上昇し，量反応関係が存在する．③一致性に関しては，症例対照研究，コホート研究など，多くの国でいくつも実施され，ほぼ一致した結果が得られている．④特異性については問題になるが，たばこは肺癌だけでなく，ほかの多くの病気と関与している．また，たばこの煙も発がん物質だけでなく，さまざまな有害物質を含んでいる．⑤整合性では，たばこの煙に発がん物質が含まれていて，それが肺に吸い込まれることによって肺組織に吸着し，発がんに至るという研究結果が得られている．

アメリカにおいてはこれらを総合し，疫学・公衆衛生では，たばこと肺癌の因果関係を認め，予防対策を実施した．

2 交絡因子（本当のリスクファクターを見つける）

1 交絡因子

因果関係を知ろうとするとき，誤った推論に導かれる原因の一つに**交絡因子**（こうらく）がある．調査対象とする病気に調査対象とする曝露要因以外の原因（または関連要因）が存在し，それらが調査対象とする曝露要因と関連しているとき，これらの原因（または関連要因）は，この研究の際の交絡因子として働く（図4-5）．

例えば，コーヒーを飲む人が（飲まない人より）虚血性心疾患を発症しやすいという調査結果が得られた場合，コーヒーが虚血性心疾患のリスクとなるだろうか．

● コーヒー摂取は喫煙と関係していることが知られている（コーヒーを飲む人で喫煙する人が多い）．

● 喫煙は虚血性心疾患と因果関係が認められている.

よって，コーヒーを飲むことはあたかも虚血性心疾患と因果関係があるように見えるが，実際はコーヒー摂取に喫煙が影響しているためであり，コーヒー摂取と虚血性心疾患は関係がない．この場合，喫煙が交絡因子である．喫煙の有無別にコーヒー摂取と虚血性心疾患の関係を見いださなければならない．

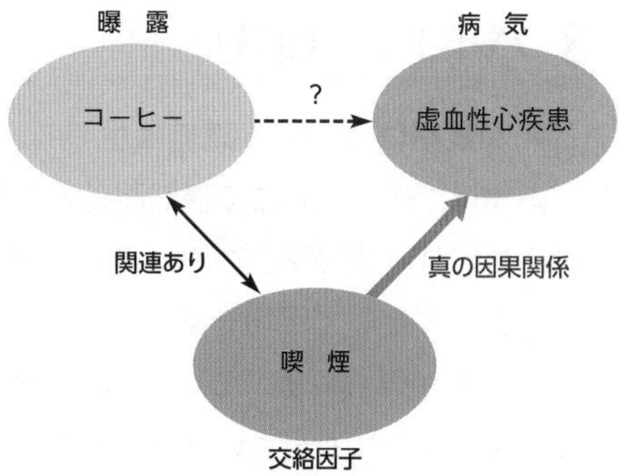

Bonita, R. et al. Basic Epidemiology. World Health Organization, 2006, p.55.

図4-5　交絡因子

② 交絡因子の制御方法

交絡因子を制御する方法は，**研究計画**のときに行う方法と，**解析**のときに行う方法に大別される．

解析時に解決する方法として，交絡因子別（男女別，年齢階級別，喫煙の有無別など）に観察することがある．同時にいくつもの因子を調整する方法としては，多変量解析（ロジスティック回帰分析やコックスの比例ハザードモデルなど）があり，統計ソフトを用いて計算する．一般的に，**年齢**や**性**は最も重要な交絡因子となる．年齢については，比較する際に**年齢調整（標準化）**という方法があり，**保健指標**を扱う上で重要である．

③ 年齢調整

自分の住んでいる市の死亡率が，ほかの市町村の死亡率と比べて高いか低いかを知りたいとき，年齢という交絡因子を無視しては比べられない．A市はB市より死亡率（粗死亡率）が高かったとする場合，A市はB市より高齢化が進んでいたら，本当に死亡率が高いのか，単に高齢化が進んでいるためかわからない．また，同じA市でも死亡率の年次推移を長期にわたって観察する際，本当に死亡率が増加したのか高齢化によるものかの判断が難しい．このような場合，年齢の交絡を取り除くために調整する方法を示す．

年齢調整には直接法と間接法がある．人口分布をそれぞれの年齢階級に重みをつけることによってそろえて死亡率や罹患率を計算する．**基準人口**というモデルの人口があり，**直接法**は，観察集団がそのモデル人口と同じ年齢分布をしていたら，観察集団の死亡率はいくつになるかというものである．年次推移などを観察する際に昭和60年モデル人口を用いてきたが，2020（令和2）年からは高齢化を反映した新しい基準人口として，平成27年モデル人口を使用することになった．

間接法は，基準集団とそれぞれの年齢階級において同じ頻度で死亡していたら，観察集団から何人死亡するかを見積り（期待死亡数という），実際の観察集団での死亡数を期待死亡数で割って，**標準化死亡比（SMR）**を求める．つまり，基準集団より何倍死亡しているかを示す指標である．死亡と罹患を置き換えて考えれば，標準化罹患比として同様の調整ができることになる．間接法は対象集団が市町村などの小さい人口規模の際に用いられる．

3 バイアス（偏り）

　どんな観察においても**誤差**は生じる．誤差とは真の値とのずれのことである．誤差は，偶然に起こる偶然誤差と系統的に起こる系統誤差に区別する．

　例えば，100人の学生の平均身長を調べることにして，5人を無作為に選び出し身長を測定して平均を求めたとすると，真の値（100人の平均身長の値）に近い結果が得られる．この5人の代表の平均は，真の値の近くをまんべんなく大きいほうにも小さいほうにもとると考えられる．もし，真の値に近づけたいと思うなら，無作為に選び出す人数を増やせばよい．この場合，100人全員の値を測定して平均をとれば真の値と重なる．このようにどちらかに偏らない誤差を**偶然誤差**といい，これを小さくするには標本サイズを大きくすればよい．これに対して，**系統誤差**は，系統的な一定の方向性をもった誤差のことである．偶然誤差が小さいことを精度が高いとし，系統誤差が小さいことを妥当性が高い結果という（**図4-6**）．精度と妥当性の高い研究は**代表性**が高いといえる．系統誤差である**偏り（バイアス）**には，大きく選択バイアスと情報バイアスがある．

　選択バイアスは，調査対象者の選び方が適当でないことによってもたらされる偏りのことである．先ほどの学生100人のうち，バスケットボール部の部員5人の身長を測定して平均を求めたとすると，バスケットボール部には高身長の学生が多いため，真の値より高くなってしまう．このように，真の値よりどちらかに偏った方向性のある誤差を生み出す．また，健康に関する調査で「ご自由にお取りください」として，調査票を配り回収したら，健康に関心のある人だけが協力したことになり，健康のために体力づくりをしている人が90％もあったなどという，対象集団を代表していない結果となる．無作為に抽出した集団でも調査票の回収率が低ければ，偏りのある集団として同様に代

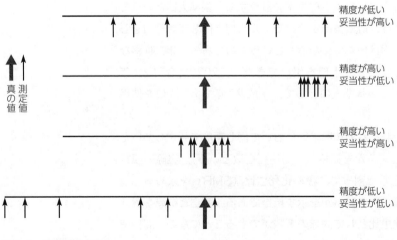

図4-6　精度と妥当性

表性のある結果にならない．

情報バイアスは，収集された情報が真実からずれていることである．先ほどの学生 100 人の身長の平均を知るために，無作為に 5 人選んで計測したが，使用した身長計がゆがんでいて，5 人全員低めに計測してしまった場合，当然真の値より低いといった方向性のある誤差が生じてしまう．

選択バイアスを避ける方法には，**無作為抽出**，全数調査がある．情報バイアスを避けるには，同じ実施方法を用いるなどの工夫（調査者・質問形式を同じにするなど）が必要である．バイアスで最も重要な点は，研究の計画段階で解決しなければ，解析段階ではどうにも調整できない問題であることである．

4 疫学に必要な統計（偶然）

得られた結果が偶然起こったことなのか，そうでないのかを判断しなければならない．それには統計学的に有意かどうかを推定，検定する方法がある．また，逆に統計的に有意な結果を得るには，どのくらいの標本サイズが必要かを，計画段階で推計することも可能である．

検定は帰無仮説（例えば A 市と B 市の血圧値の平均の差の検定であれば，「A 市と B 市の血圧値の平均が等しい」）の下で観察された事象（例えば A 市 140 mmHg，B 市 130 mmHg）が起こる確率を計算して，これが 0.05（5%）以下であれば帰無仮説を棄却して「A 市と B 市に有意差あり」と判断する．

推定は，平均値の差（この場合は $140 - 130 = 10$ mmHg）が母集団ではどの程度の範囲にあるかを推し量る．通常は 95%信頼区間を計算する．この場合であれば，95%信頼区間に 0（A 市と B 市に差がない）が含まれなければ，有意水準 5%で統計学的に有意であることと同じである．

今まで学んできたように，曝露と病気の発生を調査した結果，曝露が病気発生の原因，危険因子として関係がありそうだとの結果が得られたら，まず，①偶然起こったことではないか，②バイアス（偏り）はないか，③交絡因子は潜んでいないかを慎重に確認し，その上で因果関係の判定を行う．

4 スクリーニング

1 効果的なスクリーニング

予防には，一次予防，二次予防，三次予防がある．一次予防は健康増進，二次予防は早期発見・早期治療，三次予防は再発防止と機能回復訓練・社会復帰である．

二次予防の中心である**スクリーニング**では，自覚症状が出現する前に試験，検査などで異常を発見し，早い段階で発症予防や合併症の予防などの対処が可能になる．

スクリーニングは疫学の知識を用いた集団への応用である．一般的な病気の自然史は，**図4-7**のように表すことができる．二次予防はこの症状発現前の期間に病気を見つけ，早期治療を行うことである．

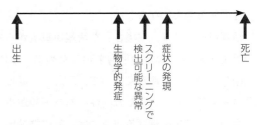

図4-7　一般的な病気の自然史

スクリーニングとは「迅速に実施可能な試験，検査，そのほかの手技を用いて，無自覚の疾病または欠陥を暫定的に識別すること」であり，スクリーニングの目的は一見健康そうに見えるが実際には病気にかかっている人を，特定の検査や試験により区別・振るい分けをして選び出すことである．これは，基本的に症状を訴えて受診する患者と異なり，診断治療を目的としない，振るい分けである．大きな痛みや苦痛を伴う検査，高額な検査は，集団を対象としたスクリーニングには適さない．このスクリーニングの機能を具体化させたものが，母子保健の乳幼児健康診査，学校保健の健康診断，成人におけるがん検診，特定健康診査などである．

スクリーニングのメリットは，病気（または病気になりそうな状態）を早期に発見して，その後の経過を変化させられることである．つまり，重要な病気で，予後や重症度，致命率を変化させられなければならない．また，経済的に合理的でなければならない．スクリーニングを導入する際，**費用対効果**（どれだけのコストでどれだけの効果をあげられるか）は考慮すべき重要な点であるといえる．

効果的なスクリーニングを行うためには，有効なスクリーニング検査方法が必要である．有効なスクリーニング検査は，病気にかかっている人を陽性とし，病気にかかっていない人を陰性として振るい分けることができる．「病気の人を検査で陽性とする確率」を**感度**といい，「病気でない人を検査で陰性と

> **コラム**　　**がん検診の費用対効果**

限られた医療資源を有効に活用するためには，がん検診の効率的・効果的な施策として，がん検診の費用対効果に関する分析・評価を行うことも必要である．

胃がん内視鏡検診の，対象年齢（開始年齢：40，45，50歳と終了年齢：75，80歳）と受診間隔（2年ごとと3年ごと）から15通りの組み合わせシナリオ（検診なし，現行のガイドラインの50歳以上を対象に2年毎または3年毎に受診するものを含む）を想定し，増分費用対効果（ICER）に基づいて費用対効果分析した結果，開始年齢50歳，終了年齢75歳，受診間隔3年ごとのシナリオが最適と推定された[1]．

増分費用対効果（ICER）とは，質調整生存年（QALY）を1年増加させるのに必要な追加的費用である．質調整生存年（QALY）は生活の質（QOL）を考慮したもので，生存年数とQOL（QOL値は完全な健康状態の時は1，死亡を0とした値をとる）をかけ合わせた値である．

1) Huang, H.L. et al.　Effect and cost-effectiveness of national gastric cancer screening in Japan：a microsimulation modeling study.　BMC Med.　2020, 14, 18（1），p.257.

する確率」を**特異度**という．また，**陽性反応的中度**とは，「検査陽性者の中で本当に病気の人の割合」を示す．感度，特異度，陽性反応的中度を**表4-3**に示す．

スクリーニングを行う際，感度と特異度が1（100%）に近いことが最も望ましいが，検査方法を変えずに感度・特異度共に上昇させることはできない．いくつかの検査方法の中で，感度・特異度を視覚的に評価する方法として**ROC曲線**（receiver operating characteristic curves）がある（**図4-8**）．これは，縦軸に感度，横軸に1−特異度（100%−特異度）をとる．図では，検査方法Aのほうが検査方法Bよりスクリーニング検査として優れていることがわかる．

しかし，感度や特異度が高くても対象集団の中で目的とする病気の有病率が低ければ，偽陽性の人数が多くなり，これらの人びとに対する取り扱いの問題が生じる．偽陽性者のフォローや，偽陰性者をどうするかなど，取り組まなければならない課題がある．また，スクリーニングの受けやすさや，検査による負担を最小限にとどめることなどを考慮に入れて，実施を検討する．

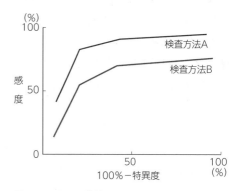

表4-3　感度，特異度，陽性反応的中度

		スクリーニング検査成績	
		＋	－
疾病の有無	＋	真陽性（TP）	偽陰性（FN）
	－	偽陽性（FP）	真陰性（TN）

感度＝TP／（TP＋FN）
特異度＝TN／（TN＋FP）
陽性反応的中度＝TP／（TP＋FP）

図4-8　ROC曲線

2 スクリーニングの評価

導入されたスクリーニングは，ただ予算をとって実施するだけでは十分ではない．適切な評価を行うためには，いくつかの方法があるが，最も優れた研究方法は**介入研究**（➡ p.76参照）である．集団に対し，無作為にスクリーニングプログラムを受ける人と受けない人に割り当てて，そのスクリーニングした病気による死亡率を比較する．もし，スクリーニングをした集団で死亡率が低くなれば，このスクリーニングは有効だったと評価できる．この際，無作為に割り当ててあることから，交絡因子はスクリーニングを実施した集団でも，しなかった集団でも同様に分布していると考えられる．

症例対照研究で評価する場合は，目的とする病気で死亡した人とそうでない人で，過去にその病気のスクリーニングを受けていたかどうかを比較する．

コホート研究で同様の評価をする場合は，スクリーニングする病気にかかっていない人を対象にして，スクリーニングを受ける集団と受けない集団の病気の死亡率を比較して評価する．例えば，スクリーニングプログラムを肺癌検診としよう．この場合の病気は肺癌であり，肺癌による死亡を評価のエンドポイントとする．介入や曝露はこの場合，スクリーニングを受けることで，非曝露はスクリーニングを受けないことである．

plus α
スクリーニング実施の条件
①重要な病気であること
②検出可能な無症状の期間が存在すること
③適切な治療方法が確立されていること
④適切なスクリーニング方法が確立されていること
⑤検査法が集団に実施可能であること
⑥経済的に合理的であること

3 スクリーニングで留意しなければならないバイアス

スクリーニングの評価には，考慮すべき三つのバイアスがある．リードタイムバイアス，レングスバイアス，セルフセレクションバイアスである．

❶リードタイムバイアス（図4-9）病気の自然史の中で，スクリーニングで早期発見される分だけ，その後の経過が長くなる．つまり，検診で早く発見された分，自覚症状が現れてから発見されたものより，同じ自然経過でも死亡までの時間が長いことになる．図に示すように，aとbの症例は検診を受けても受けなくても結果（予後）は同じということで，検診の効果はないが，早く見つけた時間だけ検診の効果があったかのように誤解してしまう．ちなみに，実際に効果があるのは，cの症例である．

❷レングスバイアス（図4-10）ゆっくり進行する疾患は，スクリーニングによって発見される機会が多いということ．例えばがん検診において，検診により発見されたがんと，自覚症状で見つかったがんを単純に比較して，検診発見がんのほうが予後が良いという結果が得られたとしても，それは検診の効果ではなく，発見されたがんの性質（検診発見がんはゆっくり，自覚症状で見つかったがんは急速に進行する）を観察しているにすぎない可能性がある．

❸セルフセレクションバイアス　検診を受ける人は，もともと健康に関心が高く，日ごろから体によい生活を送っていることから，検診を受けない人の集団と比べると，予後がよいという結果が出てしまうことになる．これは，純粋に検診の成果ではなく，それ以外の要因（バイアス）によるものであることを考慮しなければならない．

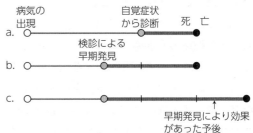

図4-9　リードタイムバイアス

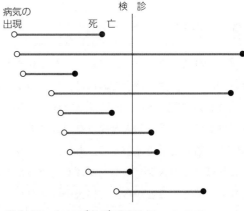

図4-10　レングスバイアス

5 公衆衛生活動における疫学

公衆衛生活動の実践において，Plan － Do － Check － Act を行う．これは，保健事業の現状を把握して対策を練り，実施し，効果があったかを評価するという意味である．それぞれの段階において，疫学の方法が活躍する（図4-11）．

実際に公衆衛生活動を行うに当たり，①現状の把握，②原因分析，③対策

の樹立，④対策の選択，⑤実施，⑥対策評価といったステップが必要で，これらのサイクルがうまく回らなければならない．

❶現状の把握　罹患率，有病率，死亡率，致命率がどのくらいあるかといった指標を把握する．

❷原因分析　疫学の研究方法として症例対照研究，コホート研究，介入研究がある．ここでの原因や危険因子は，介入によって予防が可能（罹患率や有病率，死亡率が減少したり，QOLが向上するもの）でなければならない．

❸対策の樹立　原因分析で得られた結果をもとに，効果的な対策を樹立しなければならない．また，対象集団に受け入れられる対策でなければ，理論的にどんなに効果があっても，地域において実際には効果が得られない．

❹対策の選択　対策を実施するに当たり，どの対策を優先的に行うかを選択する．その際，費用対効果を考慮に入れる．通常は費用効果分析と費用便益分析があり，費用効果分析は，一定の結果を得るために必要な経費を求めるものである．それに対して，費用便益分析は，得られた結果を金銭に換算して，要した経費との比較を行うものである．

❺実施　対策を実施するに当たり，具体的な目標値があるほうが望ましい．目標値は具体的で，実現可能性のあるものを設定する．

❻対策評価　対策を実施した後に目標が達成できたかどうかを評価する．方法として，現状の把握と同様のものさしがあるが，サーベイランスやモニタリングなどの手法も利用できる．

　このように，疫学を公衆衛生活動の実践に応用し，課題ごとに現状を把握し，対策を立て，実施し，評価する．概念としては納得できても，実際は目標どおりにいかないこともある．中間地点での見直しや対策の問題点などを見いだし改善していく．

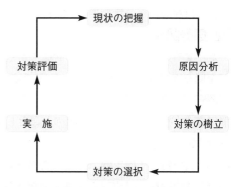

Bonita, R. et al. Basic epidemiology. 2nd edition, WHO, 2006, p.170 を参考に作成.

図4-11　公衆衛生活動計画実践サイクル

6　統計情報の収集と見方

1　既存資料の利用

　既存の統計資料は，記述疫学，生態学的研究，需要予測などに有用である．また，観察する集団の状態を知りたいとき，既存資料の全国データが参考になる．疫学・公衆衛生の場合は，集団をみていくことから，常に比較対照となる集団を念頭に置いて考えていく．こうした比較対照の指標としても，全国の既存統計資料は有用である．

主な既存資料と公衆衛生の主要指標を挙げる.

1 国勢調査

変化する人口集団を一時点の断面でとらえ，人口集団の規模，構造，分布などを明らかにするものである．日本では，1920（大正9）年以来，5年ごとに調査が実施されている．調査年の10月1日現在の人口状態が調査される．罹患率や有病率を観察する場合の分母として使われる．主な人口の指標を以下に示す．

❶年少人口指数　（年少人口／生産年齢人口）× 100

❷老年人口指数　（老年人口／生産年齢人口）× 100

❸従属人口指数　{(年少人口＋老年人口)／生産年齢人口} × 100

❹老年化指数　（老年人口／年少人口）× 100

　年少人口：0〜14歳，生産年齢人口：15〜64歳，老年人口：65歳以上

2 人口動態統計

出生，死亡，死産，婚姻，離婚という人口の動態を届け出により集計したものである．乳児死亡，周産期死亡，妊産婦死亡，死因別死亡，合計特殊出生率（図4-12）なども提示している．主な指標を以下に示す．

❶出生率　単位人口（人口1,000対）に対する年間出生数．

❷乳児死亡率　単位出生数（出生1,000対）に対する生後1年未満の死亡数．

❸新生児死亡率　単位出生数（出生1,000対）に対する生後28日未満の死亡数．

plus α

主な保健指標

①出生率
②死亡率
③乳児死亡率
④新生児死亡率
⑤死産率
⑥周産期死亡率
⑦合計特殊出生率
⑧婚姻率
⑨離婚率

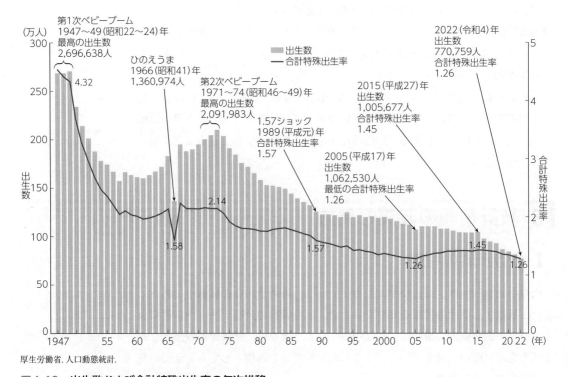

厚生労働省. 人口動態統計.

図4-12　出生数および合計特殊出生率の年次推移

❹ **早期新生児死亡率**　単位出生数（出生 1,000 対）に対する生後 7 日未満の死亡数.

❺ **死産率**　出産（出生＋死産）1,000 に対する死産数（妊娠満 12 週以後の死児の出産）.

❻ **周産期死亡率**　単位出産数（出生＋妊娠満 22 週以後の死産）1,000 に対する妊娠満 22 週以後の死産数と早期新生児死亡数の和.

❼ **妊産婦死亡率**　出産（出生＋死産）100,000 に対する妊産婦死亡数.

❽ **再生産率**　出生率を再生産という立場からみた指標で，出産可能な女性人口の出産力を表し，3 種類の指標が用いられる.

　：・粗再生産率（合計特殊出生率）　15 〜 49 歳の女子の年齢別出生率を合計したもので，一人の女性が仮にその年次の年齢別出生率で一生の間に生むとしたときの子どもの数.

　：・総再生産率　母の年齢別出生率を女児だけについて合計したもの.

　：・純再生産率　総再生産率にさらに，母親世代になるまでの死亡を見込んだもの.

純再生産率が 1（合計特殊出生率では 2.1 程度）以上であれば，将来人口は増加し，1 を下回ると減少する.

❾ **婚姻率**　人口 1,000 に対する婚姻件数の割合.

❿ **離婚率**　人口 1,000 に対する離婚件数の割合.

　次に，死亡統計を示す（**図4-13**，**図4-14**，**図4-15**）.

❶ **粗死亡率**　人口 100,000 に対する死亡数.

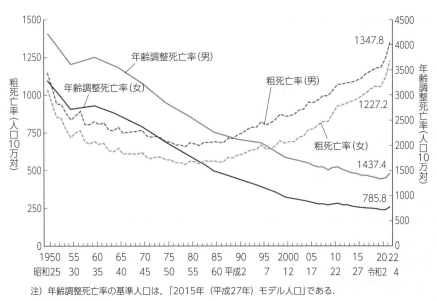

注）年齢調整死亡率の基準人口は，「2015年（平成27年）モデル人口」である.

厚生労働省．人口動態統計.

図4-13　性別にみた年齢調整死亡率と粗死亡率

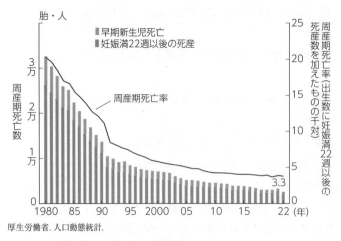

厚生労働省. 人口動態統計.

図4-14　周産期死亡数および率の年次推移

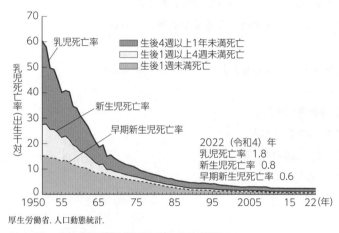

厚生労働省. 人口動態統計.

図4-15　生存期間別乳児死亡率の年次推移

❷**年齢調整死亡率（直接法）**　年齢階級別観察結果に重みをつけて合計したもの．年齢調整死亡率＝Σ（観察集団の年齢階級別死亡率×基準集団の年齢階級別人口）／基準集団の総人口．Σは数値の合計総和を示す記号．

❸**年齢調整死亡率（間接法）**　観察集団のすべての年齢階級で，基準集団と死亡率が等しかったとすれば，観察されるはずの期待死亡数に対して，観察集団は標準化死亡比（SMR倍）だけ死亡者が多い（または少ない）．

ある年齢階級をiとする．

年齢階級iの期待死亡数（Ei）＝観察集団の年齢階級iの人口×基準集団の年齢階級iの死亡率

全体の期待死亡数（E）＝Σ Ei

実際の死亡数（O）と全体の期待死亡数の比を求める．

標準化死亡比（SMR）＝ O/E

❹**死因別死亡率**　人口 100,000 に対する死因別死亡数．

表4-4　第10回修正国際疾病分類（ICD-10）の概要 [4]

全身性疾患	皮膚および皮下組織の疾患
Ⅰ　感染症および寄生虫症（A00〜B99） 　　結核（A15〜A19） Ⅱ　新生物（C00〜D48） 　　悪性新生物（C00〜C97） Ⅲ　血液および造血器の疾患ならびに免疫機構の障害（D50〜D89） Ⅳ　内分泌，栄養および代謝疾患（E00〜E90） 　　糖尿病（E10〜E14） **解剖学的系統別の疾患** Ⅴ　精神および行動の障害（F00〜F99） Ⅵ　神経系の疾患（G00〜G99） Ⅶ　眼および付属器の疾患（H00〜H59） Ⅷ　耳および乳様突起の疾患（H60〜H95） Ⅸ　循環器系の疾患（I00〜I99） 　　高血圧性疾患（I10〜I15） 　　虚血性心疾患（I20〜I25） 　　脳血管疾患（I60〜I69） Ⅹ　呼吸器系の疾患（J00〜J99） 　　インフルエンザおよび肺炎（J09〜J18） Ⅺ　消化器系の疾患（K00〜K93） 　　肝疾患（K70〜K77）	ⅫI　皮膚および皮下組織の疾患（L00〜L99） ⅫⅠⅠ　筋骨格系および結合組織の疾患（M00〜M99） ⅩⅣ　腎尿路生殖器系の疾患（N00〜N99） 　　腎不全（N17〜N19） **分娩・奇形・新生児疾患** ⅩⅤ　妊娠，分娩および産褥（O00〜O99） ⅩⅥ　周産期に発生した病態（P00〜P96） ⅩⅦ　先天奇形，変形および染色体異常（Q00〜Q99） **症状，徴候，異常所見等** ⅩⅧ　症状，徴候および異常臨床所見・異常検査所見で他に分類されないもの（R00〜R99） 　　老衰（R54） **損傷および中毒** ⅩⅨ　損傷，中毒およびその他の外因の影響（S00〜T98） **死亡の外因** ⅩⅩ　傷病および死亡の外因（V01〜Y98） 　　不慮の事故（V01〜X59） 　　故意の自傷自殺（X60〜X84） **保健サービス利用等** ⅩⅪ　健康状態に影響を及ぼす要因および保健サービスの利用（Z00〜Z99）

ICD-10（2013年版）準拠

　人口動態統計における死因分類や患者調査の傷病名は傷病分類に基づいており，世界保健機関（WHO）の**国際疾病分類**（ICD-10）によって登録されている（**表4-4**）．2018（平成30）年には，WHOがICD-11を公表した．30年ぶりの改訂であり，日本でも適用に向けて準備が開始されている [4]．

　人口動態統計における死因の決定方法にも，国際疾病分類が用いられている．国際疾病分類では，原死因を「死亡を引き起こした一連の病的事象の起因となった疾病または損傷」と定義して，これを死亡原因としている．通常は，**図4-16**に示す「死亡診断書」のⅠ欄の最下段にある病態が該当する．

❸　患者調査

　3年に一度，全国の医療施設を利用する患者について調査する．推計患者数，受療率，平均在院日数などが，性・年齢階級別，傷病分類別，都道府県・二次医療圏別などで集計される．

❹　国民生活基礎調査

　保健，医療，年金，福祉，所得など国民生活の基礎的事項を調査する．全国の国勢調査区から層化無作為抽出した地区のすべての世帯および世帯員を調査の対象としている．3年ごとに大規模な調査を実施し，中間の各年は世帯の基本的事項および所得の状況について簡易な調査を行っている．世帯の構成，仕事，住居，家計支出，所得，貯蓄などの項目のほか，介護の要否，通院状況，自覚症状，治療の有無，悩みやストレス，健康診断の受診状況，健康のために実施していること，などの項目がある．

➡ COVID-19の影響により，国民生活基礎調査は2020年中止，国民健康・栄養調査は2020年，2021年中止された．

❺　国民健康・栄養調査

　国民の健康増進の総合的な推進を図るための基礎資料として，身体状況，栄

Ⅰ	(ア)直接死因	肺・肝臓の続発性悪性新生物	発病（発症）又は受療から死亡までの期間	約1カ月
	(イ)(ア)の原因	胃癌		約3年
	(ウ)(イ)の原因			
	(エ)(ウ)の原因			
Ⅱ	直接には死因に関係しないがⅠ欄の傷病経過に影響を及ぼした傷病名簿			
手術	1.無　2.有	部位及び主要所見 胃癌のため胃全摘術 （胃底部小弯側にボルマンⅡ型）	手術年月日	02.5.28
解剖	1.無　2.有	主要所見 　　　肺・肝臓に癌転移（腺癌）		

◯：原死因

図4-16　死因の決定（死亡診断書の「死亡の原因」欄）

養摂取量および生活習慣の状況を明らかにする目的で行われる．毎年実施され，無作為抽出で，身体状況調査（身長，体重，腹囲，血圧，血液検査，問診）と栄養摂取状況調査，生活習慣調査（食生活，運動，喫煙，飲酒など）を保健所が中心となって調査する．**健康増進法**により実施されている．

6 生命表

　生命表は死亡状況が一定不変と仮定したとき，同一時点で出生した者が死亡して減少する過程を示すもので，生存数，死亡数，定常人口，平均余命などの生命関数を用いて表現する．生命表の諸関数値は，現実の人口集団の年齢構造に影響されず，その集団の死亡状況のみを表しているので，死亡状況の厳密な分析には不可欠である．また，0歳の平均余命である平均寿命は全年齢の死亡状況を集約したものであり，保健福祉水準の総合的指標として広く活用されている．

　厚生労働省は，完全生命表と簡易生命表の2種類の生命表を作成し公表している．**完全生命表**は，5年に一度の国勢調査人口に基づき作成される．**簡易生命表**は，人口動態統計（概数）と推計人口を用いて計算方法も簡略化されているが毎年作成され，その数値も完全生命表とずれがほとんどない．

7 サーベイランスと疾病登録

　感染症発生動向調査に代表されるサーベイランスや，がん登録などの疾病登録は公衆衛生活動のための組織的・継続的なデータの収集・分析・解釈・公表の機能である．

8 ビッグデータ

　医療ビッグデータに代表される**NDB**（レセプト情報・特定健診等情報データベース）の**レセプト情報**（診療報酬請求明細書）は，元々医療機関の保険者

plus α

感染症サーベイランス

サーベイランス（surveillance）とは，監督や調査という意味である．感染症サーベイランスは，感染症の流行を早期発見するため感染症の発生状況を把握し，得られた情報を解析したもので，国民が疾病に罹患しないために還元・活用することを目的とする．

plus α

NDBを利用した研究の例

NDBからレセプト情報として，熱中症関連の請求コードをもとに2010〜2013年分のデータ提供を受けた研究がある．熱中症に関する135万件以上の症例の，発生日，性・年齢，地域の情報が全国規模で得られたことから，結果として年齢層別の動向，重症度区分，治療内容，地域差などの推移が明らかとなり，今後の地域別や年齢別の対策立案に役立った[3]．

に対する診療報酬請求の事務処理業務を目的として日常的に作成されるものであった.

　近年，電子的標準化が進展し，解析技術が進歩したことを背景に，膨大なデータを収集し，効率的に解析できるようになった．NDBは，高齢者医療確保法に基づく医療費適正化計画の作成，計画の実施・評価のための調査や分析に用いられる，レセプト情報および特定健診・特定保健指導情報が蓄積された，巨大データベースである．しかし，日本の医療状況を把握できる大規模で悉皆性（全数を把握する）の高いデータであることから，本来の医療費適正化だけでなく，そのほかの施策に有用な分析・研究，学術研究の発展に資する分析・研究にも広く用いられるようになった．行政利用として，地域医療構想の課題抽出や保険者のデータヘルス支援事業などが挙げられる．また，研究利用の事例も集積されてきた．

　介護保険総合データベース（**介護DB**）は，介護保険法に基づき，要介護認定情報や介護レセプト情報等が格納されている．NDBでは，実施した医療行為は把握できてもその後の状況（要介護度など）に関する情報は得られない．よって，NDBに介護DBが加わることにより，健康・医療・介護のビッグデータが連結し，個人の保健医療の履歴をビッグデータとして分析することが可能となる．疾病予防，重症化予防，介護予防等の予防対策の展開，医療・介護の提供体制の研究など幅広く活用されることが期待される．

2 情報の収集方法

　上記のような情報は，厚生労働省のホームページ（国勢調査は総務省のホームページ）において，調査の概要や結果が公表されている．

　国の統計は「政府統計の総合窓口」〔e-Stat（https://www.e-stat.go.jp/）〕として整備されている．

　以下に示すサイトでも，情報を公開している．

● 国立がん研究センターがん対策情報センター　がん情報サービス（https://ganjoho.jp/public/index.html）
● 国立感染症研究所　感染症疫学センター（https://www.niid.go.jp/niid/ja/from-idsc.html）

3 調査研究と疫学

　既存の資料から多くの情報が得られるが，新たに地域や集団を調査して情報収集する場合は，調査票などによる調査法があり，疫学の考え方が必要である．調査目的を明確にし，適切な対象集団で行う．調査方法には郵送，留め置き，集合，面接，電話，インターネットなどがある．集計結果は，図や表を用いて簡潔に示す．目的に合った図表を選び，内容を正確に示すタイトルをつけ，必要に応じて推定・検定を行う．まとめた結果を十分に考察し，公表する．

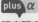

plus α

調査研究に必要な疫学の考え方

調査の結果や解釈だけでなく，計画する段階から疫学的な考え方として留意しなければならないのは，偏り，交絡，偶然である．知りたい内容は集団全体を代表しているか，質問内容は正しく収集できているか，再現性があるか，年齢や性別の影響はないか，十分な人数を対象に実施したかなどである．

■ 引用・参考文献
1) Bonita, R. et al. Basic epidemiology. 2nd ed, WHO, 2006.
2) 此村恵子. がん検診の医療経済評価. 公衆衛生. 2020, 84
  （2）, p.114-118.
3) 三宅康史. 日本における熱中症の現状と対策. Geriat.
Med. 2014, 52（5）, p.469-478.
4) 厚生労働省政策統括官. ICD の ABC. 令和 3 年度版,
  https://www.mhlw.go.jp/toukei/sippei/dl/icdabc_r03.
  pdf,（参照 2023-12-07）.

重要用語

疫学	分析疫学	誤差
罹患率	症例対照研究	偶然誤差
有病率	オッズ比	系統誤差
死亡率	コホート研究	選択バイアス
期間有病率	横断研究	情報バイアス
致命率	縦断研究	無作為抽出
曝露	因果関係	スクリーニング
相対危険	リスクファクター（危険因子）	費用対効果
寄与危険	量反応関係	感度
観察研究	交絡因子	特異度
介入研究	年齢調整	陽性反応的中度
記述的研究	基準人口	ROC 曲線
分析研究	標準化死亡比（SMR）	
記述疫学	バイアス（偏り）	

◆ 学習参考文献

❶ 中村好一. 基礎から学ぶ楽しい疫学. 第 4 版, 医学書院, 2020.

❷ 厚生労働統計協会編. 国民衛生の動向 2023 ／ 2024. 70（9）増刊.

❸ 柳川洋ほか. 疫学マニュアル. 改訂 7 版, 南山堂, 2012.

5 公衆衛生活動のプロセス

学習目標

- 保健師活動において個から地域へ広げる活動の特徴を理解する.
- 高リスクアプローチと集団アプローチの利点・欠点を理解する.
- 家庭訪問, チームでの活動, ネットワークの意義と活用を理解する.
- 健診, 健康相談, グループ組織活動, 地域診断の意義と活用を理解する.

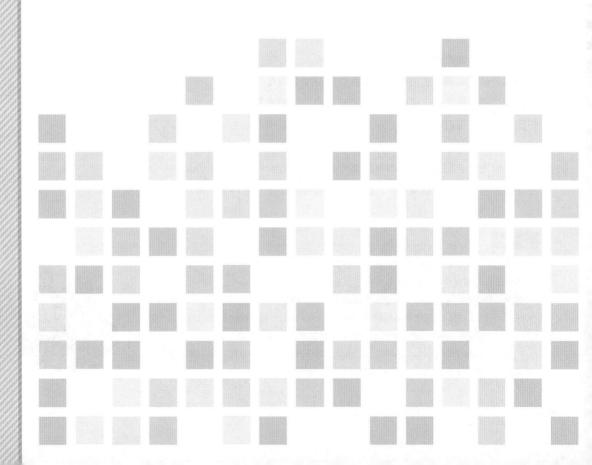

1 保健師の活動の特徴

1 セルフケア能力を引き出し高める活動

保健師活動は，地域で生活している「個人」や「集団」の健康問題に対して，生活の場において，地域の人々の**セルフケア能力**を引き出し高める活動である．

保健師が家庭訪問で接する対象者は，「**個人**」とその家族であるが，健康教育の場合は数人または数十人という地域住民の「**集団**」に出会うことが多い．いずれにしても，保健師は，対象者の健康問題を対象者自身が解決することを支えていく．解決に必要なセルフケア能力をアセスメントし，自己決定のプロセスを重視し，その人のケア能力を引き出して高めていく活動である．

人々の健康問題は，その場では解決したように見えても，形を変えて再び起きることも少なくない．人の生活は，日々異なる事象が生じているため，健康の問題や課題についても同様である．しかし，問題解決のために保健師がずっとその対象者のそばにいてサポートし続けるのは，本来，人が生活する姿ではない．人は自らの意思と力によって生活する．保健師は，対象者が自らの健康生活を自律して実現するためのセルフケア能力を引き出し，高め，次々と生じる問題や困難を乗り越える「力」を養い育成することを目指す．

2 「個」から「地域」に広げる活動

保健師は，地域住民と直接的・間接的に接しながら，個人の健康問題を個にとどめず，地域の健康問題としてみていく．そして，個人の問題解決をとおして**地域の健康問題**を解決するしくみや仕掛けをつくる．

住民の顔を見て行う健康相談や家庭訪問，保健事業の実施などは，直接的に住民に関わる接近法である．一方，間接的な接近法として，医療費の申請書や感染症の発生届，委託事業の実績報告などがある．これらの内容や数値から地域住民の実態を把握し，その対応策を講じていく．保健師はこの二つの接近方法を組み合わせて，地域住民と直接的・間接的に接していく．そして地域住民

事 例

認知症の高齢者が近所を徘徊し，家族は心配と介護で疲弊していた．保健師はその対象者の家族から徘徊の状況を聴き，家族の負担を受け止めた．対象者と家族の健康と安全を守るために，保健師は地域の見守り体制が必要と判断した．高齢者の訪問活動をしている民生委員協議会の会長に相談し，一緒に検討を重ねた．その結果，「私たち民生委員が地域を回るときに，高齢者の見守り活動として，担当地区のお年寄りの様子を確認してみましょう」と，訪問活動に見守り機能を加えるという方策を主体的に提案し，地域の高齢者の見守りが強化された．

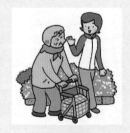

の健康の実態を把握し，健康に関連する個人の問題を解決しながら，その問題の共通性に着目して束ね，地域の問題としてとらえて解決するという技法をもっている．

　これは，高齢者の「個」の問題を，「最近，この地域でよくある高齢者の問題」としてとらえ，地域の体制がつくられた活動である．保健師は地域組織と地域の問題を共有し，共に地域の中での対策を考え続ける．問題が一度に解決するとは限らない．気長に今できることを探り続け，地域を健康に向かって前進させる活動である．

3 地域を対象とした活動

　前述の活動のほかに，地域（地域住民，関係機関，人材，組織，習慣，文化など）を対象とした活動で，地域がよくなることを目指した働き掛けを行う．

　公衆衛生活動の対象は，地域住民はもちろんのこと，高齢者施設や訪問看護ステーション，医療機関などの関係機関，地域の世話役，健康推進委員，民生委員，食生活改善推進員*，ボランティアなどの組織の活動も含まれる．さらに，人々が長年継承してきた習慣や文化も含めた「**地域**」を対象として活動を展開している．

　地域の人々のつながりや交流がさかんな地域において，人が集まった際に，お菓子や漬物，時には煮物をお茶と一緒に食べる習慣がみられることが多い．そんな場面に，地域の食生活の実態を垣間見ることができる．「美味しい煮物には，仕上げにお玉一杯の油を流し入れる」という調理方法が受け継がれている地域もある．またある地域では，男性が「女の人はやせたらいけん」と言い，ふくよかな女性を美しいとする価値観をもつ．地域の習慣以外にも，その地域の地形に関連したもので，小高い丘に夫のお墓があり，「毎日，夫のお墓参りをしたい，そのために足腰を鍛えなければ」と介護予防教室に参加している女性の例などもある．

　疾病の要因も予防行動の動機も地域生活の中にあり，保健師はそれらの要因

用語解説*
食生活改善推進員

食生活改善推進員は，地域における食育推進の担い手として活動するボランティアである．「食育アドバイザー」の名称を用いて活動することもある．子どもから高齢者まで，健全な食生活を実践することのできる食育活動に取り組み，食事バランスガイドの普及，地産地消の促進，郷土料理や行事食など食文化の継承といった大きな視点から食育をとらえ，自分の住む地域に愛情と誇りをもって健康づくり活動を進めている．食生活改善推進員は昭和34年より保健所で育成されてきたが，現在は市町村がその役割を担っている．

保健師活動指針

　2013年4月19日，厚生労働省健康局長は都道府県知事，保健所設置市長，特別区長に対し，「地域における保健師の保健活動について」を通知した．その中で，「地域における保健師の保健活動に関する指針」として保健師の活動の基本的な方向性が次の10項目で示されている．

　①地域診断に基づくPDCAサイクルの実施，②個別課題から地域課題への視点および活動の展開，③予防的介入の重視，④地区活動に立脚した活動の強化，⑤地区担当制の推進，⑥地域特性に応じた健康なまちづくりの推進，⑦部署横断的な保健活動の連携および協働，⑧地域ケアシステムの構築，⑨各種保健医療福祉計画策定および実施，⑩人材育成．

に働き掛ける．日常的な生活を営み暮らす地域住民のために，健康づくりや疾病予防を進めることが公衆衛生活動である．

このように，保健師が行う公衆衛生活動は，地域の健康課題に着目し，その健康問題を解決する「**地域の力**」の存在を信じて探すという側面をもつ．現時点で十分な力とはいえなくとも，何らかのきっかけや働き掛けによって，その力は育成されていくものである．地域の問題を解決するために必要な力の量と方向を定めながら，それを引き出していくように保健師は関わっていく．

具体的には，保健事業や家庭訪問，地区活動といった方法を用い，地域住民と接する機会をとらえては，住民を知り「地域の力」となる人材を把握して，日常的に「人」の情報を蓄積している．その「人」と一緒に取り組む必要が生じたときのための備えともいえる活動方法であり，いくつかの手法を用いて同時進行で行っていく．

地域の健康課題は，多くの地域住民に関わることであるため，解決には相当の時間を要する．保健師は地域の人と関わり，その人がどんな反応をしたのか，なぜ，その反応をしたのか，分析を重ねて進める方向性を検討し続けている．一律の解決方法が見いだせない活動であるが，保健師はその活動を着実に前進させている．

2 高リスクアプローチと集団アプローチ，PDCA サイクル

1 高リスクアプローチ，集団アプローチ

■ 高リスクアプローチ，集団アプローチとは

高リスクアプローチ（ハイリスクアプローチ）とは，健康障害を起こす危険因子（リスク）をもつ集団のうち，高い危険因子を有する者に対して，その危険因子を減少することによって疾病を予防する方法である．一方，**集団アプローチ**（ポピュレーションアプローチ）とは，集団全体を対象に危険因子を減少させる方法である（**図5-1**）．高リスクアプローチは主に**個人**を対象に，集団アプローチは**集団**を対象にした対策といえる．

■ 適用場面の違いと今後の方向

| 1 | 高リスクアプローチ，集団アプローチの適用場面の違い

高血圧の場合，高リスクアプローチでは臨床的高血圧のグループを見つけだし，強力な治療を行う．例えば，降圧剤で血圧を下げることによって，合併症の頻度を低下させることができる．しかし，将来，脳卒中などの重大な合併症に罹患する恐れがある人数は，高血圧域の人より境界域の人のほうが，圧倒的に多い（母数が大きいため）．この場合には，集団アプローチにより全体の血

圧を下げたほうが，高血圧症の発症を防ぐ効果は大きいといえる．

　高リスクアプローチは，各種健康診査からリスクをもつ者に対して指導を行うなどこれまで多くの対策で用いられてきたことから，方法論や対象者が明確になっており，対策も実施しやすい．しかし，影響を受ける人数は限られている．一方，集団アプローチは，個人への効果は実感しにくいが，集団全体の変化として現れる．

　このように高リスクアプローチ，集団アプローチには，それぞれメリットとデメリットがある．そこで，高リスクアプローチと集団アプローチの違い，その実例をまとめたものを**表5-1**に紹介しておく．

　高リスクアプローチと集団アプローチは，対象者・対策の方法・費用なども

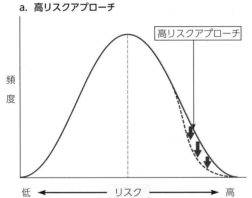

図5-1　高リスクアプローチと集団アプローチ

表5-1　アプローチの特徴

	対象と方法	メリット	デメリット	具体例
高リスクアプローチ	集団検診により発見された高リスク者を対象に，受診の促しや保健指導を実施	・高リスク者に的をしぼり，個人のニーズや問題に合わせた適切な介入ができる ↓ ・費用対効果が高い ・個人への強い動機付けが可能となる ・臨床医が日常診療を通じて予防的介入ができる	・高リスク者の把握が困難 ・予防が医療中心となりがちで，高リスク者のQOLが低下する恐れがある ・成果は一時的，限定的であり，根本原因の改善につながらない ・集団全体の健康状態向上への貢献が小さい	・高血圧者に塩分制限を勧める ・呼吸機能障害のある喫煙者に禁煙を勧める ・糖尿病のある人に肥満の改善を勧める
集団アプローチ	集団全体を対象に，社会政策の推進やマスメディアによる情報提供，企業による商品やサービスの開発と提供，保健医療専門家による働き掛けなどを実施	・集団全体を望ましい方向に変化させることができる（生活習慣の改善） ↓ ・集団全体に大きな利益をもたらす ・社会環境や社会規範を適切な方向に変化させる	・個人への恩恵が実感しにくく，すぐには社会に受容されにくい ・直接的／間接的コストがかかる ・費用対効果が低い ・介入の方法によっては，リスクが増えることがありうる	・広範なキャンペーンにより集団のコレステロール値が下がる ・地域の禁煙奨励策により喫煙率が低下する

異なるので，どちらの方法を選択するか吟味し，二つの方法を適切に使い分けていく必要がある．

2 今後の方向

これまで日本においては，健康診査を中心に保健事業が展開され，健康診査により高リスクの対象者を選定し，保健指導を行うという高リスクアプローチの方法をとることが多かった．

しかし近年，ヘルスプロモーションの考え方にみられるように，多くの人々の健康を支える環境や教育，あるいは政策などの改善を通して，保健活動を実施する方法，すなわち集団アプローチの方法を用いることが多くなってきており，今後これらの動きがますます加速していくと推測される．

2 Plan-Do-Check-Act のサイクル

Plan（計画）－ Do（実施）－ Check（評価）－ Act（改善）のサイクル（以下，PDCA サイクル）は品質管理や生産管理を円滑に進めるための手法の一つで，地域保健においても用いられる．図5-2 のように「計画→実施→評価→改善→計画→実施→評価→改善……」のサイクルによって，継続的に施策や対策の改善を行っている．

PDCA サイクルについては，2013（平成 25）年 4 月に厚生労働省健康局長から出された「地域における保健師の保健活動について」の「保健師の保健活動の基本的な方向性」の項に「地域診断に基づく PDCA サイクルの実施」とあり，近年重視されている[1]．

保健活動は事業・対策・施策（図5-3）のレベルに分けられ，事業・対策・施策のどのレベルにおいても，PDCA サイクルが実施されている．本項では事業を中心に述べる．

1 事業における PDCA サイクル（表5-2）

事業を PDCA サイクルにより実施するが，事業の最終目標は，誰もが利用できるように事業化・施策化することであり，事業の内容をよりよいものへと改善していくことである．PDCA サイクルは改善するためのプロセスであるとも言える．

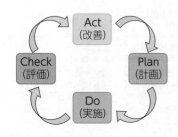

図5-2　PDCA サイクル

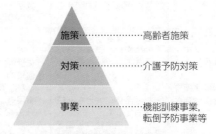

図5-3　保健活動の階層（高齢者施策の例）

表5-2 PDCAサイクルとその概要

	概　要
Plan（計画）	• 情報収集（住民の身体的な要因，精神的な要因，ソーシャルキャピタル，社会的な要因，環境要因なども含めて行う） • 上記の情報を分析し健康課題を抽出 • 事業計画策定（目的・目標の設定，実施のための計画策定）
Do（実施）	• 事業計画に基づいて実施（家庭訪問，健康相談，健康教育，自主グループの育成，ネットワークづくりなど適切な内容と方法を選択） • 事業と事業の関連を検討
Check（評価）	• 評価（企画者，実施者，住民参加で事業の企画・実施・効果の側面から検討）
Act（改善）	• 改善策を検討（実施体制・内容の見直し・改善など） • Act（改善）から Plan（計画）へとサイクルを繰り返す

|1| Plan（計画）

　地域保健で実施されている事業は，各地域の状況に応じて計画されている．各地域で事業を計画する際には，まず，日ごろの活動から把握した地域住民の状況（生活実態），住民への調査などから得た情報をもとに，アセスメントして計画を立案する．住民の状況を把握する際には，身体的な要因だけでなく，精神的な要因，ソーシャルキャピタル，社会的な要因，環境要因なども含めて幅広く行う．特に，どのような日常生活を送っているかに着目する．

　計画は地域の状況，すなわち市町村の規模や人口構成の違い（例えば，高齢者人口と年少人口のどちらが多いのかなど）によっても異なる．全国どこの地域でも実施されている共通した事業もあるが，多くは地域の状況を把握し，それをもとに地域に応じた内容や方法を選択し，事業などが行われている．

　また，住民が認識しているニーズ（顕在化しているニーズ）だけでなく，住民が気付いていないが専門家が必要と考えたニーズ（潜在化しているニーズ）も取り上げて事業を計画する必要がある．計画立案に当たっては，事業の目的・目標の設定，実施のための計画を策定する．

|2| Do（実施）

　実施に当たっては，家庭訪問・健康相談・健康教育・自主グループの育成・ネットワークづくりなど，適切な方法と内容を選択するとともに，事業と事業の関連を検討しておく必要がある．例えば，生活習慣を改善する健康教育の事業実施に当たっては，対象者の選定は健康診査で行い，健康教育を実施し，健康教育終了後は住民が主体的に実施している自主グループへつなぐなど，事業と事業の組み合わせを考え，効果的なアプローチを行う．

|3| Check（評価）

　事業を振り返り，評価をすることは，事業の内容や方法を改善・向上させるためには欠かせない．事業の企画者や実施者あるいは参加者である住民も含めて，関係者が一堂に会して事業の企画・実施・効果の側面から総合的に評価を行い，今後の事業の改善につなげていく．評価した内容は活動の根拠となり，住民や関係者に事業について説明する際の資料となる．

|4| Act（改善）

　評価を実施するとともに，事業を継続するのか，中止するのか，一部内容を改善するのかなどを検討する．特に実施体制・内容の見直し・改善などを具体的に検討する．「Act」が終わると再び「Plan」に戻り，次のサイクルに移行し，改善へのプロセスを繰り返す．

2　地域保健における PDCA サイクルの特徴

❶**地域の状況に合わせて行う**　地域の状況はさまざまであり，各地域の実情・課題に合わせて行う必要がある．Plan（計画）を立てる場合は，統計資料や住民の声，関係者の意見などから地域の課題（例えば，育児不安を訴える親が多い，高血圧症の人が多いなど）を検討して行う．

❷**潜在化しているニーズも配慮する**　前述の通り，計画を行うに当たっては住民が気付いているニーズ（顕在化しているニーズ）だけでなく，住民は気付いていないが専門家が必要と考えたニーズ（潜在化しているニーズ）も取り上げて事業を計画する．

❸**各種の方法を組み合わせて行う**　Do（実施）する際には，健康課題に応じた内容であるとともに，地域保健の活動方法である家庭訪問，健康診査，健康相談，健康教育あるいは前述の高リスクアプローチ，集団アプローチなど，どの方法で行うことが適切か検討する．

❹**関係者・住民の協力を得て，協働する**　PDCA サイクルのどの段階においても，可能な限り関係者・住民と協働あるいは協力を得て行う．関係者や住民の協働・協力を得ることは，関係者・住民のニーズに合った計画ができるだけでなく，実施の段階においても関係者・住民の協力が得られやすい．

❺**地域づくりの方向を目指して行う**　PDCA サイクルを繰り返すことによって，事業は改善され，より良いものになっていく．保健師は個別事例への支援だけでなく，最終的には地域の健康課題を解決するようなしくみをつくり，関係者・住民が協働・協力し，健康で生活しやすい地域をつくっていくことを目指して行う．

3　予防活動

　予防とは，はじめは病気にならないように前もって防ぐこととされたが，その後発病の阻止だけに限定するものでなく，疾病の全過程にわたって行われるものと考えられるようになった．このような考えの下，予防を**一次予防，二次予防，三次予防**に分類している．地域保健においては，特に一次予防に重点を置いている（**表5-3**）．

　一次予防の健康増進は，単なる疾病を予防するというより，日常生活において望ましい生活習慣を獲得し，健康寿命の延伸，健康格差の縮小を目指している．一次予防

表5-3　予防の段階

	概　要	肺癌を例に
一次予防	健康増進, 疾病障害の予防	禁煙
二次予防	早期発見，早期治療	肺癌検診
三次予防	再発防止，リハビリテーション	肺癌手術後の呼吸機能のリハビリテーション

に重点を置いている例として，国民運動として展開されている「健康日本21」がある．「健康日本21」は，少子高齢化や疾病構造の変化が進む中，生活習慣病の発症予防と重症化を予防するために計画された．

3 家庭訪問の意義と活用

1 家庭訪問の機能

公衆衛生看護活動の特徴の一つに，「生活の場」に出向くことがある．「生活の場」とは対象者の生活している「家庭」のことであり，保健師が家庭を一軒一軒訪ね，各家庭で対象者の相談にのり，支援を行うことである．

家庭訪問には三つの機能がある．

❶**直接的なケアを提供する**　疾病や障害のある者やなんらかのリスクをもっている者を対象に，生活指導や療養指導を行うことにより，対象者・家族のセルフケア能力を向上させる．

❷**対象者の生活や療養環境を整備する**　家庭訪問をきっかけに，健康診査や各種の健康教育を紹介するなどの保健事業につなげたり，保健分野のサービスだけでなく福祉・介護保険などのサービスを紹介し，生活や療養環境を整えて生活しやすいようにしたりする．

❸**地域のニーズを把握する**　家庭訪問から対象者のニーズを把握する．その際，ニーズに対応するサービスがなければ，対象者だけの問題とせず，そのニーズを必要としている同様の対象者がいないかを確認するなど，地域の健康問題を把握する機会にもなる．

2 家庭訪問の利点

家庭訪問の利点は，家庭訪問を受ける対象者側と家庭訪問を実施する保健師側の両者にあるが，両者を分けることは困難であり，まとめると以下のようになる．

❶**支援の必要性を認めていない対象者への相談・支援**　臨床の場と異なり，地域保健においては，対象者に健康問題があっても問題を認識していない人，あるいは相談や支援を求めていない人も多い．保健師が家庭に出向き積極的に対象者に関わることで，相談や支援につなぐことができる．

❷**生活状況に合った支援**　保健師は日常生活の状況に応じた支援を行っており，日常生活の状況を把握していないと支援はできない．日常生活を知るためには，日常生活を送っている家庭（現場）を訪問し，生活状況を知ることが早道である．保健師は家庭訪問をすることにより，生活状況，家族関係，価値観などが把握でき，対象者・家族に合った支援を提供できる．

❸**家族に会った上での相談・支援**　対象者の多くは，一人で日常生活を送って

いるのではなく家族と生活している．生活は家族の影響を受けるため，家族の状況を把握した上で支援内容を検討するとともに，家族に対象者への支援を依頼することも可能である．

❹**出かけることが困難な対象者への相談・支援**　疾病や障害のために外出が困難で，相談や支援を受けることができない場合がある．保健師が家庭に出向くことにより，相談や支援を届けることができる．さらに，外出できない対象者にとっては，保健師を通して社会とのつながりがもてる．

❺**リラックスした相談・支援**　対象者にとっては慣れた家庭での相談であるため，緊張せずにリラックスして相談ができ，支援を受けることができる．

　家庭訪問は保健師の活動方法においては，対象者が出向くのではなく，保健師が対象者宅に出向くという地域保健ならではの特徴があり，利点も大きい．反面，一軒一軒家庭を訪ねることは，時間と労力のかかるものである．

3 家庭訪問の対象

　家庭訪問の対象は，各種申請・相談・健康診査・健康教育などから対象者の状況，生活をアセスメントし，すぐに支援したほうがよいと判断した者，家庭訪問で十分時間をかけて話を聞き支援したほうがよいと判断した者，あるいはサービスを知らない者，在日外国人で日本語での理解が不十分な者，障害などのためにサービスを求める行動ができない者などを選定し，家庭訪問を実施している．

　家庭訪問の対象者を把握する機会は，例えば親子保健でみると，以下のように多様である．

❶**各種申請**　妊娠届，出生届，未熟児養育医療，小児慢性特定疾患の申請など．

❷**健康診査**　乳児健康診査，1歳6カ月児健康診査，3歳児健康診査など．

❸**健康教育**　両親学級，育児教室，離乳食講習会など．

❹**関係機関からの紹介**　医療機関，福祉事務所，保育所などの福祉機関など．

❺**親や家族からの相談や希望**　新生児訪問指導など．

　また，保健師による家庭訪問は法律により規定されている場合と，各種事業から保健師の判断で家庭訪問を実施する場合がある．

　法律に規定されている例の一部を以下に示す．

❶**感染症の予防及び感染症の患者に対する医療に関する法律第53条（家庭訪問指導）**　保健所長は結核登録票に登録されている者について，結核の予防又は医療上必要があると認めるときは，保健師又はその他の職員をして，その者の家庭を訪問させ，処方された薬剤を確実に服用すること，その他必要な指導を行わせるものとする．

❷**母子保健法第11条（新生児の訪問指導）**　市町村長は，当該乳児が新生児であって，育児上必要があると認めるときは，医師，保健師，助産師又はそ

の他の職員をして当該新生児の保護者を訪問させ，必要な指導を行わせる
ものとする．

❸**母子保健法第19条（未熟児の訪問指導）**　市町村長は，その区域内に現在地
を有する未熟児について，養育上必要があると認めるときは，医師，保健
師，助産師又はその他の職員をして，その未熟児の保護者を訪問させ，必
要な指導を行わせるものとする．

4 健康診査・検診の意義と活用

1 健康診査と検診

　健康診査（健診）と検診は，読み方は同じだが，文字が異なるようにその目
的が異なる．**健診**は健康かどうかを確認し，健康上問題がなく，生活が通常ど
おりに行われているかどうかを判断する目的に実施される．**検診**は特定の病気
を発見し，早期に治療を行うことを目的に実施される．例として，健診は乳幼
児健診，検診はがん検診が挙げられる．

2 健診・検診の目的と主な種類

1 健診・検診の目的

　健診・検診の目的には，対象者側と実施者側の両面がある．ここでは乳幼児
健診を例に述べる．

　乳幼児健診の対象者側の目的としては，子どもの健康状態を確認できること
があり，確認することによって子どもの健康状態や育児等の日常生活を振り返
るきっかけになる．また，これまでの日常生活をこれでよいと確認したり，改
善したりすることで親の安心にもつながる．

➡乳幼児健診については，
7章3節 p.152を参照．

　実施者側の目的としては，保健指導の対象者（受診児，未受診児とも）が把
握できること，地域全体の健康状態を把握できることが挙げられる．地域全体
の健康状態とは，例えば健診の受診時に「パートナーは育児に協力してくれま
すか」「育児で心配なことがありますか」等の問診や健診結果から，子ども，
育児の実態が明らかになる．子ども，育児の実態が明らかになることで，各種
対策の立案に役立てることができる．

2 健診・検診の主な種類

　健診・検診には**表5-4**のような種類がある．また，検診の対象は年齢によっ
て区分される（**表5-5**）．

3 健診・検診の方法

　集団健診・検診と**個別健診・検診**の二つの方法がある．集団健診・検診はあ
る特定の場所，日時に多数の対象者を集めて実施する方法で，個別健診・検診

表5-4　実施主体別健診・検診の種類

実施主体	種　類
市町村	・乳児健診，1歳6カ月児健診，3歳児健診 ・妊産婦健診 ・歯周疾患検診 ・がん検診（胃・子宮頸部・肺・乳・大腸）
医療保険者	・特定健診 ・後期高齢者健診
事業主	・一般健診 ・特殊健診
学　校	・児童生徒を対象とした健診 ・職員を対象とした健診

表5-5　検診の対象年齢

検　診	対象年齢
歯周疾患検診	40〜70歳
胃がん検診	50歳以上（ただし胃X線検査については当分の間40歳以上の者を対象としても差し支えない）
子宮頸がん検診	20歳以上
肺がん検診	40歳以上
大腸がん検診	40歳以上
乳がん検診	40歳以上

は市町村が受診券を発行し，対象者が自分の都合に合わせて医療機関で受診する方法である．

　集団健診と個別健診のメリットについて，乳幼児健診を例に考えてみたい．

　集団健診のメリットは，医師，歯科医師，保健師，看護師，栄養士，歯科衛生士，発達相談員等の多職種が健診に従事しており，専門的な立場から子どもの状況を観察，診察，指導してもらえることが挙げられる．また，同年齢の子どもが一堂に多く集まり，ほかの親や子どもの様子を見たりすることで，子どもの発達や育児について知り，自分の子どもを客観的にみることができる．健診の場には多くの親が参加していることから親同士が交流でき，健診のときだけでなく，その後も交流が継続することがある．さらに，健診で何か問題が発見されれば，すぐに保健師による継続的な支援が開始される．

　個別健診のメリットは，子どもの発育・発達等の経過を把握しているかかりつけ医にみてもらうことができ，親として安心できることである．また，親が希望する日時に受診することができる．

4　健診の流れ

　ここでは集団健診の方法で実施されている1歳6カ月児健診を例に述べる．

　乳幼児健診の時期は，いずれも運動や発達に関する指標が得られやすい時期に合わせて実施しており，1歳6カ月時点は歩行や言語等の発達の指標が得られやすい時期として設定されている．

1　対象者への周知方法

　対象者への周知方法として，各個人宛てに該当する健診の日時，場所等について通知するとともに問診票を送付する．住民登録，外国人登録等対象者全員に通知が届くようになっている．さらに市町村が発行している公報，ホームページにも，毎月実施する保健事業の一つとして掲載されている．

　健診の時期について，乳幼児健診は，小規模な町村で毎月実施するほどの人数がいない場合は2〜3カ月に1回，大規模な市では月に複数回実施して

plus α
医療保険者

医療保険事業を運営するために保険料を徴収したり，保険給付を行ったりする団体．具体的には国民健康保険の場合は市町村または各国保組合，後期高齢者医療制度の場合は都道府県単位に設置されている後期高齢者医療広域連合となる．被用者保険の場合は健康保険組合，全国健康保険協会，共済組合がある．

表5-6 健診当日の流れ

	内 容	主な従事者
①問診	子どもの発育・発達や予防接種，育児の状況，心配事等についての聞き取り	保健師
②計測	身長，体重，頭囲，胸囲	看護師
③小児科診察	身体発育状況，栄養状態，脊柱および胸郭の疾病・異常の有無，皮膚の疾病の有無，四肢運動障害の有無，精神発達の状況，言語障害の有無，その他の疾病・異常の有無	小児科医師
④歯科診察	歯および口腔の疾病・異常の有無	歯科医師
⑤保健指導	健診の結果，育児についての保健指導，さらに必要に応じて栄養指導，歯科指導，言葉等発達の相談	保健師 栄養士 歯科衛生士 発達相談員

いる．

2 健診の従事者

1歳6カ月児健診は，医師，歯科医師，保健師，看護師，栄養士，歯科衛生士，発達相談員等の多職種で実施される．発育・発達，栄養，歯科等の多職種の専門性を活かし，健診を実施している．

3 健診当日の流れ

健診当日の流れを表5-6に示す．

健診終了後には，健診に従事した職種が集まり，カンファレンスを実施する．カンファレンスでは，気になる子どもや親，あるいは問題があった子どもや親について意見交換し，各持ち場での子どもや親の様子について多方面から話し合う．意見交換により，どのような点に注意して支援していけばよいのか，あるいはどのような支援をすればよいのかを検討する．検討した内容をもとに，保健師は健診後にその親子をフォローしていく．

4 健診受診者への対応

健診は，そのものだけで終了するのではない．健診で「異常」がなかったとしても，親の心配事や不安等の相談にのり，1歳6カ月以降の育児について指導し，今後も親が心配なく育児ができ，子どもが健全に成長できるようにする．

健診でなにか気になること，心配なこと，問題がある子どもや親については家庭訪問，発達相談，二次健診等の方法で継続的な支援につなげる．

継続的な支援例として，1歳6カ月児健診でよくある「ことばの相談」について取り上げる．子どもにより発達の経過は一律ではなく，早い子，遅い子とさまざまな状況がある．各子どもの発達の状況が異なるがために，親の不安は大きい．そこで，家庭訪問で親の相談に対応しながら発達の状況を確認したり，二次健診を勧めたり，子どもの集団を勧めたりするなどの支援をしていく．必要であれば専門的な発達支援施設を共に見学したり，通所へつなげたりする．

5 健診未受診者への対応

1歳6カ月児健診の受診率は，全国で96.5%と高率であるが[2]，さまざまな理由で健診を受けない児がいる．未受診者も保健師の支援の対象である．保健師は，受けもつ地域で育つすべての子どもの健全な育成に責任をもつ者として，その役割を発揮する．

未受診の理由としては，病院で健診を受けている，児に病気や障害があるので行かない，親が病気や障害があるので行けないなどがある．また，親が一人では荷物が多くて行けない，実施しているのを知らなかったなどの理由が考えられる．健診を受診しない理由を子ども，親の状況も合わせて把握し，今後の対策を考える必要がある．

一方，健診未受診のケースの中には，子どもや育児に関心が向いていないなどの児童虐待も考えられる．健診の未受診をきっかけにそのような状況を発見した場合には，子どもと親の状況を把握し，必要に応じて継続した支援を実施する必要がある．

5 健康教育の意義と活用

公衆衛生看護活動は，地域で生活する乳幼児から高齢者までのすべての健康状態にある人々を対象に，より健康に過ごせるよう，疾病や障害をもちながらもQOLを向上させるために支援が行われている．その方法として，個々の健康問題を自ら解決できるようにするための家庭訪問や健康相談による支援がある．さらに，個別の健康問題は，その人だけに限らず，ほかの人々も同様な問題を抱えている場合がある．同様の健康課題をもつ人々，同じ生活集団に属する人々を対象にして行う効果的な支援方法として，健康教育がある．

健康教育は健康問題に対して対象者が正しい知識をもち，自らの健康状態を自覚して，健康問題を解決する能力を身に付け，主体的に問題解決に取り組めるように支援することである．対象ごとに個人や集団，相談的支援と教育的支援を組み合わせて，住民自らが主体的に健康学習をできることを目指している．

1 健康教育の目的

健康教育は，次のような目的により行われている．

❶**把握した住民の健康ニーズを支援する**　日常の公衆衛生看護活動で得た多くの情報や知識をもとに，把握した健康ニーズに対して，対応方法を住民と共に考え，自己決定した解決方法に向けて支援する．

❷**対象者が潜在する健康課題に気付くようにする**　健康生活上の潜在する課題の存在に気付き，支援ニーズとして共有し，対象者の生活に根ざした支援を継続する．

❸**健康課題の解決のための行動変容が継続できるようにする**　健康生活上の課

題解決に向けて本人の行動変容を促し，主体的な活動の育成と対象者間の組織づくりを目指す．

2 健康教育実施上の留意点

健康教育は，公衆衛生看護活動の一つの方法として用いられる．

❶**対象の選定** 既存の統計・資料など数量的な情報と，日常の家庭訪問や健康相談などの活動で得た質的な情報をアセスメントし，健康問題・課題を抽出し，その健康課題に合った対象者を設定する．健康上の問題をもつ個人から，共通の問題を抱える集団やコミュニティーまでを対象とし検討する．

❷**内容の検討** 対象者の関心や知識，生活状況を把握し，健康教育のテーマに沿った具体的な目標を設定する．個別か集団形式か，講義，実習，グループワークなど効果的な方法をいくつか組み合わせ，具体的に対象者がイメージしやすい伝達方法の工夫が必要となる．保健師が継続して学習に取り組み，その効果が家族や地域にも波及するように，意図的な働き掛けが必要である．

❸**他職種との連携・協働** 保健・医療・福祉・教育などの専門職種，民生委員，ボランティア，住民と連携・協働することにより，健康教育の内容が充実するとともに，学習を継続することができる．継続する中で，地域的・組織的な取り組みへと発展する可能性がある．

❹**効果的に実施するための評価** テーマの設定やプログラムなどの企画，計画の進捗状況や対象者の反応などから評価を行う．健康教育の実施後だけでなく，実施前も評価し，実施前後で比較する．健康教育の評価の内容としては，保健知識の理解度，保健行動の変化，参加後の満足感などである．評価をすることにより，健康教育の改善につなげるとともに，参加者の健康教育後のフォローに活かすことができる．

3 ライフサイクル・対象に基づく健康教育の具体例

生涯にわたり，あらゆる機会をとらえて健康課題への取り組みとして，健康教育が行われている（表5-7）．

表5-7 健康教育の具体例

ライフステージ・対象	健康課題（テーマ）	健康教育（例）	学習の場（例）
思春期	性・心の問題，生活習慣病予防	思春期体験学習：乳児健診で母子に触れ合い，命の尊さを学ぶ． 生活習慣基礎学習：生活習慣と病気の関連を学び，毎日の生活を見直す．	市町村保健センター・保健所など 学校（市町村保健センター・保健所から保健師，栄養士が出向く）など
妊婦	妊娠中の生活，健康管理，親になるための準備	パパ・ママ教室：夫婦で参加し，妊娠中の生活・育児などについて学ぶ．	市町村保健センターなど
母子	発育・発達・健康管理，育児	親子教室：母子の触れ合い，ほかの母子との交流を図り，児の発達を促し，育児の不安を軽減する．	市町村保健センター・子育て支援センターなど
成人（青年・壮年期）	健康増進・管理，生活習慣病予防	特定保健指導：特定健診の事後指導として，個別・グループで生活習慣病予防を実践できるようにする．	市町村保健センターなど
高齢期	健康管理，生きがい，介護予防	認知症予防教室：講演や演習，レクリエーションなどを通して認知症の予防について学ぶ． 高齢者サロン：集いの場で，熱中症予防など日常生活の注意について学び，互いに健康に過ごせるようにする．	地域包括支援センター・公民館・老人福祉センターなど
病気や障害のある人	治療，療養生活，社会参加，介護支援	患者・家族交流会：同じ病気や障害がある本人・家族が集まり情報交換をする．最新の医療や生活・介護についての情報が提供され，不安なく療養できるようにする．	保健所・市町村保健センターなど

6 健康相談の意義と活用

健康相談は，保健所や保健センター，地域包括支援センター，学校の保健室，企業の保健管理センターなどのあらゆる公衆衛生活動の場面で用いられる活動技術である．特に地域では，本人以外に，家族，近隣の住民，関係機関の職員など，さまざまな立場の人が相談者となってやってくる．本項では，相談に来所した人を「**相談者**」，健康問題を抱えている人を「**対象者**」と表現する．相談の中で，保健師が，この「相談者」が「対象者」であることに気付く場面もある．

次に，地域の保健師がよく受ける健康相談の場面について，その意義と活用を説明する．

1 相談者本人が対象者

地域住民が自分自身のことで相談したいと，自ら相談に来る場合がある．保健センターなどは，いつでも地域住民の健康相談を受け付けている．日時を設定して保健事業としての「健康相談」を行っている保健センターもある．

いずれにしても，相談を受けたときはその内容を整理し，問題が何なのかを明確にした上で，対応策を相談者と共に考える．相談者本人ができること，できそうなことを確認し，健康のために必要なことを中心に，実現の可能性を測

りながら方向性を見いだしていく．相談の内容は多岐にわたるが，健康問題によって生活に支障を来し困っているという内容が多い．例えば，次のような相談である．

血圧が高く治療をしているが，膝も痛み，だんだん歩行が困難になってきた．そのため，買い物にも行けない．荷物を持つと歩けない．庭の草取りができずに近所にも迷惑をかけている．ゴミ出しが大変になってきた．この先が心配だといった相談内容である．

この事例のように，保健センターや保健所では，医療機関で治療している人からの相談を受けることも多い．その場合は，主治医に確認することを大前提とし，内容の整理や要領よく主治医に聞く方法なども伝える．また，相談者がどうしたいと思っているのかを確かめ，生活の支障となっていることを明確にして，その対処について考える．さらに，地域の支援サービスの利用も想定しながら解決策を見いだす．

2 家族が相談者

対象者の病気や障害などの問題について，家族が相談に来る場合もある．家族の話から，対象者と家族をトータルにとらえて問題を整理する．まず相談に来た家族が問題としていることを確認する．家族の中でも立場によって問題としていることが異なる場合や，複数の問題が絡み合っていることも多い．持ち込まれた相談のアセスメントは，客観性が求められる．相談に来た人以外の家族に会うことも考え，事実や実態を確認し，その家族が納得する対応策を見いだしていく．1回の相談だけで解決しないことも多く，家庭訪問につなげる必要性も考え，家族に訪問の了解を得ておくことも重要である．

3 近隣の地域住民が相談者

民生委員や自治会長が，近隣住民からの心配事や苦情を受け，相談に来る場合がある．来所した住民以外の人も含めて，住民の誰がどのように困っているのかを確認しながら話を聴く．持ち込まれた問題が健康の問題なのかを判断することも重要である．もし，健康に関する問題でなければ対応できる窓口を紹介する．

近隣住民からの相談は，その地域に暮らす人々の個々の暮らし方や生き方が背景にある．地域社会で共に生活するには，相談者自身の暮らし方について，ある程度の折り合いをつける必要もある．

自宅の敷地内にゴミをため込み暮らしている人がいたとする．そこはその人の自宅であり自由に生活できる空間であるが，悪臭や病原菌など，周囲の健康に悪い影響を及ぼす問題となりうる．その場合には，すべての人が健康に暮らすために折り合う方策が必要となる．このような人の生き方に関わる深刻な相談もあり，保健師はその都度，人々の生活の実態を把握し，それぞれの意思を

聴き，理解し尊重しつつ，公共性，公平性の視点で**住民間の調整**を行う．

4 関係機関の職員が相談者

　地域の関係機関の職員からの相談も多い．例えば，地域の保育園に通園する子どもの療育について，保育士から相談が入るといったケースがこれに当たる．**関係機関からの相談**は，保健師がその対象者についてすでに把握している場合が多い．保健師が把握している情報と相談者のもつ情報をすり合わせて，相談内容を整理していく．保育士からの相談のようなケースでは，医療機関の主治医への連絡や療育施設への相談も必要になる．保育士の相談に備えて地域の療育施設や療育に関連するサービスを提供する資源についてあらかじめ調べておき，相談してくる保育士が，「相談してよかった」と思えるような相談プロセスを踏むことが重要である．

5 保健師が相談の必要性を判断し，対象者に相談をもちかける

　健康診査の結果説明や，健診でフォローが必要になった場合での面接相談がこれに当たる．対象者自身に相談したいという意思がない場合も多い．しかし，そのままでは健康に支障を来す可能性が高いため，保健師の判断で相談の場面を設定している．何が課題なのかを対象者に気付いてもらうプロセスを経る必要がある．対象者に問題意識をもってもらうために，健康問題についてその改善の必要性を伝える．しかし，人はそう簡単に問題意識をもてるものではない．何を伝えると問題に気付くのか，そのきっかけを探りながら対象者の言葉や表情などを観察・判断し，話を進めていく．対象者が不安や心配事を話し出した時が，その問題について相談を深めるタイミングとなる．対象者の心配していることを引き出す関わり方が重要であるが，時間を要することも多い．

　相談を拒否される場合もある．その場合でも，保健師は人の健康のために必要なことを対象者にわかってもらう工夫と努力を重ね，気長に関わっていく．理解を得られない場合は次の機会をつくり，関係性を継続しながら関わり続ける．対象者との関係性を保ちつつ，問題意識をもってもらう保健師の保健指導の技術は，対人関係スキルと健康問題の科学的根拠を示しながら，その両側面から接近する専門的アプローチである．

7 グループ組織活動の意義と活用

1 グループ組織活動の形態と活動

　地域には，同じ健康課題を解決しようとする人々の集まりがある．公衆衛生看護学の分野においては，それらの集まりを地域組織，地区組織，グループ，

セルフヘルプグループ，患者会や当事者会，家族会，友の会，サークルなどと，さまざまな名称で呼び，目的や活動形態によってグループや組織活動の分類が試みられてきたものの，統一されたものがないのが現状である．このような背景を踏まえ，本項では，複数の人々が健康課題の解決に向けて取り組む集団について，グループや団体，組織も含めて「**グループ組織**」と表現し，その意義やこれらの活動を保健師が育成支援していく過程について説明する．

グループ活動の歴史は，欧米では 1930 年代から始まったといわれている．1935 年の AA（alcoholics anonymou；無名のアルコール依存症者たち）の活動や 1947 年の米国精神遅滞児協会，1949 年の脳性まひ協会などの活動にその歴史をみることができ，セルフヘルプグループとしての発展が特徴的である．

一方，日本においては，「蚊とハエをなくす運動」が，1950（昭和 25）年ころから地区組織活動として繰り広げられた．保健所と市町村と衛生組合を中心として住民が協力し，町中の蚊とハエを退治し，それまで多発していたマラリアの発症を抑えたという活動である．これが日本の歴史に残る地区組織活動で，それ以前は民衆組織活動と呼ばれていた[3]．

昨今，健康問題に取り組むグループ組織は，母子保健推進員協議会，食生活改善推進員協議会，民生委員協議会，自治会，老人会などの地域組織に加え，健康づくりグループやボランティアグループなど，グループ組織活動は多種多様である．健康推進員や母子保健推進員*などは，健康に関する取り組みを目的とした組織である．

一方，自治会や婦人会，青年会，老人会，民生委員*などの組織は，文化活動などにも取り組んでおり，目的を健康分野に限定しない活動とする組織である．また，組織規定が明確にあるものと，規定などは設けずに活動を展開しているグループがある．さらに，自治体の委嘱を受けて活動をしている組織，自治体から活動費の助成を受けている組織，自治体とは全く関わりのないグループ組織などもある．

各グループ組織の活動は自主的・主体的な運営がなされている．しかし，自治体との関係によって，活動の責任性や意思決定の方法は微妙に異なっている．また，構成員の事情，地域社会の要請や要望も関連して，同じグループ組織でも内部・外部の実情によって活動のありかたは刻々と変化している．前述の蚊とハエをなくす運動も永遠に続いたわけではない．時代の変化に合わせてその活動方法は形を変えている．

2 グループ組織活動と保健師活動

保健師は地域の健康課題を解決する経過の中で，グループ組織の活動力を把握し，一緒に活動を進めている．一方，個別の保健指導や保健事業を通して，住民同士の仲間を引き合わせ，相互に支え合う関係を構築するために，新たなグループをつくることも保健師活動である．

用語解説 *
母子保健推進員

目的は，当該市町村の母子保健の向上に寄与することで，母子保健事業の対象者が必要な施策を受けられるようにする．市町村長が依頼することとなっており，地域の助産師，保健師などから推進員を選出する規定をおく自治体もある．

用語解説 *
民生委員

民生委員は厚生労働大臣から委嘱され，地域において，常に住民の立場に立って必要な相談・援助を行い，社会福祉の増進に努める．また児童委員を兼ねている．児童委員は，地域の子どもたちの元気で安心な暮らしのため，子どもたちを見守り，子育ての不安や妊娠中の心配事などの相談・支援を行う．また，一部の児童委員は児童に関することを専門的に担当する「主任児童委員」の指名を受けている．

保健師が家庭訪問をしたとき，障害児をもつ親が，家庭でも地域でもつらい気持ちを話す相手がいない，一人で悶々としているという話を聞いた．障害児の親は，家族や他人から「育て方が悪い」「親が悪い」などと責められているように感じ，自身の妊娠中の生活がよくなかったのか，などと自責の念に駆られていたと自らの体験を話した．また，子どもの動きが激しく危ないので外出が困難であり，親の体力を消耗するという悩みも抱えていた．

保健師は，このケースの把握をきっかけに，このような子どもをもつ親同士が相談できる場を設定した．お互いの悩みを話し合ったり，ときには先輩ママにも声をかけて来てもらうなど回数を重ねると，「つらいのは私だけではない」という気持ちの支えとなり，時間の経過とともに仲間と一緒にいることへの居心地の良さと，それをよりどころに仲間意識が芽生えてきた．定期的に仲間に会いたいと定例会をもつようになり，新たな仲間も受け入れられる体制を整えて自主的なグループとして成立した．

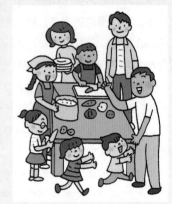

自主グループは，社会福祉協議会などの補助金を獲得するために，グループ組織の会則，活動計画書，活動内容，活動実績，予算書，会員名簿などを作成することになった．このプロセスにも保健師が関わり，グループ活動が安定するまで，一緒に書類を作成したり，社会福祉協議会へ出向くなど，きめ細やかな支援をした．

こうしてできたグループの親たちの悩みも，子どもの成長に伴って変化し続ける．決して終わりのないプロセスである．しかし，それらの課題を乗り越える力を蓄え，他者へのサポートもできるまでの力量を形成しながら，地域の障害児サービスの改善や新たなサービスの開発にも取り組むようになる．その際に，既存の地域組織である障害者団体や民生委員協議会，子育てグループの連合会などに相談したり援助を求めたりして活動を進めている．

保健師は，地域のグループや民生委員，母子保健推進員，健康づくり推進委員などの地域組織，関係機関の医師，看護師，助産師，作業療法士（OT），理学療法士（PT），言語聴覚士（ST），介護支援専門員，臨床心理士，カウンセラー等，多職種と伴走するような立ち位置で，連携協働を進めている．親の困り事や心配事を施策に反映し，暮らしやすい地域になるように寄り添いながら一緒に動いていく．さらに力になってくれそうなグループ組織があれば，紹介や仲介をする．

このように地域の中で地域住民同士が力を出し合って，地域の課題を解決していく土壌をつくり，その始動を支え，集団を育成し地域に根ざした活動を育成するという展開が**ソーシャルキャピタルの醸成**である．まさに，ソーシャルキャピタルの概念[4]，協調行動を促す信頼・規範・ネットワークで説明できる社会組織の育成である．地域の力に着目し，地域の健康課題とのマッチングによって，地域社会の解決力を，住民同士の信頼と規範とネットワークによって形づくり強化する活動を保健師は展開している．

3 グループ組織活動がもつ機能

グループ組織活動は，以下のような機能をもっている（グループダイナミクス）．保健師活動では，グループ機能を引き出し高めていくための育成，支援を行っている．

1 相互作用

個々のメンバーの健康に向かう行動変容をお互いの経験を示し合わせることによって，共感を機軸に肯定感や奨励，相互扶助の行動を生み出す．そして，健康課題の克服を促進する原動力を生み出している．

2 凝集性

集団を構成するメンバー間の意識的なまとまりのことである．メンバーのニーズをグループの中で実現していく．他者の力を借り，支えられることで，先に進む推進力を培う．また，うまくいかなかった場合でも，その体験をグループが皆で受け止めることができるため，心理的打撃や消耗を分かち合うことができる．これによって，メンバー間の相互作用も発展していく．

3 集団規範

グループ組織の活動目的，目標，グループ構成など，グループが活動する際の決め事や約束事で，明文化された文書として作成している場合と，構成員の意識の中だけにある場合がある．

決定プロセスや運営方法など，メンバーの条件や構成など活動を推進するための規範であるため，グループ組織がこれらを作成するプロセスそのものが，グループ組織の機能強化につながっていく．地域社会が，その集団の存在を認めるために可視化されたものとして必要な要素である．この規範を示した書類を提出することで，行政などから補助金や援助を受けることが可能になることを理解しておくことも重要である．

8 ネットワークの意義と活用

ネットワークとは，コンピューターや放送メディアなどの分野で用いられてきた言葉で，「くも状組織」「くも細工」のことで，網目状に張られたもの，すなわち「ネット」で張りめぐらされた組織という意味で用いられている．

病院などの臨床の場では，医師，看護師，助産師，臨床検査技師，診療放射線技師，栄養士，理学療法士，作業療法士，言語聴覚士，薬剤師など多くの職種が協力しながら，チームで治療・看護が進められている．地域保健においても臨床の場と同様に，さまざまな機関や関係者が連携，協力してチームを組んで対象者への支援を行っている．このように関係機関，関係者が連携することをネットワークという．

地域保健におけるネットワークの特徴は，関係機関や専門職のみならず，セ

ルフヘルプグループやボランティア，親戚・近隣の人々などの住民も含まれ，ネットワークの構成員が多種多様なことにある．

　また，近年，複雑な問題や解決困難な問題を抱えている事例が多くなっており，ネットワークを形成し，支援や事業を実施することが増えてきている．ネットワークによって対象者に支援ができれば，各機関・関係者がもっている専門性を発揮し，保健，医療，福祉の総合的な支援が可能となる．

1 ネットワークの目的

　ネットワークは母子，高齢者などさまざまな領域で形成されているが，その目的も啓発，学習，個別事例の支援，事業の実施，システムの構築など多様である．こうしたネットワークは目的別に，以下の五つに分類される．

❶**個別事例の支援ネットワーク**　個々の事例への支援に際して，関係機関・関係者が連携・協議し，統一した支援を行うことを目的とする．

❷**事業実施のネットワーク**　ある事業を企画，運営するために，関係機関・関係者が目的や役割分担を協議，決定し，運営することを目的とする．

❸**システム構築のネットワーク**　各機関や関係者が個々に相談・支援を行っているものを，まとまりのあるシステムとして機能させることを目的とする．

❹**学習のネットワーク**　関係機関・関係者が定期的に会合などをもち，知識や技術を深めることを目的とする．

❺**啓発のネットワーク**　地域住民や関係者に知識の普及や啓発を行うことにより，関心を高め，対策への理解を深めることを目的とする．

　地域保健において，最もネットワークが機能し有効なのは，個別事例の支援ネットワークである．以下に個別事例におけるネットワークを中心に述べる．

2 高齢者，子どもに関連する機関

　地域にはさまざまな機関や職種があり，障害の程度や対象者の年齢あるいは健康問題に応じて機関や職種を選択し，活動を行う必要がある．具体的にどんな機関があるか，高齢者と主に就学前の子どもを対象にした機関を以下に示す．

◼1 高齢者を対象にした機関

❶**医療機関**　病院，診療所，訪問看護ステーション，介護老人保健施設．

❷**福祉機関**　介護老人福祉施設（特別養護老人ホーム），高齢者福祉センター，市町村老人福祉担当課，グループホーム，社会福祉協議会など．

❸**保健機関**　市町村保健センター，保健所．

❹**その他**　住宅改造のための建築施工業者，民間福祉サービス提供者，介護者の会，運動や栄養などの健康づくりの会，介護ボランティア，老人会，高齢者一人暮らしの会など．

◼2 主に就学前の子どもを対象にした機関

❶**医療機関**　病院，診療所，助産院，訪問看護ステーション．

❷ **福祉機関**

- 保育：保育所.
- 療育・養護：児童発達支援センター，児童発達支援事業所，児童心理治療施設，乳児院，児童養護施設など.
- 相談：児童相談所，福祉事務所，児童家庭支援センターなど.
- その他：児童館，子育て支援センターなど.

❸ **教育機関**　教育委員会，幼稚園など.

❹ **その他**　障害児の親の会，育児グループなど.

　以上から，特に子どもでは年齢により関係機関が異なることが理解できるだろう．ネットワークを組む際には，対象者・家族に支援の了解を得るとともに，多くの機関・関係者が参加することから，対象者・家族のプライバシーの保護に十分に留意しなければならない.

3 ネットワークの形成プロセス

　ネットワークは，問題を抱える対象者に保健師が支援をしていて，保健師の支援だけでは十分でなく，「他機関の支援があれば，何とかできるのに……」という保健師の「思い」から始まることが多い．その「思い」を実現するために，どのような機関・関係者が対象者・家族に適切で必要な支援を提供できるかを考え，対象者・家族の了解を得て，保健師が支援を依頼する．さらに，他に必要とする機関・関係者があれば支援を依頼するというように，対象者の支援に関わる機関・関係者を広げて，ネットワークの輪を広げていく．ネットワークが形成されていないときとネットワークが形成されたときの状況を表すと，図5-4，図5-5 のようになる.

　ネットワークができてきたら，関係する機関・関係者が集まり，対象者の問題・目的を共有し，役割の分担などを検討する会議を企画し，開催する．この会議は関係機関・関係者が一堂に会するものでネットワーク会議といわれ，ネットワークを推進・機能させる 要 となる.

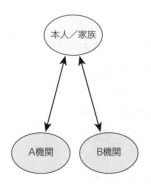

図5-4　ネットワークが形成されていないとき

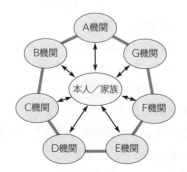

ネットワークの要となるのが，ネットワーク会議.

図5-5　ネットワークが形成されたとき

115

特にネットワークを形成した当初は，参加している機関がそれぞれどのような役割を果たしているのかわからない場合があるため，互いの役割を理解することが重要である．さらに，各機関・関係者がもつ情報を交換し，対象者・家族の問題を共有した上で支援内容を検討し，役割分担を図る必要がある．各機関・関係者が一堂に会して検討することにより，関係者の役割について相互理解が深まり，さらに，検討した結果は機関・関係者が合意したものであることから，具体的な実践につながりやすいといえる[1]．

4 ネットワークによる効果

ネットワークの効果は，サービス受給者である対象者・家族に対するものと，サービス提供者である関係機関・関係者に対するものの両面がある[1]．

1 サービス受給者への効果

①一機関あるいは一つの職種のサービスだけでなく，多機関（NPO，民間団体も含む），多職種によるサービスをニーズに応じて受けることができる．

②担当者が変わっても同じレベルのサービスを継続して受けることができる．

③サービスが必要なときには単独のサービスではなく，必要とするサービスを総合的に受けることができる．

2 サービス提供者への効果

①関係機関・関係者からの相談や情報交換が増える．

②各機関の自律的な活動が増加し，連携が増える．

③参画している関係者だけでなく，参画していない関係機関・関係者などの理解が深まり，協力が増加する．

④必要に応じて地域で不足している資源が開発される．

3 住民組織との協働促進の効果

近年，健康問題が多様化・複雑化する中，公的な機関だけで問題を解決することが困難になってきており，住民組織も含めてネットワークを形成することが多くなってきている．公的な機関と住民組織が互いにパートナーとして，地域の健康課題の解決策を考えたり，保健計画を立案したりと地域保健活動を展開していくことにより，より一層健康課題への取り組みが進んでいくだろう．

4 事業化・施策化促進の効果

ネットワークでは個別の事例を検討することが多いが，その中で地域の課題もみえてくる．例えば，障害のある児を養育している親を支援しているとき，母親から聞いた「この地域に同じ障害の子どもがいますか」「同じ障害のある子どもを育てている親と話をしてみたい」などの話を検討の場で出し，各機関・関係者が支援している障害のある子どもを養育している親たちに働き掛け，交流する機会をつくることができる．

個別的な問題をきっかけに集団を組織したり，さらに，組織した集まりが患者の孤独感を癒したり，療養意欲が出てくるなどの効果がみられれば，保健所

や市町村の事業として施策化していくこともできる.

　地域では，個人の問題を集団，ひいては地域へと発展していけるように，常に意識し活動を行う.

9 地域診断（地区診断）の意義と活用

1 地域診断とは

　地域診断（community diagnosis）とは，地域に住む人々や地理的な環境，組織，集団・機関，社会資源等について把握し，判断する手法である．公衆衛生分野の活動において，地域の人々の健康の問題とその解決に必要な方策を見いだすために，古くから重要視されている手法といえる.

　各都道府県の保健所管内・市町村単位・校区単位に地域診断を行い，その地域の特性に適合した事業を展開する．このプロセスは公衆衛生技術者の共有技術でもある．また，地域診断は，地区診断・地域アセスメントと同義語として用いられている.

　地域診断の結果の活用については，各自治体や地区独自の実用的な様式が工夫されている．A市では，地域住民に対して地域の実態を示し，住民とともに地域の健康課題を考えるためのツール（**健康カルテ**）として地域診断を活用している（**図5-6**）.

自立した生活（介護）
◆急速な高齢化！【高齢化率 H18 15.7%→H29 31.0%】
　65歳以上：40%超えているのは，7区・17区・18区
　うち，75歳以上の割合が多いのは，7区・4区・1区
◆一人暮らしの高齢者が増えている【約290人】
◆介護保険認定者（約300人）のうち支援の必要な認知症が60%以上
◆介護が必要になった原因の多くは「認知症・骨折」

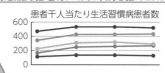
健康カルテ
A 市 B 町

子どもたちの基本的な生活習慣
◆夜遅く寝て，早起きできない子どもが多い
　【11時以降の就寝が10%以上】
◆朝ごはんを食べない子どもが増えている
　【16%は朝食欠食の日がある】
◆ゲームやテレビなどメディアに使う時間が増えている
　【平日に3時間以上TVを見る子が25%】→高学年45%
　【平日に1時間以上ゲームする子が17%】→高学年44%

子どもの歯
◆虫歯（治療済み含む）をもつ子どもが多い
　【う蝕をもつ子どもが約40%・A市平均 約24%】

生活習慣病
◆医療費はどんどん上がっている！
　【一人あたり H25 約25,000円/月
　　　　　　　→H28 約30,000円/月】
◆特に，高血圧・整形外科疾患・脂質異常症の治療者が多い
　74歳以下の国保1,718人の状況（人口の約25%）
◆メタボが多い【約17.3%，県・市平均 約15%】
◆介護が必要になった原因の多くは「脳血管疾患・心臓病」
　これは，血圧を正常に保っておけば，防げたかも…
◆睡眠不足【30%】・運動習慣なし【68%】
　20歳体重から10kg以上増加【28%】
　特定健診受診者約510人の状況（受診率29.8%）

患者千人当たり生活習慣病患者数

がん
◆今，2人に1人が「がん」で亡くなる時代
　しかも，がんの医療費が最も高額！
　【医療費のうち，約30%を占める】
◆しかし，がん検診受診率が低い！
　【胃・乳・子宮がん約12%，肺がん約20%，大腸がん17%】
◆喫煙者【13.2%】

図5-6　A市B町の健康カルテ（例）

2 地域診断の構成要素

地域診断の要素は大きく分けて，①公衆衛生従事者がとらえている地域の実態，②保健統計，③保健事業等の実績で構成されている．

■ 公衆衛生従事者が把握した地域の実態

保健師や栄養士など公衆衛生に従事する人は，それぞれの活動を進める中で，地域住民や地域組織の行動・言動・意識・活動を観察し，健康課題とその解決策を考えるための情報を把握している．

例えば，健康診査の待ち時間を過ごす親子の様子から，子どもと親の愛着形成やコミュニケーション力などの課題を地域の実態として把握する．また，それらの健康課題を解決するためには，母子保健推進員や民生委員など地域組織の人々と協力して，育児のサポート体制や親子のための環境づくりを考え，改善に取り組む．また，難病患者のレスパイト入院を利用した人の感想や，精神科病院を退院するときのケースカンファレンス等も地域の実態を把握する重要な場面である．公衆衛生従事者は，さまざまな場面をとおして住民との接点をもちながら活動を推進し，課題や問題を発見すると同時に，その解決する方策を地域組織や住民団体の活動に見いだしていく地域診断を行っている．

また，地域の人材や地域組織の活動，ボランティアの活動，人々が集まる場所や施設，専門職の配置，医療機関や社会福祉施設介護保険事業所など，地域保健活動を通して得られた，地域の社会資源の情報も地域診断データとして利用している．

図5-6の「健康カルテ」では，喫煙率，子どもの就寝時間や朝食の摂取率，ゲームやテレビなどメディア接触時間など，子どもの基本的な生活習慣の実態について把握したデータをもとに，住民の健康行動を促すツールとして実用化している．

■ 保健統計

厚生労働省が発表している**人口動態統計**は代表的な保健統計である．その内容は，出生，死亡（乳児死亡・新生児死亡），死産（自然死産・人工死産），周産期死亡，婚姻，離婚の件数であり，地域診断の基本となる統計である．全国の都道府県別，市町村別にも数値を把握することができ，さまざまな保健施策を構築する根拠となる．地域別の比較も可能であるため，各地域の特徴を明確にするためにも活用する．

具体的には，年間の出生数や死亡数と死因別数，地域の人口構成や転出入数，乳児死亡数や人口妊娠中絶数などが，人々の健康を把握するための統計として活用されている．その他，病院報告による入院患者の在院日数や患者調査，国民生活基礎調査，衛生行政報告例，医療施設調査によって把握した結果は，地域診断に用いる重要な資料となる．

また，各地域や圏域で把握している保健医療に関する統計情報として，例え

plus α
レスパイトケア

在宅などで介護に追われる家族に対するケアで，訪問・通所サービスや親族，友人の手を借り，家族が介護を離れ休息をとる時間を確保することを目的とする．

118

ば，難病患者のレスパイト入院可能な病院数や利用者数，結核罹患登録者数，精神保健福祉法24条に係る通報件数などがあり，保健施策を構築する上で地域診断のための有効な保健統計である．

図5-6には，地区の人口の高齢化率，年齢別人口，世帯構成，介護保険認定者数，介護が必要になった原因疾患，住民医療費，一人当たりの医療費の推移，疾病別医療費，地域住民の睡眠，運動，体重の実態，子どもの基本的生活習慣の調査結果を計上し，統計を利用して地域住民の健康の実態を示している．

③ 保健事業等の実績

公衆衛生活動を展開する保健所や保健センターなどにおいては，相談事業や健診などの保健事業を実施している．これらの事業実績は，地域の実態や健康課題の解決策を見いだす手掛かりとなる．乳幼児健康診査の結果から，フォローが必要なケースについて，「子どもの問題」と「親の問題」，「育児環境に関する問題」などに区分して件数を集計すると，最近の母子保健上の問題や課題はどのような内容が多いのか，フォローの期間や継続的に関わった後にどのような効果や変化がみられたのか，といった状況を把握することができる．また，各種保健事業の評価の際，事業の新規参加者やリピーターの数などを集計し，その地域にとって，どのような保健事業が必要なのかといった地域診断が行われている．このように，事業実績として集積されている数値は，地域のデータとして加工されて地域診断に活用され，地域の保健事業の改善や保健施策の根拠として用いられている．

図5-6では，特定健診受診率，がん検診受診率，乳幼児健康診査で把握した虫歯（う歯）をもつ子どもの数を示すことによって，わかりやすく地区の健康課題を住民に示している．

10 地域での保健師の役割

1 地域での保健師の活動状況

公衆衛生を担う保健所職員の中で，保健師は最も多い職種である（表5-8）．保健師は保健所のほか市町村などの地方自治体に所属して地域保健を担い，また，事業所に所属し産業保健を担う．表5-9に就業場所別の保健師数と構成割合を示す．2020（令和2）年末では，地域保健を担う常勤の保健師は40,402人（72.7％）で，事業所に所属する産業保健を担う常勤の保健師は3,789人（6.8％）である．

2 行政に所属する保健師の活動の特徴

公衆衛生を担う点では，地域保健でも産業保健でも保健師の役割は共通するが，ここでは行政に所属し地域保健を担う保健師の活動状況を紹介しよう．

表5-8　職種別の保健所の常勤職員の配置

職　種	令和2年度（人）	令和3年度（人）
医師	895	898
歯科医師	121	121
獣医師	2,462	2,457
薬剤師	3,245	3,204
保健師	27,298	27,979
助産師	231	272
看護師	740	805
准看護師	72	70
管理栄養士	3,984	4,019
栄養士	325	300
歯科衛生士	708	718
理学療法士	137	134
作業療法士	92	93
診療放射線技師	448	427
診療X線技師	3	4
臨床検査技師	683	670
衛生検査技師	38	36
その他	17,436	18,791
合　計	58,918	60,998

＊「その他」に「公認心理師（令和2年度90人，3年度119人）」を含む.

厚生労働省. 令和3年度地域保健・健康増進事業報告の概要. 2023. p.9.

表5-9　就業場所別にみた就業保健師数と構成割合（実人員）

就業場所		2020年末現在	
		実数（人）	構成割合（%）
地域保健	保健所	8,523	15.3
	都道府県	1,429	2.6
	市区町村	30,450	54.8
	小計	40,402	72.7
看護師等学校養成所または研究機関		1,194	2.1
病院，診療所，助産所		5,864	10.6
介護保険施設等		1,603	2.9
訪問看護ステーション		307	0.6
社会福祉施設		519	0.9
事業所		3,789	6.8
その他		1,917	3.4
合　計		55,595	100.0

厚生労働省. 令和2年衛生行政報告例（就業医療関係者）の概況. 2022. p.3.

1　すべての住民の健康を保証する

　地域保健を担う市区町村や都道府県等の自治体のあり方を規定している法律に，地方自治法がある．この法律の1条に「地方公共団体（都道府県・市町村）は，住民の福祉の推進を図ることを基本とし……」との記載があり，この基本を達成するために自治体は，保健医療福祉の人材である保健師を都道府県の保健所や市町村に不可欠な職員として採用している.

　また，採用のために必要な財源は，自治体としての機能を果たすために必要な警察官や消防署員，教員と同じく，**地方交付税**で補償されている．つまり，その地域の住民から，すべての住民の命と健康を守ることが託されていると言えよう．そのため，健診や相談に訪れる住民のみならず，支援を受けることをためらったり，利用できる支援を知らずにいる住民には保健師からアプローチし，安心して日常生活を過ごせるように支援する役割を担っている.

2　保健師がかかわることの契約（支援を受けることの確認書等）を交わすことはない

　病院や診療所で医療を受けようとする際は，診療の申し込みをしなければ受

診できない．介護サービスを受けたい場合も事前に申請し，介護を必要とする状態であるかの審査を経て，初めてサービスの提供は開始される．

　しかし保健師の活動は，地域の住民からの相談や支援の申込書のような確認書を受けることなく，かかわりを始めることができる．このような活動ができることで，住民の気掛かりや暮らしの課題を早期に受け止め，予防することができる．また，一旦解決した後も，必要であれば問題なく暮らせているかを確認するなどの継続的な支援を無料で行うことが可能である．

❸ 地域全体をとらえ，かかわりが必要と判断した住民に保健師からアプローチする

　保健師の支援には図5-7 に示したように住民に個別にかかわり，必要に応じて家族や地域にもかかわって支援を展開する方向がある．一方で，地域社会のありさまを全体的に先にとらえ，そこから見えてきた課題の解決のために，家族や個人にかかわる方向もあり，後者は保健師活動固有の展開方法である．

　例えば，ある地域で塩分やアルコールの消費量が多いことや，う歯の保有率が高いことがわかったとする．そこで保健師はその地域全体の食生活や食文化を把握し，これらの情報を地域に発信し，個々の住民や家族に影響を及ぼす対象を想定してかかわる．昨今の異常気象による水害の発生の可能性等では，住民の安全を脅かす地形や上河川，下水路の整備状況等の地域環境を把握し，避難所の設定に関わり，避難困難者を把握する．また，インフルエンザウイルスによる感染の兆しがみえたら，拡大の防止に向け，手洗いの励行やマスクの着用，ワクチンの接種状況などの情報を収集し，地域住民全体に予防の方法を周知し，感染によるリスクの高い住民に個々にアプローチをするなどである．

❹ 地域で提供されている保健医療福祉のサービス（地域資源）の質をより良いものとする

　地域には公的機関によって，あるいは民間によって提供されるサービスがある．それらのサービスが良質なものか，住民のニーズに合っているか，住民にとって利用しやすいものになっているかなどの観点から，保健師はそれらのサービスの実態を把握し評価する役割を担っている．保健所の保健師は地域の病院の評価に加わり，改善すべき点がある場合は，その改善に向けて病院の看

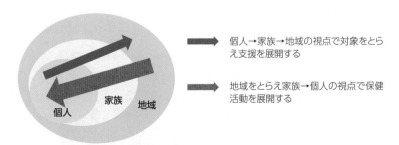

個人→家族→地域の視点で対象をとらえ支援を展開する

地域をとらえ家族→個人の視点で保健活動を展開する

宮崎県立看護大学公衆衛生看護学領域作成資料．
図5-7　保健師の活動の展開の特徴

護職の相談に応じる．市町村保健師は，地域の福祉施設や介護施設のサービスについて必要時に評価し，改善に向けたかかわりを行う．

　これらの活動は，個々の住民への直接的な支援ではなく，地域のサービス資源の関係機関とつながり，地域社会が健康づくりに向けて動き出すように働き掛ける活動となっている．

■ 引用・参考文献

1) 山田和子．各事例から見たネットワーク構築・運営のポイント．保健師ジャーナル．2002，60（10），p.972-975.
2) 厚生労働省．平成29年度地域保健・健康増進事業報告の概況．2020，p.3.
3) 橋本正巳，大谷藤郎．対談 公衆衛生の軌跡とベクトル．医学書院，1990，p.22-24.
4) 埴淵智哉ほか．保健師によるソーシャルキャピタルの地区評価．日本公衆衛生雑誌．2008，55（10），p.716-723.
5) 守田孝恵編．PDCAの展開図でわかる「個」から「地域」に広げる保健師活動．クオリティケア，2019，p.2-37.
6) 荒賀直子ほか編．公衆衛生看護学.jp．第5版，インターメディカル，2020.
7) J. S. コールマン．社会理論の基礎（上）．久慈利武監訳．青木書店，2004.
8) J. S. コールマン．社会理論の基礎（下）．久慈利武監訳．青木書店，2006.
9) イチロー・カワチほか編．ソーシャル・キャピタルと健康政策：地域で活用するために．日本評論社，2013.
10) 上野昌江ほか編．公衆衛生看護学．中央法規出版，2016，p.95-96.
11) 村嶋幸代編．公衆衛生看護支援技術（最新保健学講座）．メヂカルフレンド社，2015．p.184.
12) 宮﨑美砂子ほか編．最新公衆衛生看護学 2021年版 総論．第3版，日本看護協会出版会，2021．p.246-247.
13) 厚生労働省健康局長．地域における保健師の保健活動について（平成25年4月19日）．健発0419第1号，2013.
14) 厚生科学審議会地域保健健康増進栄養部会，次期国民健康づくり運動プラン策定専門委員会．健康日本21（第二次）の推進に関する参考資料．2012．https://www.mhlw.go.jp/bunya/kenkou/dl/kenkounippon21_02.pdf，（参照 2023-12-10）．
15) 前掲書6)，p.188.

🔖 重要用語

セルフケア能力	PDCAサイクル	健康相談
地域の健康問題	一次予防	ソーシャルキャピタルの醸成
高リスクアプローチ	二次予防	ネットワーク
ハイリスクアプローチ	三次予防	アウトリーチ
集団アプローチ	家庭訪問	地域診断
ポピュレーションアプローチ	健康教育	

◆ 学習参考文献

❶ 橋本正巳ほか．対談 公衆衛生の軌跡とベクトル．医学書院，1990.
❷ 守田孝恵編．展開図でわかる「個」から「地域」に広げる保健師活動．クオリティケア，2013.
❸ 西山志保．ボランティア活動の論理：ボランタリズムとサブシステム．改訂版，東信堂，2010.
❹ 松本千明．医療・保健スタッフのための健康行動理論の基礎：生活習慣病を中心に．医歯薬出版，2007.
❺ 中西睦子監修．実践地域看護学．建帛社，2010.

6 日本人の健康と課題

学習目標

◑ 日本の健康課題の現状を理解する.

◑ 「健康日本21」を中心に，健康づくり対策の動向と課題を理解する.

◑ 生活習慣病の特徴と予防法を理解する.

◑ 医療制度改革に伴う新しい保健事業内容を理解する.

◑ がんの動向，がん対策を理解する.

◑ 自殺対策の動向と概要を理解する.

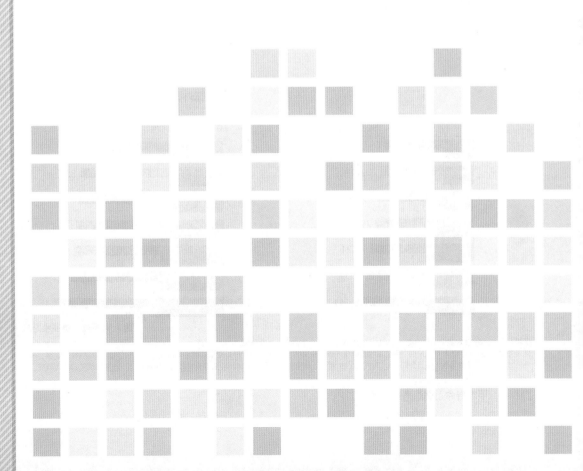

1 日本の健康問題の現状と課題

1 長寿国日本

　現在の日本は，新生児死亡，乳児死亡を改善するとともに，急速に**平均寿命**を延伸してきた．1947（昭和22）年には，男性50.06歳，女性53.96歳であった平均寿命は，2022（令和4）年にはそれぞれ，81.05歳，87.09歳となり，世界の中でも長寿を誇っている（**図6-1**）．特に女性の平均寿命は，1986（昭和61）年から世界第1位を維持している．また，日常生活に制限のない期間である**健康寿命**＊も，男女とも上昇し続けている．2019（令和元）年の健康寿命は，男性72.68歳，女性75.38歳と，2010（平成22）年と比べて，男性2.26年，女性1.66年延伸している．これは，同期間の平均寿命の延び（男性1.86年，女性1.15年）を上回っている（**図6-2**）．

　このような日本の健康水準の改善の背景要因として，戦後の経済発展とともに，衛生状態や栄養状態の改善，医療の進歩や医療環境の充実などが指摘されている．また戦前からスタートし，戦後になって制度として完成した国民皆保険制度などの社会保障制度の整備も大きく寄与している[1]．

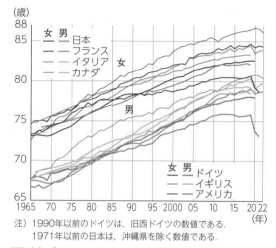

注）1990年以前のドイツは，旧西ドイツの数値である．
　　1971年以前の日本は，沖縄県を除く数値である．

国際連合.「Demographic Yearbook」等.
厚生労働省. 令和4年 簡易生命表の概況.

図6-1　諸外国の平均寿命の比較

> **用語解説** ＊
> ### 健康寿命
> 心身の健康問題によって日常生活が阻害されず，健康に過ごせた年数．平均寿命から，障害があった年数を差し引いて計算されるが，算定方法にはいくつか種類がある．WHOの算定方法は，p.354のコラム参照.

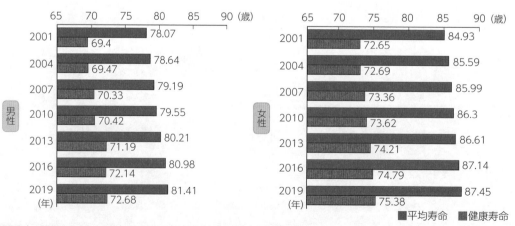

平均寿命：「簡易生命表」より作成．ただし，2010年は「完全生命表」より作成．
健康寿命：2001～2010年は「健康寿命における将来予測と生活習慣病対策の費用対効果に関する研究」，2013 年は，「厚生科学審議会地域保健健康増進栄養部会資料」，2016，2019 年は「健康寿命及び地域格差の要因分析と健康増進対策の効果検証に関する研究」より作成．

図6-2　平均寿命と健康寿命の推移

2 新たな健康課題の出現

　健康水準の改善に伴い，疾病構造は大きく変化してきた．主な死因の推移をみると，結核などの感染症が減少し，代わって**悪性新生物**や**心疾患**，**脳血管疾患**などが増加し（**図6-3**），3人に2人は悪性新生物，心疾患，脳血管疾患で死亡している．患者調査による患者数においても，高血圧性疾患，歯肉炎および歯周疾患，糖尿病，悪性新生物，心疾患（高血圧性のものを除く），脳血管疾患など，生活習慣病が上位を占めている（**表6-1**）．

　これらの生活習慣病に加え，新たな健康課題も出現している．例えば，**グローバリゼーション**を背景とした，移動の高速化による広域な感染症の流行，物流の発展による食品の安全性の問題，経済の低迷や社会関係の変化，孤立を背景にした自殺や心の健康問題，高度化した医療における医療安全の問題，原子力利用に伴う健康被害リスクなどである．また，近年は気候変動に伴う大規模な風水害が頻発している．

　さらに2020（令和2）年からは，世界で新型コロナウイルス感染症（COVID-19）が流行し，人々は健康と生活に大きな影響を受けている．COVID-19による直接的問題のみならず，その流行によって大きな変化を余儀なくされた社会経済的要因の悪化によって，新たな健康課題が引き起こされ

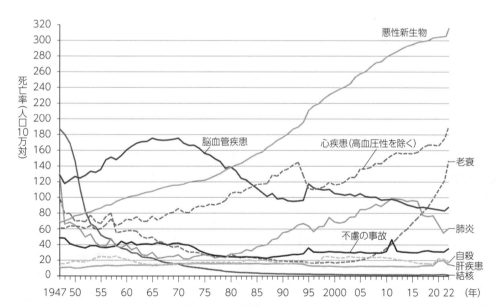

注1）1994・95年の「心疾患」の低下は，死亡診断書（死体検案書）（1995年1月施行）において「死亡の原因欄には，疾患の終末期の状態としての心不全，呼吸不全等は書かないでください」という注意書きの施行前からの周知の影響によるものと考えられる．
　2）1995年の「脳血管疾患」の上昇の主な要因は，ICD-10（2003年版）（1995年1月適用）による原死因選択ルールの明確化によるものと考えられる．
　3）2017年の「肺炎」の低下の主な要因は，ICD-10（2013年版）（2017年1月適用）による原死因選択ルールの明確化によるものと考えられる．

厚生労働省．人口動態統計．

図6-3　主な死因別にみた死亡率（人口10万対）の年次推移

ることが危惧されている.

世代ごとにも健康課題の特徴がみられる. 2021（令和3）年の人口動態統計では，男女とも9歳までは悪性新生物と先天奇形等が多い. 男性は10～44歳までは自殺が最も多く，それ以降の年代では悪性新生物が多くを占めている. 女性は10～34歳は自殺が最も多く，それ以降は悪性新生物が多くを占めている. 男性95歳，女性90歳以上では悪性新生物を上回り，老衰や心疾患が多くを占めている.

これらの健康課題は，いずれも社会経済的状況と関連しており，個人の努力のみでは，健康の維持・増進は難しい状況にある. すなわち，健康を支援する環境づくりが重要である. とりわけ生活習慣病は，幼少期からの保健行動の獲得が影響し，親世代の健康課題は子ども世代に連鎖するといえる. その点からも，家族を単位とした健康づくり，さらにそれらの家族の暮らしの基盤である**地域の健康づくり政策**の推進が求められる.

表6-1　主な傷病別総患者数　　（単位：千人）

主な傷病	総数	男	女
高血圧性疾患	15,111	6,882	8,230
歯肉炎および歯周疾患	8,604	3,388	5,215
糖尿病	5,791	3,385	2,406
脊柱障害	3,831	1,622	2,209
悪性新生物＜腫瘍＞	3,656	1,806	1,851
心疾患（高血圧性のものを除く）	3,055	1,763	1,292
う　蝕	2,890	1,256	1,634
歯の補てつ	2,397	1,056	1,338
関節症	2,077	521	1,555
喘　息	1,796	826	970
脳血管疾患	1,742	941	801

注：総患者数は，表章単位ごとの平均診療間隔を用いて算出するため，男と女の合計が総数に合わない場合がある.
厚生労働省. 令和2年患者調査より作成.

2 健康づくり対策

1 第一次から第三次国民健康づくり対策

日本における本格的な健康づくり政策は，1978（昭和53）～1987（昭和62）年の10カ年計画である「第一次国民健康づくり対策」から始まる（**図6-4**）. この対策では，生涯を通じた健康づくりの推進を掲げ，**健康づくりの3要素（栄養・運動・休養）**の観点から健康増進事業を推進するとともに，生涯を通じた健康診断の体制を整備し，二次予防である**早期診断・早期治療**を進めた.

第一次対策の後半期にあたる1985（昭和60）年には高齢化率10.3％，女性の平均寿命80.48歳となり，急速に進展する高齢社会を視野に入れた健康づくり対策が求められるようになった. そして，1988（昭和63）年には，「第二次国民健康づくり対策－アクティブ80ヘルスプラン」が策定された. この対策では，一次予防の視点が強化され，栄養・運動・休養それぞれの指針が示された.

2000（平成12）年には，「第三次国民健康づくり対策－21世紀における国民健康づくり運動（**健康日本21**）」が新たな10カ年計画として策定された. この時期は，**介護保険制度の創設**など，超高齢社会に向けた社会システムへの転換期であり，介護の原因となる生活習慣病への対策の強化が一層求められ

plus α
「健康日本21」の重点項目

①栄養・食生活
②身体活動・運動
③休養・こころの健康づくり
④たばこ
⑤アルコール
⑥歯の健康
⑦糖尿病
⑧循環器病
⑨がん

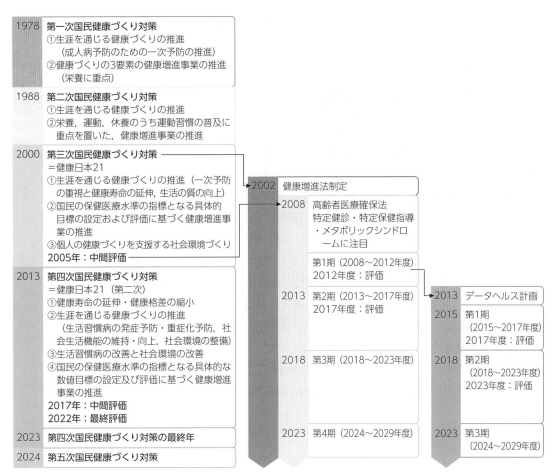

図6-4 健康づくり対策の変遷

た．これらを背景に健康日本21では，**QOLの向上**と**健康寿命の延伸**をねらいとして，一次予防の重視，健康づくり支援のための環境整備の強化が進められた．また，数値目標の設定と評価の導入，民間部門も含めた多様な実施主体の連携による健康事業の展開が計画された．特に環境の整備が盛り込まれた点は，ヘルスプロモーションの考え方が基盤となっている．計画内容は，九つの重点分野に分け，80項目の数値目標が設定された．2011（平成23）年に示された最終評価では，16.9％の項目で目標達成，42.4％で目標値に達していないが改善傾向にあるという結果であり，両者を合わせて約6割で改善が認められた．

plus α

第五次国民健康づくり対策

健康日本21（第三次）として，2024年度から2035年度まで展開される．

2 健康増進法

　健康日本21のスタート後である2002（平成14）年には，健康日本21推進の基盤として**健康増進法**が制定された．健康増進法では，2条で健康の増進に努めることを個人の責務として示したのと同時に，3条では，国，地方公共団体の責務として「環境整備」（健康に関する情報収集・発信や人材育成）

を課している．さらに厚生労働大臣は，健康増進やヘルスプロモーションを推進するための基本方針を決めることとされた．次項で述べる「健康日本21（第二次）」は，同法の基本方針として位置付けられた．

3 第四次国民健康づくり対策

2013（平成25）年には，「第四次国民健康づくり対策－**健康日本21（第二次）**」が出され，五つの基本的な方向が示された（**図6-5**）．このうち①**健康寿命の延伸**と**健康格差の縮小**は，重視すべき中心課題とされた．これらの課題解決に向けて，第四次ではソーシャルキャピタルの向上など社会経済的要因に着目している．また，第二次国民健康づくり対策時に作成された栄養・運動・休養の指針が改定され，生活習慣の改善に向けた取り組みが行われている．

2022（令和4）年には，健康日本21（第二次）の最終評価報告書が取りまとめられた．その結果，改善していると評価した目標は全53項目中28項目であった．一方で，栄養・食生活，身体活動・運動，休養，飲酒，喫煙および歯・口腔の健康など，生活習慣に関する目標や，高血圧，糖尿病等の生活習慣病の発症予防や重症化予防に関する目標は，十分な成果が得られていない項目が多い傾向がみられた．この評価から，国民の健康づくりは全体としては推進されているが，人々の生活習慣の改善は長期的に取り組む必要があるといえる（**表6-2**）．

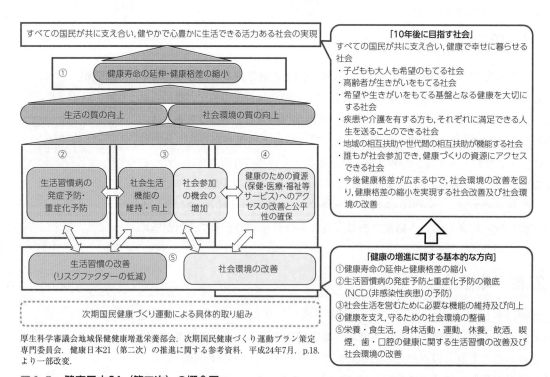

厚生科学審議会地域保健健康増進栄養部会．次期国民健康づくり運動プラン策定専門委員会．健康日本21（第二次）の推進に関する参考資料．平成24年7月．p.18. より一部改変．

図6-5　健康日本21（第二次）の概念図

表6-2 健康日本21（第二次）目標値と最終評価結果

基本的な方向		改善した項目	変わらない項目（悪化項目・評価困難項目）
① 健康寿命の延伸と健康格差の縮小		• 健康寿命の延伸	• 健康格差の縮小
② 生活習慣病の発症予防と重症化予防の徹底（NCD（非感染性疾患）の予防）		• 75歳未満のがんの年齢調整死亡率の減少 • 脳血管疾患・虚血性心疾患の年齢調整死亡率の減少 • 高血圧の改善（収縮期血圧の平均値の低下）* • 特定健康診査・特定保健指導の実施率の向上* • 血糖コントロール指標におけるコントロール不良者の割合の減少	• がん検診の受診率の向上 • 脂質異常症の減少 • 糖尿病合併症（糖尿病腎症による年間新規透析導入患者数）の減少 • 糖尿病の治療継続者の割合の増加 • COPDの認知度の向上
			（悪化項目） • メタボリックシンドロームの該当者及び予備軍の減少
			（評価困難項目） • 糖尿病有病者の増加の抑制※
③ 社会生活を営むために必要な機能の維持及び向上		• 自殺者の減少 • メンタルヘルスに関する措置を受けられる職場の割合の増加* • 小児人口10万人当たりの小児科医・児童精神科医師の割合の増加 • 介護保険サービス利用者の増加の抑制* • 認知症サポーター数の増加 • ロコモティブシンドロームを認知している国民の割合の増加 • 低栄養傾向の高齢者の割合の増加の抑制 • 足腰に痛みのある高齢者の割合の減少*	• 健康な生活習慣（栄養・食生活，運動）を有する子どもの割合の増加 • 気分障害・不安障害に相当する心理的苦痛を感じている者の割合の減少 （悪化項目） • 適正体重の子どもの増加 （評価困難項目） • 高齢者の社会参加の促進（就業または何らかの地域活動をしている高齢者の割合の増加）※
④ 健康を支え，守るための社会環境の整備		• 健康づくりに関する活動に取り組み，自発的に情報発信を行う企業登録数の増加 • 健康格差対策に取り組む自治体の増加	• 地域のつながりの強化 （評価困難項目） • 健康づくりを目的とした活動に主体的に関わっている国民の割合の増加※ • 健康づくりに関して身近で専門的な支援・相談が受けられる民間団体の活動拠点数の増加
⑤ 栄養・食生活，身体活動・運動，休養，飲酒，喫煙，歯・口腔の健康に関する生活習慣の改善及び社会環境の改善	栄養・食生活	• 共食の増加 • 食品中の食塩や脂肪の低減に取り組む食品企業及び飲食店の登録数の増加* • 利用者に応じた食事の計画，調理及び栄養の評価，改善を実施している特定給食施設の割合の増加*	• 適正体重を維持している者の増加 • 適切な量と質の食事をとる者の増加
	身体活動・運動	• 住民が運動しやすいまちづくり・環境整備に取り組む自治体数の増加*	• 日常生活における歩数の増加 • 運動習慣者の割合の増加
	休養	• 週労働時間60時間以上の雇用者の割合の減少*	（悪化項目） • 睡眠による休養を十分とれていない者の割合の減少
	飲酒	• 未成年者の飲酒をなくす • 妊娠中の飲酒をなくす	（悪化項目） • 生活習慣病のリスクを高める量を飲酒している者の割合の減少
	喫煙	• 成人の喫煙率の減少* • 未成年者の喫煙をなくす • 妊娠中の喫煙をなくす* • 受動喫煙の機会を有する者の割合の減少*	
	歯・口腔の健康	• 乳幼児・学齢期のう蝕のない者の増加	• 口腔機能の維持・向上 （評価困難項目） • 歯の喪失防止※ • 歯周病を有する者の割合の減少※ • 過去1年間に歯科検診を受診した者の割合の増加※

資料：健康日本21（第二次）最終評価報告書.

*：改善はしているものの，現状のままでは最終目標到達が危ぶまれるもの
※：新型コロナウイルス感染症の影響でデータソースとなる調査が中止となったもの

3 生活習慣病

1 生活習慣

1 健康に影響を与える生活習慣

健康の増進には，栄養・食生活，身体活動・運動，休養，飲酒，喫煙などの生活習慣の改善が重要である．これを明らかにしたのが，ブレスローらによるアラメダ研究である[2]．ブレスローは，約70,000人の生活習慣データを9年間追跡し，長寿に影響する「**七つの健康習慣**」を発表した（**表6-3**）．このような生活習慣による健康への影響は，国際社会でも重要な課題となっている．

WHOは，不健康な食事や運動不足，喫煙，過度の飲酒などの原因が共通しており，生活習慣の改善により予防可能な疾患を**非感染性疾患**（non-communicable diseases：**NCDs**）と定義している．WHOの推計では，NCDsは全世界の全死亡の71％を占め，さらにそのうち4分の3は低中所得国であり，すべての国が対策を強化すべきであると指摘している[3,4]．

日本では，脳卒中，がん，心臓病などについて**成人病対策**としての二次予防対策がとられてきた．しかし1996（平成8）年の公衆衛生審議会（厚生省）の答申を受け，成人期になる前からの生活習慣の影響に着目した生活習慣病の概念が用いられるようになった．**生活習慣病**とは，食習慣，運動習慣，休養のとり方，嗜好（飲酒や喫煙）などに関する「健康的といえない生活習慣」がその発症や進行に関与する疾患群と定義され，生活習慣の改善を目指した一次予防対策が重視されるようになった．

2 食生活・栄養

バランスのとれた食事は，健康の保持・増進や生活習慣病の発症予防・重症化予防に大きく寄与する．2000（平成12）年には「**食生活指針**」が，当時の文部省，厚生省，農林水産省合同で作成された．その後，2005（平成17）年に厚生労働省と農林水産省から，食事の望ましい組み合わせと量をわかりやすくイラストで示した「食事バランスガイド」が発表された．

しかし，食事内容や食生活のスタイルは多様化し，偏った食生活に陥りやすい状況も生まれている．近年は，小児期からの肥満の問題や高齢期の低栄養，一人で食事をする孤食の問題などが指摘されている[5]．これらの現状から，2016（平成28）年には「食生活指針」が一部改正された．QOLの向上を重視し，バランスのとれた食事内容を中心に，**食料の安定供給や食文化**，**環境へ**の配慮を含めた10項目が示されている（**表6-4**）．

3 身体活動

従来の健康づくりでは「運動」を基準に考えていたが，「健康づくりのため

表6-3　ブレスローの七つの健康習慣

- 喫煙をしない
- 定期的に運動をする
- 飲酒は適量を守るか，しない
- 1日7～8時間の睡眠を
- 適正体重を維持する
- 朝食を食べる
- 間食をしない

の身体活動基準2013」から，「**身体活動**」を基準として考えるようになった．身体活動とは，「安静にしている状態よりも多くのエネルギーを消費するすべての動作」を指す．すなわち，日常生活における労働，家事，通勤・通学等の「生活活動」と，体力の維持・向上を目的とし，計画的・継続的に実施される「運動」の両方を含む．これらの身体活動量の増加は，糖尿病・循環器疾患，がん，ロコモティブシンドローム，認知症のリスクを低減することが報告されている[6]．

「健康づくりのための身体活動基準2013」では，子どもから高齢者まで身体活動基準が設定された（**表6-5**）．また，新基準をもとに，「**プラス10**」をキーワードにした「健康づくりのための身体活動指針（**アクティブガイド**）」（現在の歩行時間に10分追加する，など）を示し，身体活動量の増加を啓発し

表6-4　食生活指針の内容

内　容	項　目
生活の質（QOL）の向上	①食事を楽しみましょう．
	②１日の食事のリズムから，健やかな生活リズムを．
適度な運動と食事	③適度な運動とバランスのよい食事で，適正体重の維持を．
バランスのとれた食事内容	④主食，主菜，副菜を基本に，食事のバランスを．
	⑤ごはんなどの穀類をしっかりと．
	⑥野菜・果物，牛乳・乳製品，豆類，魚なども組み合わせて．
	⑦食塩は控えめに，脂肪は質と量を考えて．
食料の安定供給や食文化への理解	⑧日本の食文化や地域の産物を活かし，郷土の味の継承を．
食料資源や環境への配慮	⑨食料資源を大切に，無駄や廃棄の少ない食生活を．
食生活の振り返り	⑩「食」に関する理解を深め，食生活を見直してみましょう．

表6-5　健康づくりのための身体活動基準2013

血糖・血圧・脂質に関する状況		身体活動（＝生活活動＋運動）		運　動		体力（うち全身持久力）
健診結果が基準範囲内	65歳以上	強度を問わず，身体活動を毎日40分（＝10メッツ・時／週）	今より少しでも増やす（例えば10分多く歩く）	―	今より少しでも増やす（例えば10分多く歩く）	―
	18〜64歳	3メッツ以上の強度の身体活動（歩行またはそれと同等以上）を毎日60分（＝23メッツ・時／週）		3メッツ以上の強度の運動（息が弾み汗をかく程度）を毎週60分（＝4メッツ・時／週）		性・年代別に示した強度での運動を約3分継続可
	18歳未満	―【参考】幼児期運動指針：「毎日60分以上，楽しく体を動かすことが望ましい」		―		―
血糖・血圧・脂質のいずれかが保健指導レベルの者		医療機関にかかっておらず，「身体活動のリスクに関するスクリーニングシート」でリスクがないことを確認できれば，対象者が運動開始前・実施中に自ら体調確認ができるよう支援した上で，保健指導の一環としての運動指導を積極的に行う．				
リスク重複者または受診勧奨者		生活習慣病患者が積極的に運動をする際には，安全面での配慮が特に重要になるため，かかりつけの医師に相談する．				

ている.

④ 休養・睡眠

睡眠の不足や質の悪い睡眠は，作業効率の低下や事故のリスクとなる．さらに，体内のホルモン分泌や自律神経機能への影響による食欲の増大，日中活動の低下による肥満リスクの増加など生活習慣病のリスクを高める[7]．また，十分な睡眠とストレスとの上手な付き合いは，こころの健康に欠かせない要素である.

「健康づくりのための睡眠指針2014」では，睡眠に関する科学的根拠を踏まえて，ライフステージ・ライフスタイル別の記載，生活習慣病やこころの健康に関する記載が充実した（表6-6）.

表6-6　健康づくりのための睡眠指針2014：睡眠12箇条

1. 良い睡眠で，からだもこころも健康に
2. 適度な運動，しっかり朝食，ねむりとめざめのメリハリを
3. 良い睡眠は，生活習慣病予防につながります
4. 睡眠による休養感は，こころの健康に重要です
5. 年齢や季節に応じて，ひるまの眠気で困らない程度の睡眠を
6. 良い睡眠のためには，環境づくりも重要です
7. 若年世代は夜更かし避けて，体内時計のリズムを保つ
8. 勤労世代の疲労回復・能率アップに，毎日十分な睡眠を
9. 熟年世代は朝晩メリハリ，ひるまに適度な運動で良い睡眠
10. 眠くなってから寝床に入り，起きる時刻は遅らせない
11. いつもと違う睡眠には，要注意
12. 眠れない，その苦しみをかかえずに，専門家に相談を

⑤ たばこ

喫煙はがん，脳卒中，虚血性心疾患，慢性閉塞性肺疾患，糖尿病，周産期の異常（早産，低出生体重児，死産，乳児死亡等）等の多くの健康問題の原因である．さらに，受動喫煙による短期間の少量曝露によっても，虚血性心疾患，肺癌，乳幼児の喘息や呼吸器感染症，乳幼児突然死症候群（SIDS）*などを引き起こすことが指摘されている[8].

2002（平成14）年に施行された健康増進法において，多数の者が利用する施設での**受動喫煙防止**のための措置が努力義務とされた．その後も，2010（平成22）年には「今後の受動喫煙防止対策の基本的な方向性として，多数の者が利用する公共的な空間は，原則として全面禁煙であるべき」ことが示された．また2016（平成28）年には「労働安全衛生法」が改正され，職場の全面禁煙または空間分煙が義務付けられた．さらに2018（平成30）年には，健康増進法が一部改正され，2020年4月から**原則屋内禁煙**が義務化された.

WHOは40カ国以上の参加を得て，「たばこの規制に関する世界保健機関枠組条約（**FCTC**）」[9]を2005年2月に発効しており，日本も2004（平成16）年に参加を表明している．たばこは日本人の疾病と死亡の原因として，予防可能な単一で最大の原因である（図6-6）[10]．その点からも今後も対策の充実が求められる.

⑥ アルコール

日本では2013（平成25）年に，アルコールの健康障害に対する包括的な施策を定めた「アルコール健康障害対策基本法」が制定された.

アルコールの健康への影響について，WHOは2016年に起きたアルコールに起因するすべての死亡のうち，28.7％は不慮または故意による負傷によるもので，消化器疾患21.3％，心血管疾患19％，その他は感染症，がん，精神障害と報告している[11]．また20〜39歳の年齢層では，全死亡数の約13.5％が

plus α

健康づくりのための睡眠ガイド（2023）

健康づくりのための睡眠指針2014は，健康づくりのための睡眠ガイド（2023）に改訂された．2023年版では，それぞれのライフスタイルに応じて良質な睡眠の確保を目指し，ライフステージごと（成人，こども，高齢者）に睡眠に関する推奨事項がまとめられた.

plus α

喫煙とがん

喫煙が関連することが明らかになっているがんには，口腔，咽頭，喉頭，肺，食道，大腸，膵臓，肝臓，腎臓，尿路，膀胱，子宮頸部，鼻腔，副鼻腔，卵巣のがん，また急性骨髄性白血病がある．たばこの煙に含まれる発がん物質は唾液や血液にも溶けるため，全身で発がんのリスクが上がると考えられる.

用語解説＊

乳幼児突然死症候群

「それまでの健康状態および既往歴からその死亡が予測できず，しかも死亡状況調査および解剖検査によってもその原因が同定されない，原則として1歳未満の児に突然の死をもたらした症候群」と定義される．日本での発症頻度は7,000人に1人程度とされているが，0歳児の死亡原因では第4位である（2019年）.

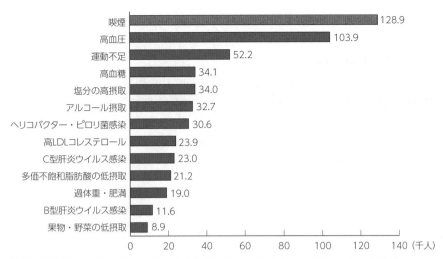

日本における2007年の非感染性疾患と障害による成人死亡（96万件を対象）について，喫煙・高血圧等の予防可能な危険因子別に死亡数を推計したもの.

Ikeda, N. et al. PLoS Med. 2012, 9（1），e1001160を参考に作成.

図6-6　リスク要因別の関連死亡者数（2007年）

アルコールに起因しており，**若年層でのアルコール関連疾患での死亡率**が高いことが示されている．日本国内の調査においても，高血圧，脳出血，脂質異常症は1日平均飲酒量と，脳梗塞および虚血性心疾患は一定以上の飲酒量との関連があることが報告されている[12,13].

　健康日本21（第二次）では，生活習慣病のリスクを高める飲酒量（純アルコール摂取量）について，男性で1日平均40g以上，女性20g以上と定義された．また，節度ある適度な飲酒を，通常のアルコール代謝能を有する日本人においては，1日平均純アルコール量は**20g**とした飲酒のガイドラインを示している.

7　健康な生活習慣のための支援

　生活習慣の改善を含め，地域での健康づくりの効果的な推進には，地域の生活実態，社会経済的状況等による特性を把握することが重要であることはいうまでもない．とりわけ，年齢や性差，社会経済的状況等の特性に着目し，それらの特性に基づき区分された対象集団（**セグメント**）ごとの働き掛けが重要である．その上で，生活習慣病を発症する危険度の高い集団や，総人口に占める高齢者の割合が最も高くなる時期に高齢期を迎える，現在の青壮年期の世代への重点的働きかけなど，ターゲット層の検討が求められる．さらに，健康格差の解消を目指したハイリスクアプローチとポピュレーションアプローチの効果的な組み合わせを検討することが必要である.

➡ハイリスクアプローチ，ポピュレーションアプローチについては，5章2節1項p.96参照.

2 生活習慣病

1 肥満・メタボリックシンドローム

「令和元年国民健康・栄養調査」によると，適正体重者（18.5≦BMI＜25）の割合は，20歳以上で男性63.1%，女性66.2%であり，男性はこの10年間でみると増加傾向，女性は横ばいにある．肥満（BMI≧25）の割合は，男性では33.0%と多く，女性では22.3%である．やせ（BMI＜18）は，女性で11.5%，男性で3.9%となった（図6-7）．特に20代女性のやせの割合は20.7%と高い．

また，メタボリックシンドローム（内臓脂肪症候群）が強く疑われる者と予備群と考えられる者を合わせた割合は，40〜74歳では，男性で54.5%，女性で16.7%に達している（図6-8）．

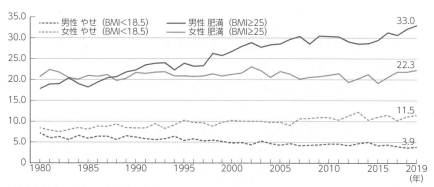

厚生労働省．国民健康・栄養調査より作成．

図6-7　肥満・やせの割合

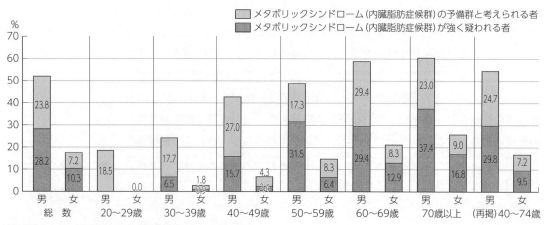

厚生労働省．令和元年国民健康・栄養調査（報告書）．p.156より作成．

図6-8　メタボリックシンドロームの状況

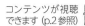
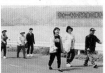

●町をあげての健康教育〈動画〉

2 糖尿病

「平成28年国民健康・栄養調査」では，糖尿病が強く疑われる者（糖尿病有病者），糖尿病の可能性を否定できない者（糖尿病予備群）はいずれも約1,000万人（合わせて**約2,000万人**）と推計されている．さらに「令和元年国民健康・栄養調査」では，糖尿病が強く疑われる者の人口に対する割合は男性19.7％，女性10.8％であり，最近20年間は増加傾向にある（**図6-9**）．「糖尿病を指摘された者」，「疑われる者」の割合は男性のほうが多いが，それらのうちの未治療の割合は女性のほうが高い．

一方，透析の原因疾患では**糖尿病性腎症**が最も多く，2020年末の報告では40.7％を占めている（**図6-10**）．

3 心疾患・脳血管疾患

脳血管疾患の年齢調整死亡率は減少傾向にあり，2022（令和4）年の時点で健康日本21（第二次）の目標を達成している．2010（平成22）年に対し，2019（令和元）年の収縮期血圧の平均値は，40～89歳で男女ともに低下している．また男女別に3年間の移動平均の推移をみても，40代，50代，60代，70歳以上の各年齢層で収縮期平均血圧の低下傾向を認め，脳血管疾患と虚血性心疾患の年齢調整死亡率の低下につながったと考えられる．

4 歯科・口腔保健

口腔の健康問題には，歯の喪失，歯周疾患，口腔機能低下がある．いずれも加齢に伴いそのリスクが増悪し，高齢化が進む中，口腔の健康の保持・増進は重要な課題となっている．

歯の喪失防止には「8020運動」（80歳で20歯以上の自分の歯を有する）が行われてきた．「令和元年国民健康・栄養調査」では，70歳以上では45.7％が20歯以上有すると回答している．また歯周疾患は，日本人の歯の喪失をもたらす主要な原因疾患である．近年，歯周病と**糖尿病**や**循環器疾患**との関連性

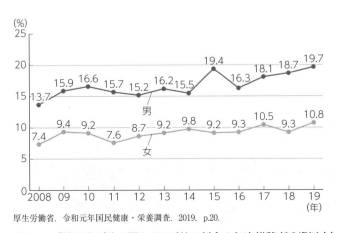

厚生労働省. 令和元年国民健康・栄養調査. 2019. p.20.

図6-9　「糖尿病が強く疑われる者」の割合の年次推移（20歳以上）

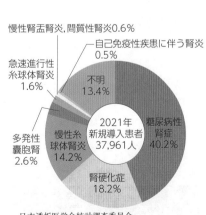

日本透析医学会統計調査委員会.
わが国の慢性透析療法の現況. 2021より作成.

図6-10　**慢性透析新規導入患者の
原疾患割合**

について指摘されていることから，歯周病予防は成人期以降の重要な健康課題である．さらに，口腔機能は摂食や構音機能に影響する．特に咀嚼機能は，高齢者の野菜摂取量や主観的健康観とも関連していることが報告されている[14, 15]．

3 生活習慣病対策

1 医療保険制度改革と保健事業の再編

急速に少子高齢化が進行する中，「安心・信頼の医療の確保と予防の重視」「医療費適正化」「超高齢社会を展望した新たな医療保険制度体系の創設」を目指し，2006（平成18）年の医療制度改革が行われた．これにより老人保健法は「高齢者の医療の確保に関する法律」（**高齢者医療確保法**）に全面改正された．それまでの老人保健法に基づく保健事業は，大きくは健康増進法による健康増進事業と，高齢者医療確保法に基づく**特定健康診査・特定保健指導**に変更された．その結果，従来，市町村が二次予防対策として担ってきた健康診査事業は，特定健康診査・特定保健指導という形で医療保険者が実施主体となった．

2 特定健康診査・特定保健指導

特定健康診査・特定保健指導は，メタボリックシンドロームの概念を導入した対策である．高血糖，脂質異常，高血圧などの危険因子である内臓脂肪の蓄積の早期発見と改善によって生活習慣病の予防を目指している（**図6-11**）．この制度には，①疾病予防からリスク改善に重点を置く，②医療保険者を実施主体とする，③健診受診者すべてを保健指導の対象とし，リスクに応じた保健指導を実施する，という特徴がある．

特定健康診査の対象は40～74歳であり，健診結果から生活習慣病のリスク要因によって階層化され，医師，保健師，管理栄養士による保健指導が実施される（**図6-12**）．

3 糖尿病性腎症重症化予防事業

2016（平成28）年に，「糖尿病性腎症重症化予防プログラム」が日本医師会・日本糖尿病対策推進会議・厚生労働省によって策定された．このプログラムは，重症化リスクの高い医療機関未受診者等に対する受診勧奨・保健指導に

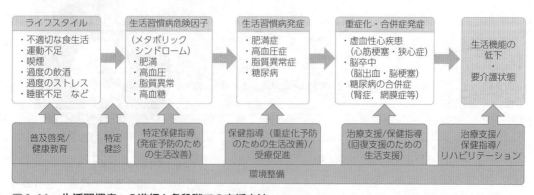

図6-11　生活習慣病への進行と各段階での支援方法

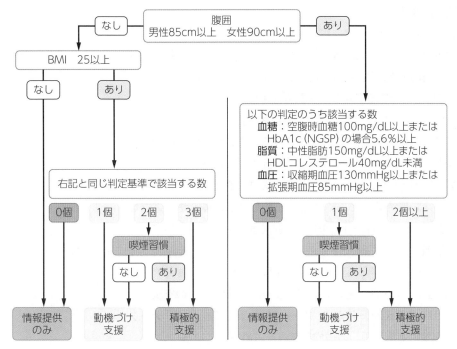

図6-12　特定保健指導の階層化（メタボリックシンドローム）

よる受療と，通院患者のうち重症化リスクの高い対象者への保健指導による人工透析等への移行の防止である．全国の自治体でのプログラムの実施を支援するために，2019（平成31）年に，「糖尿病性腎症重症化予防プログラム」の改定が行われた．改定のポイントは，①重症化予防に取り組む際の留意点を具体化，②庁内連携体制の整備，二次医療圏等レベルでの連携体制づくり，③事業評価・改善の視点を強化である．

④ 循環器病対策

脳卒中や心筋梗塞などの**循環器疾患**は死因の上位にあり，介護を必要とする原因においても多くを占めている．脳卒中や循環器病の多くは，急性期，回復期，維持期（生活期）まで切れ目ない医療とケアの体制が求められる．すなわち，発症直後の迅速な治療のための救急医療体制，急性治療からリハビリテーションへの移行，再発予防を目指した在宅療養体制の整備などが重要である．

これらを背景に，「健康寿命の延伸等を図るための脳卒中，心臓病その他の循環器病に係る対策に関する基本法」（**脳卒中・循環器病対策基本法**）が2018年に制定され，2019年から施行された．同法は，脳卒中や心筋梗塞などの循環器病の予防推進と，迅速かつ適切な治療体制の整備を進めることで，人々の健康寿命を延ばし，医療・介護費の負担軽減を図ることを目的としている．また，国の示す**循環器病対策推進基本計画***を基本として，都道府県循環器病対策推進計画を策定することとされている．

用語解説*

循環器病対策推進基本計画

循環器病対策基本法に基づく，循環器病対策の総合的かつ計画的な推進を図るための基本的方向であり，都道府県循環器病対策推進計画の基本となるものとして策定される．2020年10月に策定された計画は，2022年度までを実行期間として，「2040年までに3年以上の健康寿命の延伸及び循環器病の年齢調整死亡率の減少」を目指し，「循環器病の予防や正しい知識の普及啓発」，「保健，医療及び福祉に係るサービスの提供体制の充実」，「循環器病の研究推進」の三つの目標を掲げている．

5 地域・職域連携事業

　生涯を通じた健康づくりのためには，職域保健と地域保健の連携が不可欠である．そのため，地域保健法や健康増進法を根拠として，職域保健と地域保健の連携を推進する，**地域・職域連携推進協議会**の設置が進められてきた．地域・職域連携推進協議会は，都道府県と二次医療圏単位に設置することとされている．近年は，人々のライフスタイルや働き方が多様化しており，それらに対応した保健サービスの提供体制が求められている．そこで2019（令和元）年には，「地域・職域連携推進ガイドライン」が改訂され，地域保健情報と職域保健情報を統合して分析することによる地域全体の健康課題の明確化や，地域保健と職域保健の共同事業等による整合性のとれた保健指導方法の確立など，情報交換にとどまらない「取り組み」を重視した連携強化が目指されている[16]．

6 データヘルス計画

　2013（平成25）年6月に閣議決定された日本再興戦略では，「国民の健康寿命の延伸」が重要施策として掲げられた．データヘルス計画はその実現のための計画である．2014（平成26）年から，すべての健康保険組合は「**データヘルス計画**」（保健事業の実施計画）の作成と実施を求められている．

　具体的には，医療費や健診データの分析結果に基づいて，健康課題の抽出，保健事業計画，評価指標の設定を行い，事業の実施評価を行うこととされている．すなわちデータヘルス計画は，PDCAサイクルを基盤にして，実効性の高い事業展開を行うための事業計画であり，その事業展開のための戦略書といえる．

　こうしたPDCAサイクルのもとでの事業展開は，すべての保健事業に共通するが，生活習慣病対策においては，健康診査や保健指導，医療費，死亡統計など多くのデータがあることから，それらのより有効な活用が期待される．図6-13に示したのは，地域のデータを分析し，ヘルスプロモーションの理念のもとPDCAによって展開している健康づくり活動の実践例である．

7 ICTを活用した情報発信

　近年，インターネットの普及は目覚ましいものがあり，「令和4年通信利用動向調査」では，国民の84.9％はインターネットを利用していると報告されている．また，新型コロナウイルス感染症の流行に伴い，テレワークを導入している企業は51.7％と半数を超えている．厚生労働省は，インターネットを介した「生活習慣病予防のための健康情報サイトe-ヘルスネット」をスタートし，健康や生活習慣病予防に関するさまざまな情報を公開している．これらの情報発信は，最新の正しい情報提供による知識の普及や，受け手側の関心にタイムリーに対応することで具体的な保健行動を後押しするなど，ポピュレーションアプローチとして期待される．

　国際社会においても**eHealth***や携帯電話等による情報提供である**mHealth***が注目されている．WHOは，eHealthによる加盟国の**ユニバーサル・ヘルス・カバレッジ**（UHC）の推進や，mHealthによるNCDs予防に関

2024（令和6）年度から第3期データヘルス計画が開始される．

用語解説*
eHealth

eはelectronicを指し，健康のために情報通信技術（ICT）を活用することである．公衆衛生や医療，介護等の分野で活用が進められている．eHealthによって，健康情報の発信やe-Learningプログラム，レセプトデータ・健診データなどのビッグデータの分析，遠隔医療等の推進が期待されている．

用語解説*
mHealth

モバイルワイヤレステクノロジー（携帯できる通信端末による情報通信技術）を用いた公衆衛生や医療，介護等の活動をさす．健康情報や医療サービスへのアクセスの向上だけでなく，健康行動の前向きな変化の促進や疾病の良好な管理が期待されている．また，医療・介護の多職種連携での活用も進められている．

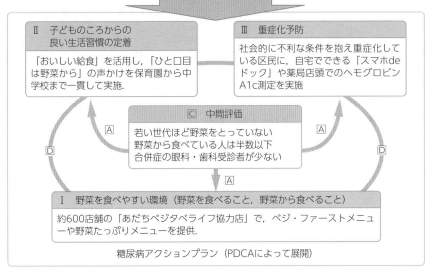

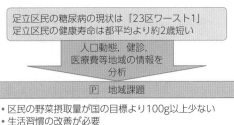

スマート・ライフ・プロジェクト「健康寿命をのばそう！アワード」第6回受賞プロジェクト紹介情報をもとに筆者が作成.

図6-13　PDCAに基づく健康づくり事業例

するサービスの推進を目指している[17].国内においても今後,さらに活用が拡大していくであろう.一方で,誰もが情報にアクセスできる環境の保障や,多様なツールの選択ができる環境整備は重要な課題である.

4　が　ん

1　がんの動向

　がんは1981（昭和56）年から日本における**死亡原因の第1位**である.2021（令和3）年にがんで死亡した人は381,505人（男性222,467人,女性159,038人）であり,死亡数が多い部位は,男性で**肺,大腸,胃**,膵臓,肝臓,女性で**大腸,肺**,膵臓,乳房,胃の順である.主な部位別（粗）死亡率の年次推移を**図6-14**に示す.一方で,がんの年齢調整死亡率*の年次推移は,1990年代後半から男女とも減少傾向にある（**図6-15**）.**全国がん登録**によると,2019（令和元）年に罹患したがんは999,075例（男性566,460例,女性

用語解説 *

がんの年齢調整死亡率（年齢調整罹患率）

がんは,高齢になるほど亡くなる（罹患する）人が多くなることから,年齢構成が異なる地域間や年次推移の変化は,人口の年齢構成の差異を取り除いて観察するために,年齢調整死亡率（年齢調整罹患率）を用いる.

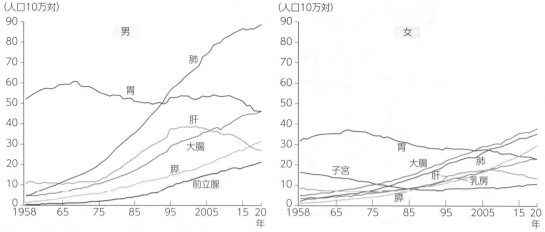

注）肺は気管と気管支および肺，肝は肝および肝内胆管，大腸は結腸と直腸S状結腸移行部および直腸である．
厚生労働省大臣官房統計情報部．人口動態統計．

図6-14　悪性新生物の主な部位別死亡率（人口10万対）の年次推移

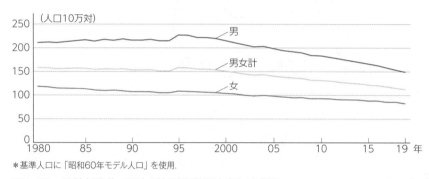

＊基準人口に「昭和60年モデル人口」を使用．

図6-15　悪性新生物の男女別年齢調整死亡率年次推移

432,607例）であり，罹患が多い部位は，男性で**前立腺，大腸，胃**，肺，肝臓の順，女性で**乳房，大腸**，肺，胃，子宮の順である（**図6-16**）[18]．

　疫学研究によって，日本では**喫煙**をはじめとする生活習慣，**感染性要因**等ががんのリスク要因（男性で53.3%，女性で27.8%を占める）と考えられている[17]．感染は，ヘリコバクター・ピロリ菌，B型・C型肝炎ウイルス，ヒトパピローマウイルス，EBウイルス，HTLV-1が知られている．また，日ごろの健康習慣（禁煙，節酒，バランスの良い食生活，適度な身体活動，適正体重の維持）を実践することによって，がんになるリスクを低くすることが可能となる．

2　がん対策

　がんは日本における死因第1位であり，重要な健康課題であることから，2006（平成18）年にがん対策を総合的かつ計画的に推進するために，**がん対策基本法**が成立した．基本理念として，がん研究の推進，がん医療の均てん化，がん患者の意向を十分尊重したがん医療を提供する体制整備が掲げられた．また，この法律に基づいて**がん対策推進基本計画**，都道府県がん対策推進

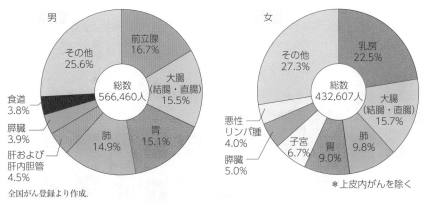

全国がん登録より作成.

図6-16　悪性新生物の主な部位別割合（2019年罹患）

計画が策定され，5年ごとに検討，見直しがされている．現在，第3期がん対策推進基本計画に基づき，①がん予防，②がん医療の充実，③がんとの共生の三つを柱にがん対策の一層の推進を図っている．

　がん検診は，健康増進法に基づく健康増進事業として，市町村において実施されている．厚生労働省は「がん予防重点健康教育及びがん検診実施のための指針」を示して，科学的根拠に基づくがん検診を推進している．指針ではがん検診の内容として，種類（胃がん，子宮がん，肺がん，乳がん，大腸がん），検査項目，対象者，受診間隔が示されている．

5 自　殺

1 自　殺

　WHOによると，世界では低中所得国を中心に毎年約80万人が自殺で亡くなっている．自殺は，世界で15〜34歳における死因の上位3要因の一つであり，社会に与える影響は大きい．

　日本においては，1998（平成10）年に自殺者数が急増し，以降15年にわたり，**年間3万人**を超える高い水準で推移していた．国内でも大きな課題として対策を行い，近年は，自殺者数は10年連続で減少し，2012（平成24）年には3万人を下回った．しかし依然として，自殺は国内の死因別順位第7位で，特に10歳から39歳における死因順位の第1位であるなど，主要な死因の一つである．日本の自殺の現状は，国際的にも主要国（G7）で最も高い自殺死亡率となっている．

　警察庁の発表によると，2022（令和4）年の自殺者数は21,881人で，年齢階級別自殺者数の年次推移によると50代および60代で増加した（**図6-17**）．原因・動機別にみると「**健康問題**」が一番多く，「家庭問題」「経済・生活問題」と続く．また「健康問題」の内訳では，「うつ病」「統合失調症」が上位で

plus α
第4期がん対策推進基本計画

がん対策推進基本計画が見直され，2023（令和5）年3月に第4期がん対策基本計画が閣議決定された．

plus α
がんと就労

がんになっても自分らしく生き生きと働き，安心して暮らせる社会の構築が重要となっており，がん患者の離職防止や再就職のための就労支援を充実させていくことが強く求められている．

plus α
1998年の出来事

日本の自殺者の数が1998年に急増した背景には，経済不安がある．1990年ごろからバブル崩壊，阪神・淡路大震災などで低迷していた日本経済だったが，1997年は国内で緊縮財政と増税，国際的にはアジア通貨危機と呼ばれる金融危機が起こり，金融機関を含む多くの企業が経営困難となった．

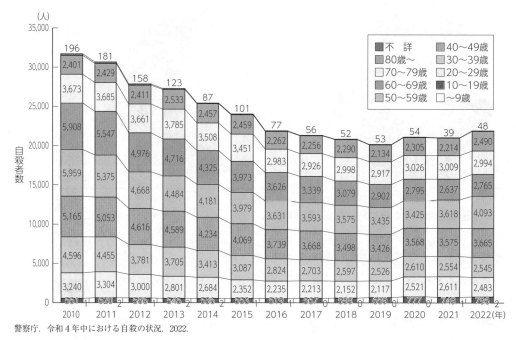

図6-17　自殺者数の年代別推移

警察庁. 令和4年中における自殺の状況. 2022.

ある．10代の自殺では「**学校問題**」が最多の件数を占め，「健康問題」「家庭問題」が微増の傾向である．自殺においては，一つだけの原因でなく，さまざまな問題が関連している．

2 自殺対策

1 自殺対策基本法

　2006（平成18）年に施行された**自殺対策基本法**は，誰も自殺に追い込まれることのない社会の実現を目指して，2016（平成28）年に改正された．国，地方自治体などの責務が明らかになり，都道府県は，自殺総合対策大綱および地域の実情を踏まえて，都道府県自殺対策計画を定めるものとされている．また市町村は，自殺総合対策大綱および**都道府県自殺対策計画**ならびに地域の実情を勘案して，**市町村自殺対策計画**を定めるものとされている．地域の多様な関係者や組織との連携・協力を確保しつつ，総合的な自殺対策を推進する上で，地域での総合行政を実施し，地域住民と身近に関わっている地方公共団体は，重要な役割を担っている．

2 自殺総合対策大綱

　自殺対策基本法に基づき，2007（平成19）年に自殺総合対策大綱を策定し，「自殺の背景にさまざまな社会的要因があることから，社会的な取り組みとして実施されなければならない」との考えを十分に踏まえ，政府を挙げて総合的に自殺対策に取り組むこととした．また，2009（平成21）年には地域の実情を踏まえて対策を講じやすいように，各都道府県に「地域自殺対策緊急強

plus α

自殺対策基本法の目的

誰も自殺に追い込まれることのない社会の実現を目指して，自殺対策に関し，基本理念を定め，国，地方公共団体，事業主，国民のそれぞれの責務を明らかにするとともに，自殺対策の基本となる事項を定めること等により，自殺対策を総合的に推進して，自殺防止と自殺者の親族等の支援の充実を図り，国民が健康で生きがいをもって暮らすことのできる社会の実現に寄与することを目的としている．

142

化基金」を創設するなどの取り組みが行われた.

2017（平成29）年に閣議決定された**自殺総合対策大綱**は，2007年に閣議決定された最初の大綱から数えて第三次の大綱であり，自殺対策基本法が2016年に改正されたことを踏まえて策定された．2022（令和4）年に閣議決定された第四次大綱では，地域レベルの実践的な取り組みのさらなる推進，若者の自殺対策，勤務問題による自殺対策のさらなる推進，自殺死亡率を先進諸国の現在の水準まで減少することを目指し，2026年までに2015年比30％以上減少させること等を目標に掲げている．

❸ 自殺対策の取り組み

|1| 自殺予防週間と自殺対策強化月間

国民一人ひとりの気付きと見守りを促す取り組みとして，毎年9月10日から16日までの1週間を「自殺予防週間」，3月を「自殺対策強化月間」として定め，国や地方公共団体，関係団体，民間団体等が連携し，啓発活動等を行っている．

|2| 学校教育

「児童生徒の自殺対策に資する教育の実施」として，道徳教育における生命の尊さや大切さを実感できる教育の推進が図られている．学校における自殺予防教育として，「SOSの出し方に関する教育」も推進されている．さらに，児童生徒の困難・ストレスへの対処方法等を身に付ける教育も展開されている．また，インターネットやスマートフォン，SNS等の普及により，相手への影響を考え，適切に情報を発信する態度を身に付ける必要性から，児童生徒に対する**情報モラル教育**の推進が図られている．

|3| 人材育成

自殺対策に関係する人材の確保，養成および資質の向上を図る取り組みとして，かかりつけ医等が適切にうつ病を判断し，速やかに専門医療につなげるための研修などの取り組み，教職員に対する普及啓発，介護支援専門員や民生委員・児童委員に対する研修なども行われている．産業保健においては，職場の**メンタルヘルス対策**を含む産業保健活動を推進するため，全国の産業保健総合支援センター等において，産業医，保健師等に対し，メンタルヘルス等の研修を実施している．

|4| 地方自治体の取り組み

保健所，保健センター等においては，こころの健康等に関する電話相談や対面相談事業を行っている．こころの健康相談件数は増加傾向にあることから，保健所等における相談窓口の機能はますます重要である．このほかに，都道府県および市区町村では，関係機関が連携して自殺対策に取り組むためのネットワークの構築，地域住民や関係団体を対象とした研修の実施による相談員や**ゲートキーパー***の養成，講演会の開催やパンフレットの配布，キャンペーンの実施，住民に対するメンタルヘルスチェックの実施，調査・分析など，総合

plus α
9月10日と3月

9月10日はWHOが定める「世界自殺予防デー」である．そのため，この日を中心に世界中で自殺防止のための取り組みが行われている．また，3月は日本において月別自殺者数が最も多い月である．3月は環境の変化が始まりだし，心理的ストレスを感じやすく，気候の変化から体調にも変化があるため，自殺防止の取り組みが一層必要となる．

用語解説*
ゲートキーパー

自殺の危険を示すサインに気付き，適切な対応（悩んでいる人に気付き，声をかけ，話を聞いて必要な支援につなげ，見守る）を図ることができる人のことをいう．自殺総合対策大綱（平成19年6月8日閣議決定）において，九つの当面の重点施策の一つとしてゲートキーパーの養成を掲げ，かかりつけの医師をはじめ，教職員，保健師，看護師，ケアマネジャー，民生委員，児童委員，各種相談窓口担当者などにゲートキーパー養成研修などを行うことが規定されている．

的なこころの健康づくりを含めた対策に取り組んでいる.

　また，経済問題などの社会的要因に関連して，都道府県，市区町村，財務局等で多重債務相談を行っている．多重債務問題の解決，多重債務者に対する相談，失業者・生活困窮者等への自立支援について対応できるよう，職員・相談員の資質向上に取り組んでいる.

４ 遺された人々のケア

　自殺は家族や友人だけではなく，地域社会，学校や職場にも大きな影響を与える．身近な人の死は誰にとっても苦しい出来事で，遺された人は感情面，身体面，行動面，生活面等でさまざまな影響を受ける．加えて自殺についての周囲からの誤解や偏見などによって，「理解が得られない」「人に話せず，悲しみを分かち合えない」などの困難も生じ，悩みや困難，苦しさを相談する相手も限られ，心理的にも身体的にもつらい状況となる．また，遺族として法的な問題やさまざまな手続きにも対応しなければならない場合がある.

　一人ひとり異なる事情を抱えている自死遺族等にとって，同じ悩みや問題を抱える遺族同士のつどいの場，自助グループおよび支援グループの活動・サービス等の紹介，自死遺族等支援のしくみの構築も支援者の役割である[20].

　今後，自殺対策を一層進めるために，健康問題や経済的困窮をはじめとした，自殺の背景にあるさまざまな要因を踏まえ，多機関での連携・協働が求められる.

引用・参考文献

1) Ikeda, N. et al. What has made the population of Japan healthy? The Lancet. 2011, vol.378, p.1094-1105.
2) Breslow, L. et al. Persistence of health habits and their relationship to mortality. Prevent Med. 1980, 9（4）, p.469-483.
3) WHO. Global Action Plan for the Prevention and Control of NCDs 2013-2020. 2014.
4) WHO. Noncommunicable diseases country profiles 2018. World Health Organization, 2018.
5) 文部科学省，厚生労働省，農林水産省．食生活指針の解説要領．2016.
6) 厚生労働省．健康づくりのための身体活動基準2013. 2013.
7) 厚生労働省．健康づくりのための睡眠指針2014. 2014.
8) 喫煙と健康問題に関する検討会．新版喫煙と健康．保健同人社，2002.
9) WHO. WHO Framework Convention on Tobacco Control. 2003.
10) Ikeda, N. et al. Adult mortality attributable to preventable risk factors for non-communicable diseases and injuries in Japan：a comparative risk assessment. PLoS Med. 2012, 9（1）, e1001160.
11) WHO. Global status report on alcohol and health 2018.
12) Nakashita, Y. et al. Relationships of Cigarette Smoking and Alcohol Consumption to Metabolic Syndrome in Japanese Men. J Epidemiol. 2010, 20（5）, p.391-397.

13) Marugame, T. et al. Patterns of alcohol drinking and all-cause mortality：results from a large-scale population-based cohort study in Japan. Am J Epidemiol. 2007, 165（9）, p.1039-1046.
14) Miura, H. et al. Relationship between general health status and the change in chewing ability：a longitudinal study of the frail elderly in Japan over a 3-year period. Gerodontology, 2005, 22, p.200-205.
15) 神森秀樹ほか．健常高齢者における咀嚼能力が栄養摂取に及ぼす影響．口腔衛生会誌．2003, 53, p.13-22.
16) 厚生労働省．これからの地域・職域連携推進の在り方に関する検討会報告書.
17) WHO. Global diffusion of eHealth：Making universal health coverage achievable. Report of the third global survey on eHealth, 2016.
18) 厚生労働省．平成31年（令和元年）全国がん登録：罹患数・率報告．2019,
19) Inoue, M. et.al. Attributable causes of cancer in Japan in 2005：systematic assessment to estimate current burden of cancer attributable to known preventable risk factors in Japan. Ann Oncol 2012, 23（5）, p.1362-1369.
20) 厚生労働省．令和2年版自殺対策白書．2020.
21) 警察庁．令和2年中における自殺の状況．2022.
22) 厚生労働省．自死遺族等を支えるために：総合的支援の手引．2018, https://www.mhlw.go.jp/content/000510925. pdf, （参照2023-11-20）.

平均寿命	特定保健指導	がん対策推進基本計画
健康寿命	脳卒中・循環器病対策基本法	がん検診
健康日本21	地域・職域連携推進協議会	自殺対策基本法
健康増進法	データヘルス計画	自殺総合対策大綱
非感染性疾患（NCDs）	ユニバーサル・ヘルス・カバレッジ	情報モラル教育
生活習慣病	（UHC）	メンタルヘルス対策
食生活指針	年齢調整死亡率	ゲートキーパー
メタボリックシンドローム	がん登録	
特定健康診査	がん対策基本法	

◆ 学習参考文献

❶ 厚生労働統計協会編. 国民衛生の動向・厚生の指標. 2023／2024, 70（9）増刊.

❷ がんの統計編集委員会. がんの統計2023. がん研究振興財団, 2023.

❸ マシュー・K・ノックほか編. 世界自殺統計：研究・臨床・施策の国際比較. 坂本律訳. 明石書店, 2015.

6

日本人の健康と課題

7 親子保健

学習目標

- 子ども・親に関するさまざまな施策の概要を理解する.
- 地域母子保健の体系と具体的な支援内容を理解する.
- 児童虐待, 育児不安など, 子どもをめぐる社会的問題の特徴とその対策・支援のありかたを理解する.

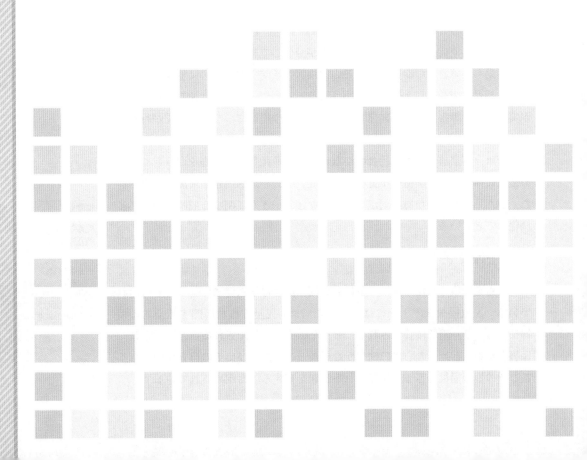

1 子どもを対象にした活動の目的・意義

人は，生まれてから乳幼児期，学童期，思春期，さらに成人期，老年期へと成長していく．特に乳幼児期，学童期は，一生を通じて健康の基礎が形成される時期である．また，健康的な生活習慣を確立する時期でもあり，健康づくりの出発として重要である．

親への支援は子どもへの支援となり，子どもへの支援は親への支援となるように，親と子どもへの支援は密接に関係し，この考えの下，親子保健は成り立っている．

1 歴史的な変遷

子どもを対象にした対策は，時代とともに変遷してきている．保健所において，本格的に親と子を対象とした事業が取り組まれたのは，1937（昭和12）年に保健所法が施行され，妊産婦・乳幼児の保健衛生が重要な事業として取り上げられてからである．この時期は日中戦争中にあたり，国民の体力増強や人口増強政策が推進され，乳幼児死亡を減少させることを目的に乳児健康診査が開始された．

第二次世界大戦後，1947（昭和22）年に児童福祉法の制定，1948（昭和23）年には母子衛生対策要綱が定められ，妊産婦・乳幼児の保健指導，育成医療，未熟児対策，各種保健・福祉対策が相次いで整備された．しかし，乳児死亡，周産期死亡などの保健水準に関しては，なお改善しなければならない問題が多く，1965（昭和40）年には**母子保健法**が制定された．

その後，感染症や栄養不良による死亡が減少してきたため，子どもを対象にした活動も，障害の早期発見，あるいは疾病の予防などを中心に展開されてきた．乳幼児健康診査が系統的に整備されるとともに，先天性代謝異常検査などが実施され，障害を早期に発見し，早期に医療や療育につなげる活動が行われてきた．

近年は，核家族化や地域社会のつながりの希薄化など，家庭を取り巻く環境の変化に伴い，**児童虐待**や**不登校**などの社会的，心理的問題が増加してきている．また，育児不安がある親が多くなるなど，子どもに関する問題は複雑，多様化してきている．

2 法律にみる目的

子どもを対象とした事業は，主に**児童福祉法**と**母子保健法**に基づいて行われている．児童福祉法の1条には「全て児童は，児童の権利に関する条約の精神にのっとり，適切に養育されること，その生活を保障されること，愛され，保護されること，その心身の健やかな成長及び発達並びにその自立が図られることその他の福祉を等しく保障される権利を有する」と定められている．

表7-1　母子保健関係法規と制度との関連

母子保健法	母子保健全般
成育基本法	成育医療等基本方針の作成
児童福祉法	児童福祉施設，助産施設，療育の給付，小児慢性特定疾患治療研究事業，療育指導，児童福祉施設への入所措置
次世代育成支援対策推進法	行動計画策定指針ならびに地方公共団体および事業主の行動計画の策定
少子化社会対策基本法	母子保健医療体制の充実等
児童虐待防止法	児童に対する虐待の禁止，国及び地方公共団体の責務
障害者基本法	障害者の自立と社会参加の促進
生活保護法	出産扶助
健康保険法・国民健康保険法等	出産育児一時金の支給
児童手当法	児童手当の支給
地域保健法	母子保健についての保健所の業務
戸籍法	婚姻届，出生届
死産の届出に関する規程	死産の届出
母体保護法	不妊手術，人工妊娠中絶，受胎調節実地指導員
刑法	堕胎の罪
労働基準法	妊産婦に係わる危険有害業務の就業制限，産前産後の休業，育児時間
育児・介護休業法	育児休業の取得，就業しつつ子を養育することを容易にする措置
男女雇用機会均等法	妊娠中及び出産後の健康管理に関する措置
医療法	病院，診療所，助産所
予防接種法	乳幼児の予防接種
健康増進法	健康指導等，特定給食施設等，特別用途表示及び栄養表示基準
感染症法	結核健康診断，結核罹患児の医療
精神保健福祉法	精神障害児（者）の医療，社会復帰
学校保健安全法	就学時及び定期健康診断

母子衛生研究会．わが国の母子保健　令和3年．2021，p.88.

plus α

成育基本法

正式名称は「成育過程にある者及びその保護者並びに妊産婦に対し必要な成育医療等を切れ目なく提供するための施策の総合的な推進に関する法律」で，2019年12月公布された．「成育過程」とは，出生に始まり，新生児期，乳幼児期，学童期，思春期の各段階を経て大人になるまでの一連の成長の過程をいい，「成育医療等」とは，妊娠・出産・育児に関する問題や成育過程の各段階において生ずる心身の健康に関する問題等を包括的にとらえて，これに適切に対応する医療・保健・教育・福祉に関するサービスをいう．

plus α

父親の育児休業

父親の育児休業原則1歳まで取得できる制度に加え，2022年10月から産後パパ育休（出生時育児休業）が施行され，出生後8週間以内に4週間まで育児休業を取得できるようになった．父親の育児休業の取得率は令和3年度13.97%（女性85.1%）と極めて低い．

また，母子保健法の1条には「母性並びに乳児及び幼児の健康の保持及び増進を図るため，母子保健に関する原理を明らかにするとともに，母性並びに乳児及び幼児に対する保健指導，健康診査，医療その他の措置を講じ，もつて国民保健の向上に寄与することを目的とする」と定められている．

なお，母子保健に関する制度・施策には，これ以外にも多くの法律が関係している（表7-1）[1]．

3 意　義

子どもを対象にした活動は，子どもに疾病や障害があるかどうかにかかわら

plus α

子ども食堂

無料または安価で食事や居場所を提供する場で，地域住民によるボランティアが主体となって運営しているところが多い．子どもの食育や居場所づくりにとどまらず，高齢者や障害者を含む地域住民の交流拠点に発展する可能性があり，地域共生社会の実現に向けて役割を果たすことが期待されている．

ず，すべての子どもの健康の保持・増進を図り，子どものもっている能力を十分に発揮できるようにすることにある．具体的には，①現在発生している問題への対応，②将来発生が予測される問題への対応，③各成長発達段階において子どもの能力を十分に発揮できるような対応，である．

　特に乳幼児期は，子ども自身に健康を保持・増進する能力が備わっていないため，子どもを取り巻く親や家族，ひいては社会が子どもを健やかに育成する必要がある．そのためには，子どもを対象にした活動であっても，親，家族，広くは社会を対象にした活動でなければならない．

2 現在の親と子どもに対する施策

1 健やか親子21

　日本の各種母子保健指標は世界最高水準にあるが，妊産婦死亡や乳幼児の事故死は改善の余地があるなど残された課題も多くあることから，「**健やか親子21**」が計画された．「健やか親子21」は，21世紀の母子保健のビジョンとして，2001（平成13）年から2014（平成26）年までの目標値を設定し，関係者と関係機関・団体が一体となって推進する国民運動計画として提言された．「健やか親子21」は，成人を主な対象にした健康づくりとして計画された「**健康日本21**」（➡p.126参照）の子ども版といえる．取り組むべき主要な課題として設定されたのは，以下の四つである[2]．

①思春期の保健対策の強化と健康教育の推進
②妊娠・出産に関する安全性と快適さの確保と不妊への支援
③小児保健医療水準を維持・向上させるための環境整備
④子どもの心の安らかな発達の促進と育児不安の軽減

　2013年に取りまとめられた「健やか親子21」最終評価報告書をもとに，2015年から「**健やか親子21（第2次）**」が開始された．10年後の目指す姿を「すべての子どもが健やかに育つ社会」とし，実現に向けた三つの基盤課題と二つの重点課題が設定されている（**図7-1**）．

2 次世代育成支援対策推進法，子ども・子育て支援法

1 次世代育成支援対策推進法

　急速な少子化が進行する中，次代の社会を担う子どもが健やかに生まれ，かつ育成される社会を形成することを目的として，2005（平成17）年に10年間の時限立法として**次世代育成支援対策推進法**が制定され，その後，2025（令和7）年まで10年間延長された．また，次世代育成支援は育児への支援だけにとどまらず，親の働き方，地域での子育て，生活環境の整備なども含む幅広い施策として実施されている[3]．

plus α

健やか親子21（第2次）の中間報告

2019年に，2015年からの取り組みについて中間報告が発表された．52項目中34項目で改善が報告されたが，「児童虐待による死亡数」などは改善していない．児童虐待防止対策には，①発生予防には，妊娠届出時など妊娠期から関わることが重要な点，②早期発見・早期対応には産婦健診，新生児訪問等の母子保健事業と関係機関の連携強化が必要であること，③子どもの保護・支援，保護者支援の取り組みが重要であることが改めて示された．

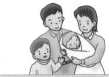

健やか親子21（第2次）

すべての子どもが健やかに育つ社会

子育て・健康支援

重点課題①
育てにくさを感じる親に
寄り添う支援

相談相手　予防接種　不妊

少子化　健康診査　産後うつ　低出生体重児

重点課題②
妊娠期からの
児童虐待防止対策

性　身体活動　歯科

心の健康　食育　喫煙飲酒　肥満やせ

基盤課題A
切れ目ない妊産婦・乳幼児への保健対策

基盤課題B
学童期・思春期から成人期に向けた保健対策

基盤課題C
子どもの健やかな成長を見守り育む地域づくり

厚生労働省.「健やか親子21(第2次)」について検討会報告書（概要）.

図7-1　健やか親子21（第2次）のイメージ

　次世代育成支援対策推進法に基づき，市町村行動計画および都道府県行動計画，一般事業主行動計画，特定事業主（国・地方公共団体）行動計画を作成するようになっている．

　市町村行動計画および都道府県行動計画の内容として，①地域における子育ての支援，②母性ならびに乳児および幼児などの健康の確保および増進，③子どもの心身の健やかな成長に資する教育環境の整備，④子育てを支援する生活環境の整備，⑤職業生活と家庭生活との両立の推進，⑥子どもなどの安全の確保，⑦要保護児童への対応などきめ細かな取り組みの推進，が挙げられている[4]．

|2|子ども・子育て支援法

　認定こども園，幼稚園，保育所を通じた共通の給付（施設型給付）および小規模保育等への給付（地域型保育給付）の創設，地域の子ども・子育て支援の充実を目的に，2012（平成24）年に制定された．

　支援給付として，子どものための現金給付（児童手当法の定めるところにより支給），教育・保育給付〔支給認定（要保育認定等），施設型給付・地域型保育給付，所得に応じた利用者負担〕がある．また，地域子ども・子育て支援事業として，利用者支援，地域子育て支援拠点事業，一時預かり事業，乳児家庭

全戸訪問事業，延長保育事業，病児・病後児保育事業，放課後児童クラブ，妊婦健診等がある[1].

3 地域母子保健対策の体系

現在行われている**母子保健対策**は，主に思春期の生徒，学生から妊娠，出産，就学前の乳幼児までを対象としている（**図7-2**）.

母子保健対策は，**健康診査，保健指導，療養援護，医療対策**の四つに区分される．ここでは，都道府県および市町村で実施している地域母子保健対策を中心に述べる．なお，地域母子保健対策において，政令指定都市，中核市，その

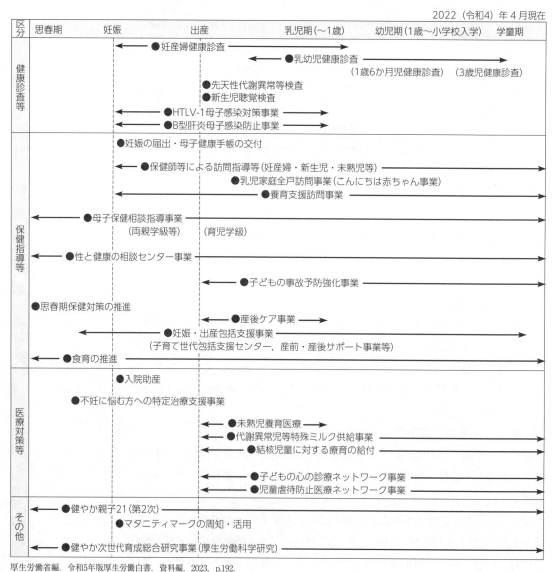

2022（令和4）年 4 月現在

厚生労働省編．令和5年版厚生労働白書．資料編．2023，p.192.

図7-2 母子保健対策の体系

他の政令市，特別区が実施主体になっている事業は，保健所および市区町村保健センターで実施している．それ以外の市町村では，主に市町村保健センターにおいて実施している．

母子保健体系は全国どこの市町村でも基本的には同じである．しかし，市町村によって出生数の多寡，各種施設の整備状況が異なるなど，母子保健に関連する状況はさまざまであり，地域の特性あるいはニーズに応じて行われているため，地域により事業の実施状況が異なることもある．

1 健康診査など

1 妊産婦健康診査

通常，妊娠期の健康診査は自費で医療機関において受けるが，地方自治体によって回数は異なるもののβ公費で妊婦・産後健康診査を受けることができる．

2 乳幼児健康診査，1歳6カ月児健康診査，3歳児健康診査

健康診査は，身体発育，精神発達などの異常を早期に発見し，早期に対応することにより心身障害を予防するとともに，育児支援を実施することを目的として行われる．

健康診査の時期は，身体発育，精神発達，あるいは育児支援の必要性をもとに決められ，乳児，1歳6カ月児，3歳児の各年齢で実施されている．健康診査の方法は，市町村が決めた日時に集団で実施する方法と医療機関へ委託して行う方法の2種類がある．

集団で実施される健康診査を例に述べる．健康診査の内容は対象児の年齢により異なるが，乳児を対象とした健康診査では，主に身体計測，身体発育・発達などの健康診査，その結果に基づき栄養・育児指導などが行われ，1歳6カ月児では，身体計測，身体発育，精神発達，歯科などの健康診査，健康診査の結果に基づく栄養・育児指導などが行われる．3歳児では身体計測，身体発育，精神発達，視聴覚，歯科などの健康診査，健康診査の結果に基づく栄養・育児指導などが行われる．

乳幼児健康診査の結果，疾病ならびに心身の発達に異常，あるいは異常の疑いのある子どもについては精密健康診査が行われる．

3 B型肝炎母子感染防止対策

B型肝炎ウイルスを有する妊婦から出生したすべての子どもを対象に，キャリア化防止，劇症肝炎・急性肝炎などの発生防止を目的に実施している．妊婦のHBs抗原検査は公費で負担し，陽性だった場合，出生した児に対し，抗HBs人免疫グロブリンを投与し，B型肝炎ワクチンを接種する（併用の場合は医療保険適用）．

4 先天性代謝異常，クレチン症検査

先天性の疾患であるフェニルケトン尿症，メープルシロップ尿症，ホモシスチン尿症，ガラクトース血症，先天性副腎過形成症，先天性甲状腺機能低下症

（クレチン症）を早期に発見するために，新生児期に血液によるマス・スクリーニングが行われる．これらの疾病を早期に発見し，適切な治療を行うことにより，心身の障害の発生を予防することを目的とする．

2 保健指導など

1 妊娠の届出および母子健康手帳の交付

妊娠した者は市町村長に妊娠の届出をすると，妊娠，出産，育児に関する記録帳である**母子健康手帳***が交付される．母子健康手帳は，医師，助産師，保健師などの医療従事者が記入するだけでなく，親が子どもの成長や発達，育児などを記録できるようになっており，母と子の健康と成長の記録である．

また，市町村では子育て世代包括支援センター*の設置により，母子健康手帳交付の機会を活用して妊婦に面接し，健康状態や不安・悩みなどを把握し，妊娠期から育児期にかけて切れ目のない支援を実施するための出発点となっている．若年妊婦，シングルマザーなどで予測される**特定妊婦***への支援など，妊婦の状態に応じて，出産，育児が順調にいくように支援している．

2 保健師などによる訪問指導

健康診査や各種事業から対象者を把握し，必要に応じて保健師などが家庭に出向き，家庭環境，生活環境などに応じた保健指導を実施している．

家庭訪問による指導は，妊産婦，新生児，未熟児*，障害あるいは疾病がある子どもなどを対象に実施している．特に未熟児は，生理的に未熟で疾病に罹患しやすいことから養育には注意を要するため，訪問指導が行われている．未熟児の訪問指導については，2013（平成25）年4月，都道府県から，より身近な市町村に権限が委譲された．

3 乳児家庭全戸訪問事業

地域保健で実施される最初の健診時期である生後4カ月までは，育児相談などの行政からのサポートが少ないことが指摘されており，この期間に子育て支援に関する情報提供や養育環境などの把握を行い，必要なサービスにつなげることを目的に制度化された．訪問を実施する者は，民生・児童委員，母子保健推進員，助産師，保健師など市町村により異なるが，生後4カ月までに，乳児がいる全家庭を訪問する．

4 養育支援訪問事業

養育支援が特に必要と判断した家庭に対して，保健師・助産師・保育士などがその家庭を訪問し，養育に関する指導・助言などを行うことにより，適切な養育を確保することを目的としている．

5 母子保健相談指導

主に妊産婦と乳幼児を対象に，保健，栄養，育児などについて保健指導を実施している．個人を対象にするだけでなく，両親学級（妊婦とその夫），育児学級（子どもと親）など，同じ状況あるいは同じ問題をもつ集団に対しても，

<table>
<tr><td>

用語解説 *
母子健康手帳

母子健康手帳の交付は，母子保健法16条に「市町村は，妊娠の届出をした者に対して，母子健康手帳を交付しなければならない」とある．また，「妊産婦は，医師，歯科医師，助産師又は保健師について，健康診査又は保健指導を受けたときは，その都度，母子健康手帳に必要な事項の記載を受けなければならない」と定められている．

用語解説 *
**子育て世代
包括支援センター**

育児不安や虐待の予防を目的に，2017年4月から市区町村に設置することが努力義務化された．役割として，妊産婦・乳幼児等の状況を継続的・包括的に把握し，保健師等の専門家が相談に対応するとともに，必要な支援の調整や関係機関と連絡調整するなどして切れ目のない支援を提供することである．

用語解説 *
特定妊婦

「出産後の子どもの養育について出産前において支援を行うことが特に必要と認められる妊婦」と定義され，妊娠・分娩の状況，行動，態度，家族，家庭等の状況から判断している．市町村において妊娠届け出時に面接を実施し，把握に努めている．特定妊婦の支援においては，特に医療機関との連携が重要である．

用語解説 *
未熟児

母子保健法6条の6における未熟児とは，「身体の発育が未熟のまま出生した乳児であって，正常児が出生時に有する諸機能を得るに至るまでのもの」をいう．

</td></tr>
</table>

講習会や保健指導を行っている.

6 生涯を通じた女性の健康支援事業

不妊専門相談センターにおいて，専門相談や女性の生涯を通じた健康管理のための健康教育・相談事業を実施するとともに，HTLV-1母子感染予防対策を実施している．実施主体は都道府県，指定都市，中核市である．

3 療養援護など

1 未熟児養育医療

出生時に体重が極めて少ない（2,000g以下），呼吸器や消化器系などの異常がある，異常に強い黄疸がある場合など，入院を必要とする未熟児に対して，養育のための医療の給付が行われる．なお，**未熟児養育医療**についても，2013年4月から都道府県から市町村に権限委譲された．

2 不妊に悩む方への特定治療支援事業

不妊治療の経済的負担の軽減を図るため，医療保険が適用されず高額な医療費がかかる体外受精および顕微授精について，配偶者間の不妊治療に要する費用の一部を助成している．

3 妊娠高血圧症候群などの療養援護

妊娠高血圧症候群（妊娠中毒症）や糖尿病などの妊娠中の疾病は，妊産婦死亡や周産期死亡のみならず，胎児の発育を妨げ未熟児や心身障害の発生原因になる．妊娠高血圧症候群などに罹患している妊産婦に対して，保健師などにより家庭訪問による保健指導や生活指導を行うほか，入院治療を要する低所得世帯の妊産婦に対して，早期に適切な医療が受けられるように療養のための医療費の援護を行う．

4 小児慢性特定疾患治療研究事業

長期の療養を必要とする特定の疾患の治療について研究を行い，医療の確立と普及を図るとともに，患者家族の医療費の負担を軽減するために，公費による負担を行う．

5 小児慢性特定疾病児童等自立支援事業

学校生活での教育や社会性の涵養（自然で無理のない養育）に遅れがみられ，自立が阻害されている児童の支援を目的に，相談支援，社会参加に関する支援を行う．

6 療養指導事業

疾病により長期に療養を必要とする児童に対し，適切な療育を確保するために，医師などによる保健所での相談支援などにより，日常生活における健康の保持増進，福祉の向上に努めている．

以上のように，子どもを対象にした活動は，思春期から妊娠期，乳児期，幼児期と系統的に実施され，活動も健康診査，家庭訪問，保健指導，健康相談な

どさまざまな方法で行われている．また，家庭訪問や健康相談などの個人を対象に実施している活動，グループワークなどにより集団を対象に実施している活動，あるいはネットワークによる活動などにより展開されている．

4 親と子どもの保健対策における保健師の役割と特徴

親子保健における保健師の役割は，前述した乳幼児健康診査，家庭訪問，相談などの事業に従事するだけでなく，保健計画の策定，各種事業の企画から実施，評価の段階までを中心的に担っている．さらに，地域の問題解決に必要なサービスがなければ，そのサービスを創造する活動も行っている．

一方，親子保健対策を行うに当たっては，医療機関，福祉機関，ボランティアなどの多様な機関と連携をとったり，関係する機関とネットワークをつくったりするなど，地域のケアをコーディネートする役割も担っている．こうした公衆衛生看護の活動に関わる特徴的活動について，次に述べていく．

1 各種の方法を駆使した活動

活動方法は，子どもの年齢や発達段階，問題の特性などに応じて適切な方法を選択し，支援を実施している．

1 健康診査

健康診査は，乳幼児期に複数回実施され，子どもの発達に応じた時期に行われる．健康診査には医師，歯科医師，保健師，栄養士，歯科衛生士など多職種が従事しており，親が育児の悩みを相談したり，専門的なアドバイスや情報を得たりできるなど幅広い事柄に対応できる場である．

また，健康診査は特定の年齢を対象としているため，集団健康診査では同年齢の子どもの発育，発達の状況を見たり，同年齢の子どもをもつ親と知り合ったりする機会になる．健康診査を子育ての仲間をつくる機会として，**親同士が交流できるように配慮しているところもある**．

2 家庭訪問

保健師が家庭に出向くことで，育児の状況や生活の状況，環境を把握することができ，各家庭の状況に合った支援，あるいは個別の問題に深く対応することができる．また，乳幼児がいると外出が困難であったり，親の体調が悪く出かけることが困難な場合には，家庭訪問が特に有効である．

3 集団指導および自主グループの育成

「同じ障害がある子どもの親と話がしたい」「同年齢の子どもがいる親と話がしたい」「日中子どもを遊ばせたい」など，親は多様なニーズをもっている．一方，子育て意識の高い親も多く，親自身により自立した活動が展開できるという特長がある．

発達など同一の問題や関心をもっている親，同年齢の子どもをもつ親を対象

にした集団指導では，親同士の交流の機会を設定し，集団指導終了時には**自主グループ**へ移行できるような支援などを行っている．自主グループができることにより，ほかの親も参加できるようになり，自主グループが地域における一つの資源になる．

2 保健計画に基づいた活動

　各市町村に合った効果的な施策を推進するため，各種計画が策定されている．親子保健に関しては，次世代育成支援対策推進法の施行により，次世代育成支援のための地域行動計画が策定され，次世代育成地域行動計画の中に親子保健に関連する母子保健計画が包含されている．

　日ごろの家庭訪問や事業などの活動の中から，子どもや親を支援するだけでなく，それらの活動をとおして，子どもや親の健康状態あるいは育児の実態などを把握するとともに．計画策定のための調査等をとおして地域の問題を明らかにし，保健計画に反映している．

3 ネットワークによる活動

　社会が複雑化する中，保健サービスだけで健康問題を解決することは困難になってきている．特に近年，育児不安や児童虐待など複雑な問題を抱える親子が増加しており，さまざまな機関・関係者と協働して支援をすることが求められている．妊娠中から支援することも多いため，医療機関の看護職からとの連携が重要である．

　子どもを対象にした取り組みを行う機関としては，保育所，子育て支援センター，児童発達支援センター，福祉事務所，児童相談所などの福祉機関，民間団体である社会福祉協議会，子育てに関するNPO，育児グループ，ボランティアなどがある（**図7-3**）．ネットワークを構築して支援する場合には，各機関が連携・調整するための会議を開催し，担当している事例の状況や地域の問題について話し合い，協力しながら支援やサービスを提供している．

4 育児支援の基本

　初めての育児に戸惑ったり，自信がもてないなど，子育てに困難を感じている母親は多い．2011（平成23）年の「幼児健康度に関する継続的比較研究調査」報告書によると，子育てに自信がもてない母親，育児に困難を感じている母親は，どの年齢においても3割近くに達している（**図7-4**）[5]．これまでは「育児指導」という言葉が使われていたが，最近では「**育児支援**」という言葉を使用することが多くなっている．従来の「育児指導」は，育児の問題点を指摘し，理想的な「育児」を教えるという意味合いが強かった．しかし，親は育児の問題点を指摘され，指導されたことを実施してもうまくいかず，育児に自信を失うこともあった．そこで，「指導」より「支援」という姿勢で，個々の

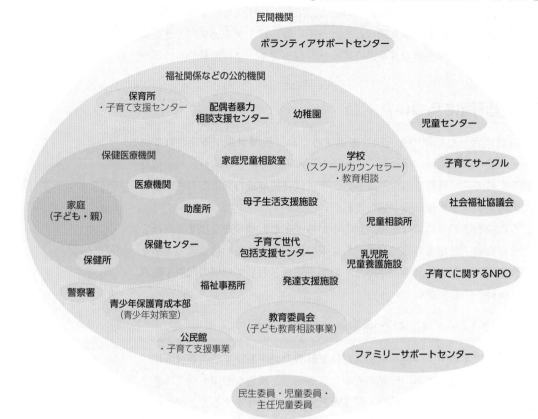

図7-3　子どもを対象にしたネットワーク

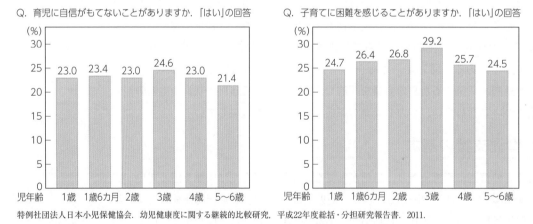

特例社団法人日本小児保健協会. 幼児健康度に関する継続的比較研究. 平成22年度総括・分担研究報告書. 2011.

図7-4　幼児健康度調査

　家庭や子どもに合った実行可能な方法を親とともに考え，親が自信をもって育児ができるようにしていくことが重視されるようになった．

　また，市町村保健センター以外にも，地域子育て支援センター，公民館，児童館などにおいて，育児に関する相談や遊びの場を提供するなど，子どもを対

象にしたさまざまなサービスが実施されている．それらのサービスを利用することにより，育児の相談ができたり，子どもを遊ばせたり，ほかの親と知り合うことができる．これらの多様な育児サービスの利用は育児支援に有効である．

5 児童虐待

1 児童虐待とは

　虐待は子どもに大きな影響を及ぼす．最も悲惨な状況である死亡に至らなくても，身体的虐待によって頭蓋内出血を起こして重い障害を残したり，発育や発達が阻害されたり，対人関係や行動異常などの情緒面の問題を起こすことがある．

　さらに，成人したときに摂食障害，人格障害などを起こしたり，自分が子どもを育てるとき，親から受けた虐待行為を繰り返す世代間連鎖が起こることがある．虐待の影響は，その種類や程度，虐待を受けた期間などにより一様ではないが，発育，発達，情緒面に何らかの影響を及ぼす．また，次世代にも影響を及ぼす問題であり，地域保健においても取り組むべき大きな課題である．

2 児童虐待の防止対策

　2000（平成12）年に**児童虐待の防止等に関する法律**が施行された後，急速に児童虐待についての取り組みが拡大している．しかし，児童虐待の相談対応件数は，2021（令和3）年度には児童相談所において207,660[6]件，2017（平成29）年度には市町村において106,615件と増加しており[7]，さらなる取り組みが求められている．

　地域保健で支援している被虐待児は，①3歳までの低年齢が多い，②虐待の種別では**ネグレクト**（養育の怠慢・拒否）が多い，③虐待の疑いから重度まで重症度の幅が広い，④ほかの機関と比較して医療機関との連携が多いなどの特徴がある．

3 地域保健の役割 （表7-2）

　地域保健分野では，児童虐待対策について，
①母子保健の主要事業の一つと位置付け，積極的な活動を展開すること
②医療機関と地域保健が協力し被虐待児童の発見，救出した後の保護，再発防止，子どもの心身の治療，親子関係の修復，長期のフォローアップの取り組みを進める
③児童相談所，児童心理治療施設などの福祉関係機関，警察，民間団体などとの連携を図ること
とされている．このように，地域保健には，被虐待児童の発見から親子関係の

plus α

親権制度と未成年後見制度の見直し

民法に，これまで「親権喪失」の規定があったが，ほとんど適用されることはなかった．そこで，児童虐待等の防止を図り，子どもの権利利益を擁護する観点から，民法に「親権の停止制度」（最長2年間）が新設され，2012年4月から施行された．親の親権が喪失・停止された場合，家庭裁判所により未成年後見人の選任が必要となるが，改正により，個人だけでなく法人や複数人でも後見人になることが可能になった．

plus α

児童虐待の第一義的対応

2004（平成16）年11月の国会で児童福祉法の改正が行われ，児童虐待の第一義的対応は市町村が行うことになった．

表7-2　児童虐待における地域保健の役割

1. 発見：特に乳幼児，ネグレクト
2. 在宅支援：生活支援，育児支援など
3. 関係機関への紹介：医療機関，児童相談所，保育所など
4. 発生予防への支援：ハイリスク家庭への支援，健全育成
5. 地域実態の保健計画（事業）への反映
6. 地域で必要とされているサービスの創造　など

表7-3　児童虐待発見の機会

1. 乳幼児健康診査
2. 家庭訪問（新生児，低出生体重児，健康診査未受診児など）
3. 各種申請（養育医療，育成医療，妊娠届，小児慢性特定疾患など）
4. 各種相談（精神保健福祉相談，育児相談など）
5. 関係機関からの連絡
6. 住民からの相談　など

修復まで幅広い役割が期待されている．

　さらに，地域保健では被虐待児あるいは虐待者への支援だけでなく，虐待の発生予防の活動がある．例えば，育児不安のある親，低出生体重児，障害のある子どもなどリスクがある親・子どもへの支援，あるいは親が気軽に相談できる電話相談，育児相談の機会や親のグループ，子育てボランティアを育成するなど，地域で必要とされるサービスをつくり出すことも含まれる．

4　児童虐待の発見

　虐待は通常，親自身が相談することは少なく，さらに，子どもが低年齢の場合は自ら支援を求めることができないという特徴がある．したがって，親あるいは養育者以外の人が虐待に気付き，**発見する**必要がある．特に乳幼児は生活範囲が限られているため，病気や健康診査で受診したときなどに虐待が発見される場合が多く，発見の機会として乳幼児健康診査が重要である．

　健康診査では発達・発育をみるだけでなく，育児状況，生活状況などの情報を得ながら，その家庭に合った育児支援を行っており，その中から虐待の徴候あるいは育児・生活上の困難などを把握している．健康診査後も家庭訪問などの方法で支援し，虐待の状況を見極めている．虐待の発見の機会は**表7-3**のとおりであり，地域保健で実施されている多くの活動が発見の機会となっている．

　さらに，健康診査の受診・未受診にかかわらず，地域に住んでいる子ども全員を対象としており，虐待を発見する上で地域保健の果たす役割は大きい．

5　支援のポイント

　虐待は単に子どもだけ，親だけの問題でなく，家族全体の問題としてとらえ，家族関係の調整や経済問題，育児負担などの生活全般の支援を行う必要がある．虐待の特徴として，親からの相談は少なく，時には支援を拒否する場合もあるため，まず，親の身近な相談相手になることを目標に支援を開始する．

1　家族の問題としてとらえた支援

　虐待は，経済的な問題，相談相手の不在，夫婦の不和など，多様な問題を抱えている家族にみられることが多い．そこで，子どもだけでなく，親の支援にも重点を置く必要がある．親を支援することにより，親の生活状況や精神状態が安定すれば虐待が軽減し，子どもに良い影響を及ぼす．

表7-4　児童虐待に関連する機関

1. 地域保健（保健所，市町村保健センター）
2. 医療機関
3. 児童相談所
4. 保育所
5. 発達支援センターなど
6. 幼稚園，学校
7. 福祉事務所
8. 乳児院，養護施設
9. 母子生活支援施設
10. 家庭裁判所，警察　など

2 生活への支援

支援は親が困っていることから始める．特に排泄，食事，睡眠，泣くことなど，育児に困難を感じていることが多いので，そこから関わっていくと親も支援を受け入れやすい．支援は口頭での助言だけでなく，保健師が子どもと一緒に遊んだり，離乳食を与えたりするなど，親と一緒に行うことで，親が育児を見たり，体験したりでき，育児の学習の機会になる．また，育児が負担になっている場合には，保育所への入所や，幼児教室などへの参加を勧める．特に，経済的な問題は虐待のリスクを高めるため，活用できる社会資源があれば積極的に紹介する．

3 家庭訪問などにより状況を把握した上での支援

保健師はほかの職種と異なり，日ごろから乳幼児を対象に家庭訪問を行っており，親も保健師の家庭訪問は受け入れやすい．家庭訪問は保健師にとっても実際の育児，生活の様子が観察でき，家庭の状況に合わせた支援ができる機会でもある．

4 関係機関との連携

虐待の背景には，子どもや親に疾病や障害があったり，経済的問題，社会的問題などがあったり，多様で複雑な問題を抱えていることが多い．虐待に関連する主な機関だけでも，保健，医療，福祉，教育，司法など多様にあるが（表7-4），保健機関，医療機関，福祉機関など一機関だけの支援では問題の解決は難しく，各機関のもっている機能を総合的に発揮する必要がある（図7-5）．支援の初期から関係機関と連携することを目指し，親がほかの機関の支援を受け入れやすいように，親が困っていることや児の発育・発達などを理由に，関係機関を紹介していく．

各市町村に児童虐待に関わる機関のネットワークとして「要保護児童対策地域協議会」（以下，「要対協」）が設置されている．「要対協」は，現在全市町村に設置され，連携の要となっている．「要対協」は「代表者会議」「実務者会議」「個別ケース会議」の三層から成り，定期的に開催されている．

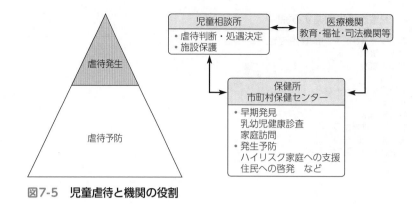

図7-5　児童虐待と機関の役割

6　虐待の発生予防

　地域保健には，虐待の**発生予防**の活動もある．これはほかの機関には困難であり，地域保健だからこそできる活動でもある．虐待の発生予防には，大きく分けて虐待のハイリスク家庭への支援と健全育成にむけての育児支援があるが，両者とも，孤立した育児を防ぎ，育児不安を軽減するとともに，育児技術の習得により虐待を予防することを目指している．

1　虐待のハイリスク家庭への支援

　低出生体重児，双生児，障害のある子ども，あるいは育児不安や経済的な問題などがある親など，虐待に関するリスクがある家庭への支援は，家庭訪問，各種相談などの活動をとおして個別に実施する．また，ハイリスク児のグループ(例えば，多胎児，低出生体重児など)を対象にした育児教室などを開催している．

2　健全育成にむけた育児支援

　近年は，核家族化，少子化により育児が困難な状況になってきており，健康診査だけでなく，各種教室を実施している市町村も多い．妊婦を対象とした教室では，妊娠，育児に関する知識だけでなく，孤立しがちな妊婦同士の仲間づくり，父親の育児参加や母親のサポートを促すことを目的に，父親を含めた両親学級を実施している．妊娠期に比べ育児期は，より孤立しやすい状況にあるため，育児教室を開催し，母親同士の交流の場として，あるいは実際に母親が育児を体験できる場として活用している．

　さらに，児童虐待への理解を得るために，広く住民，関係者を対象とした各種の啓発活動も行っている．

plus α

虐待による死亡事例の検証

厚生労働省は，虐待による子どもの死亡の再発を防止するため，具体的な対応策を提言する目的で，死亡事例の検証を毎年実施している．それによると，「心中以外による虐待死」の中で0歳児が多いこと，中でも生後24時間に満たない死亡と考えられる日齢0日児と日齢1日以上月齢1カ月未満の死亡事例(「0日・0カ月死亡」といわれる)が一定の割合を占めていることが明らかになった．対策として，切れ目のない相談・支援体制整備，医療機関と行政との連携強化，養子縁組や里親制度に関する適切な情報提供等について提言がなされている[5]．

7 事例から学ぶ

事 例

きめこまやかに対応することで児童虐待が予防できた事例

　家族構成は両親と子ども（第1子）の3人家族で，父親・母親とも30代，父親は会社員，母親は主婦である．母は20代のころ仕事でストレスがたまり被害妄想と幻聴が出現し，統合失調症と診断された．結婚については双方の家族から反対があったが，二人で話し合い結婚を決めた．

　保健師に産婦人科のある病院から，「幻聴があり，不眠を訴える母親が退院するので育児支援を依頼したい」と連絡があった．すぐに面会に行き，母親の不安や症状で困っていることなどを聞き，母方の実家から帰ってきたら支援を始めることを約束した．

支援の経過

自宅に帰ってきてからの頻回な支援

　母親の薬物療法が開始され，寝ていることが多かった．朝は起きづらく，また夜間ミルクを飲ますことがつらいようであった．そこで，父親に育児の協力を依頼し，夜間のミルクは父親が，次のミルクは母親が担当し，起きやすいようにタイマーをかけるなど工夫をした．また，不安になると保健師に電話をしてきたが，電話では子どもの様子がわからないため，家庭訪問をすることが多かった．子どもの様子を実際に観察したり，育児の状況を観察したりすることで，育児状況に合わせて助言を行った．母親の調子が悪いときには，朝・夕と1日2回家庭訪問をすることもあった．生後3カ月を過ぎるとミルクの間隔があくようになり，母親一人で夜間のミルクも飲ませることができるようになっていた．

子どもの月齢に応じた支援

　寝返りができるようになると，口に物を入れるなど事故予防が必要になってきた．母親と一つひとつ確認しながら，灰皿は床に置かないなど，具体的に気を付けることを助言した．母親は食事づくりができていたので離乳食は心配なく進められたが，母親の負担を少しでも軽減するために，ベビーフードや冷凍食品の利用などの工夫を助言した．

パニックになったときの支援

　母親は「育児は予定どおりにいかないことが多い」と理解できていたが，パニックになることもあった．母親の不安が強いときには，いつでも相談できる体制を構築するため，特に公的機関が開いていない夜間や休日，父親が帰宅するまでの時間の対応について話し合った．そこで，昼間は保健師に，夜間と休日は通院中の病院に，父親の帰宅が遅い時や夜間，休日は民生・児童委員や近所の育児支援者に電話で相談する体制を整えた．関係機関との連携で母親も安心することができ，相談することができていた．

保健師の事例への支援

　親が困っていることに焦点を合わせ，保健師が実際にやってみてモデルを示すことで，母親は育児を学んでいった．母親が困ってパニックになることもあったが，適切に，こまやかに育児支援をすることで，母親の病状も落ち着き，父親の協力，関係機関のサポートも得て，乳児期の育児を乗り切ることができた[14]．

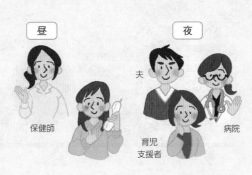

6 育児不安

1 育児不安とは

近年の少子化，核家族化の進行により，出産するまで子どもに接する機会がないまま親になることが多くなった．さらに，SNS（social networking service）の発展により情報があふれ，かえって育児についての不安や悩みをもつ親が増加している．

育児不安という言葉はあいまいな言葉であるが，「具体的な育児上の心配事」「育児をしていくことに対する不安」「育児をしている母親にみられる危機的状況を含めた心理的不安」などを総称して呼ぶことが多い．育児不安に関わる要因としては，子どもの問題，母親の問題，育児技術，母親の対処能力，家族の機能と支援，地域社会の資源などが考えられる．図7-6のように，それらは通常はバランスを保っており，このバランスが崩れたときに育児不安が生じると考えられる[8]．

2 育児不安の時期と具体的な心配事

育児不安は，出産後から生後1カ月までの早い時期から現れ，その後いったん減少するが再び増加してくる（図7-7）[9]．この傾向は1980（昭和55）年生まれの子どもの調査でも，2003（平成15）年生まれの子どもの調査でも同様であり，20年経っても変わらない[8]．また，親の具体的な心配事は，子どもの月齢により変化し，小さいときは身体的な問題が，大きくなるにつれてしつけや精神発達の問題へと変化してくる．

3 支援のポイント

育児不安の原因を把握し，把握した原因に基づき支援する必要がある．その

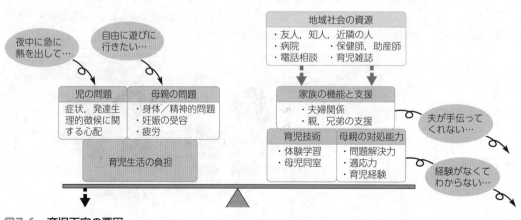

図7-6 育児不安の要因

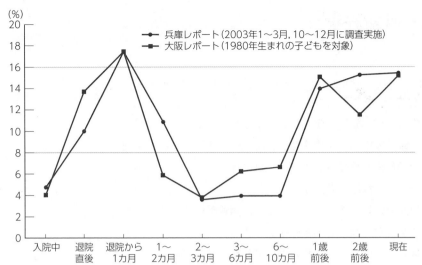

「大阪レポート」との比較. 3歳児健診. ただし，「大阪レポート」は3歳6カ月児健診.
注) 図で「大阪レポート」の「現在」の値は，「3歳前後」と「現在」を合計した値である.
原田正文. 子育ての変貌と次世代育成支援. 名古屋大学出版会. 2006. p.174.

図7-7　育児の中で一番心配なときはいつでしたか

ため，育児不安への支援として，母親が気軽に相談でき，育児の知識や技術について支援を受けられる体制づくりが重要である．また，母親一人に育児の負担がかからないように，あるいは母親がゆとりをもって育児ができるように，父親や祖父母など身近なところで母親を支えるサポートも必要である．

1 困ったときの相談体制

産後の退院後に育児不安が大きくなることが予測される場合には，入院中から支援を行うとともに，不安になったときの相談先を具体的に説明しておくと母親も安心できる．母親の心配の内容は子どもの成長とともに変化し，子育てのどの時期でも不安が生じる可能性があるため，困ったときには一人で悩まず，誰かに相談するように勧める．

2 子育て仲間

子どもが外出できるようになれば，積極的に外に出ていくことを勧める．外出先で知り合った母親と情報交換するなど，子育て仲間をつくることが育児不安の解消に有効である．母親の孤立化を防ぎ，親子が知り合う場として，保健センター，子育て支援センターなどで実施している親子の集いなどを紹介する．

3 サポートの強化

育児を最もサポートしてくれる者は，家族や友人であろう．核家族が増加し，日中は母親一人に育児が任されることが多いが，単に父親が育児や家事を分担するだけでなく，父親も母親とともに育児を担っているという情緒的な支援が重要である．

家族のサポートが得られないときには，子育て支援センターや保育所などでさまざまなサービスがあるので，気軽に利用するよう母親に伝えるとよい．

7 特に支援が必要な児

1 多胎児

1 親の困難感に応じた支援

多胎出産は2015(平成27)年には1,000対9.91(母親の数)で,およそ100回に1回(1%)は多胎分娩であり,発生数は少なくない[15].多胎児のいる家庭は身体的,精神的,社会的負担が重なっており,それに伴って育児不安,育児困難,児童虐待などさまざまな課題が発生する.

多胎妊娠では切迫流早産で入院を要することも多く,困難感は妊娠期から育児期まで継続している.全員がこれらの困難感を経験するわけではないが,多胎育児を経験した親は周りには少なく,多胎育児の情報が十分に得られないことから,産後の子育てのイメージをもつことが難しい.多胎育児においては,授乳が一人終われば次の子の授乳に,一人が泣けば他の子も泣くなど,休むことができず,睡眠不足になるなど身体的にも精神的にも負担が大きい.児の成長に伴い変化する困難感の特徴を踏まえて,妊娠中から継続的に支援することが重要である(**表7-5**).

2 家族の協力

多胎育児では特に母親の身体的,精神的,社会的負担が大きいため,家族の協力が必須である.家族の中で最も力になるのは父親・パートナーである.父親・パートナーにとって,出産後にいきなり育児を行うことは難しいため,妊娠中から多胎育児についてイメージをもってもらう,沐浴,授乳,おむつ替えなど具体的な育児方法について学ぶ機会をつくるなど,育児に関心をもてるように働きかける.さらに父親・パートナーは育児に直接関与するだけでなく,母親が精神的に安定できるように夫婦間でのコミュニケーションが重要である.

次いで祖父母の協力が挙げられる.特に母方の祖父母との関係が良ければ,母親にとっては一番安心でき,協力が可能であれば祖父母宅での育児や,祖父母に自宅に来てもらうなど調整する.

3 育児負担軽減のための支援

育児の協力者として,身近な家族の協力が得られない場合や不足している場合には,地域の資源の利用を勧める.

しかし,専門家や周囲の人に対して「つらさ」や「しんどさ」を見せ,助けを求めることをためらい,遠慮する母親もいる.母親が助けを求めることは決して恥ではなく,だれもが助けを求めていいこと,できる限り軽度のうちに,早期に「SOS」を出してもらうように説明する.

保健師は多胎育児の育児負担軽減のためにさまざまな関係者・機関を紹介し,利用できるようにする.例えば,家事ヘルパー,育児ヘルパー,地域の子育て支援者,地域のボランティア,ファミリーサポート,多胎育児の経験者等

plus α

多胎妊産婦への育児サポーター派遣

厚生労働省は2020年度から,産前・産後で育児等の負担の多い多胎妊産婦を支援するため,多胎育児経験者家族による相談支援や育児サポーターの派遣による支援事業を開始した.

表7-5　多胎児をもった親が感じる困難感

時　期	困難感
多胎妊娠から出産，多胎児が退院するまで	多胎妊娠を知ったときの戸惑い／多胎妊娠の説明や情報が不十分で今後の生活が不安／多胎出産と児の健康への不安／突然の入院に伴う動揺や後悔／家族の不安／多胎妊娠や先輩ママ・パパとの出会いが少ない／夫や家族，周囲の人の多胎妊娠への理解不足／経済的な不安／妊娠中のトラブルや長期の安静のつらさ／長期入院による兄姉の心配／遠方の病院への入院／入院中の医療従事者の説明不足や配慮のなさ／出産への不全感／産後も体力が落ち母子同室や母乳育児がうまくいかない／母親の退院後の体調の悪さ／多胎児を育てることへのイメージのなさ／多胎児がNICU入院になることでの母親の困難な状況
多胎児退院後から4カ月ごろまで	体力が回復していない段階での育児行動の開始／母親が精神的に追い詰められ壊れそうになる／多胎児の授乳困難と発育の不安／多胎児の泣き声と母親の自責の念／エンドレスな多胎児と兄姉育児とのギャップ／父親の自覚と協力のなさ，そこから派生する家庭崩壊／兄姉の育児ができないストレス／祖父母に関するジレンマやストレス／具体的な情報が入手できないことに対するストレス
4カ月以降1歳ごろまで	蓄積した睡眠不足と母体の疲労／母親の孤立・孤独感と不全感／母乳哺育と離乳食の進め方に関連したストレス／多胎児の泣き声などで精神的に追い詰められ虐待寸前／多胎児を連れての外出困難／多胎育児における事故発生リスク／非協力的な夫に対するストレス／多胎児の兄姉に関連したストレス／周囲からの言葉に関するストレス／多胎サークル・多胎ママなどに関連したストレス
1歳	疲弊して追い詰められ虐待寸前／外出困難と孤立感／余裕のない多胎育児に対する自己嫌悪／子どもたちの身体的発育に伴うストレス／子どもの自我の発達に伴うストレス／病気や入院に伴うストレス／家族間の関係や調整に伴うストレス／周囲や近所の無理解に対するストレス／多胎育児の経済的問題と母親の就労／行政サービスの不備やミスマッチに関するストレス
2〜3歳	イヤイヤ期の多胎児を抱えるストレス／トイレットトレーニングにおける多胎育児家庭特有のストレス／多胎児に目が届かず，外出が困難となる母親のストレス／依存・争い・平等など多胎児特有の育児ストレス／多胎児特有の発達に関連した疎外感／家族関係の緊張と子育てを振り返っての後悔

一般財団法人日本多胎支援協会．多胎育児家庭の虐待リスクと家庭訪問型支援の効果等に関する研究．厚生労働省子ども・子育て支援推進研究事業．2018，p.70.

が挙げられる．

　保健師は，家庭訪問をとおして，地域で多胎育児を経験している親についての情報をもっている．地域に多胎児サークルがない場合には，当人の了解をとった上で親同士の連絡や情報交換ができるよう働きかけるなど，多胎育児の支援につなげる．

　一方，紹介しても資源を利用することを遠慮する人や，自宅への訪問を断る人などもいる．どのような働きかけをすれば利用につながるのか，詳細に検討する．できるだけ親の状況に合わせて利用できるように配慮する．

2　低出生体重児

　近年，妊娠中のやせや不妊治療などにより**低出生体重児**（2,500g未満で出生した児）が増加している．しかし，医療技術の進歩により，低出生体重児の中でも特に体重の少ない超低出生体重児（1,000g未満で出生した児）の救命率も高くなっている．

　極低出生体重児（1,500g未満で出生した児）は，脳性麻痺や知的障害などの後遺症を残す可能性がある．また，出生後，長期間にわたり入院を余儀なく

されることもある．長期にわたり入院を要する場合には，医療費の助成として未熟児養育医療がある（➡p.155参照）．また，市町村保健師による低出生体重児を対象にした家庭訪問もある．

1 早期からの支援

低出生体重児は，出生直後からの長期間の入院により，親と子どもが離れることで親子関係が築きにくく，また親が抱える不安も少なくない．子どもは入院中であるが母親が退院している場合や子どもが退院した場合は，できるだけ退院直後に家庭訪問を行うことで，子どもや親の状況が把握でき，親の不安を解消できるなどの有効な支援が可能になる．また，子どもの入院が長期にわたる場合には，入院中に病院へ面会に行き，子どもや親の状況を把握するようにする．

近年，医療機関と保健機関は，親の了解が得られた場合には退院時連絡票，養育支援連絡票などを活用して，お互いに情報を交換しながらの支援が増加している．

2 不安の軽減

低出生体重児といっても，成熟児に近い2,500gから1,000g未満の超低出生体重児まで幅広く，また発育・発達の経過もさまざまである．いずれにせよ，正常体重で生まれた子どもとは出発点が異なるため，その子どもなりの発育・発達ができるように，また，親が心配しないような支援が必要である．

さらに，小さく産んだことに対して母親が自責の念をもったり，発育・発達の遅れを心配したりすることも多く，そうした親の気持ちに配慮することも重要である．

8 産後うつ病

周産期は生活環境の変化や子育てへの不安などにより，精神的に不安定になりやすいとされる．

周産期に発症する精神疾患は，分娩後が最も高いといわれ，中でも出産後抑うつ状態になることが少なくないといわれている．「健やか親子21」の取り組みの指標として「産後うつ病の疑い［EPDS*（エジンバラ産後うつ病自己評価票）9点以上］の割合」が取り上げられ，2017（平成29）年における発生割合は9.8%とされ，発生割合は少なくない．

産後うつ病になったとき，育児に対して自信喪失や過度の緊張をもつなど，自責感や自己評価の低下を訴える人がいる．このような訴えは日常の家事，育児の中で，母親の不安や焦燥感として現れることがある．また，うつ病の程度によるが，母親は乳児早期に子どもが発するサインを感じとって，それに的確に反応することができなかったり，乳児に対して肯定的な働き掛けが少なくなったりすることが報告されている[10]．重症な例では，自殺や母子心中に至

用語解説 *

EPDS

出産後の母親の抑うつ感や不安を評価する質問票．質問は10項目あり，過去7日間の気分の状況について，最も近い答えを選択する形式である．

ることもあるため，早期に発見し，治療につなげる必要がある．

2017（平成29）年度より，厚生労働省において産後2週間，1カ月健診が予算化された．これは産後うつ病の予防や新生児への虐待予防等を図る観点から，母体の身体的機能の回復，授乳状況および精神状態の把握等を実施することとされ，特に精神状態の把握が重要な事項とされた．

1 医療機関への紹介

産後うつ病の治療が必要な場合には，精神科あるいは産婦人科への受診を勧める．うつ病の治療や療養においては家族の協力が不可欠であり，初診時はできるだけ家族が同行し，療養する上で気をつけることなどを直接医師から聞いたほうがよい．もし，精神科での治療に抵抗がある場合には，保健所や市町村保健センターで行われている精神保健福祉相談の場で母親本人や家族が相談し，医師から受診について説明してもらう方法をとることも有効である．なお，抗うつ薬服用時の母乳については，医師に相談する必要がある．

2 家事や育児の負担の軽減

うつ病の療養においては，休養をとることが重要であり，母親が安心して休養をとれる体制をつくる必要がある．母親へは抑うつ状態が強いときには無理をせず，家事や育児を父親や祖父母に依頼し，休養するように勧める．家族の協力が得られないときには，ホームヘルプサービスや子どもを保育所に預けるなど，できるだけ家事・育児の負担の軽減を図る．

また，**産後ケア事業***の利用も検討する．産後ケア事業には宿泊型，デイサービス型，アウトリーチ型の3種類がある．宿泊型，デイサービス型の多くは病院，診療所，助産所で実施されており，医師，助産師，看護師等が配置されている保護的な環境で過ごすことができ，母親も不安なく，安心して過ごすことができる．

3 家族の対応

家族にうつ病の理解がないと母親を励ましがちになるが，励ますのではなく，育児や家事を手伝うように説明する．さらに，情緒が不安定なときには自殺や無理心中の恐れがあるため，母子2人だけにしないように気をつけてもらう．

用語解説 *
産後ケア事業
2019（令和元）年度に，出産後1年を超えない女子および乳児に対して，事業の実施が市町村の努力義務として法定化された．産後ケア事業は，母親の身体的回復と心理的な安定を促進するとともに，母親自身がセルフケア能力を育み母子とその家族が健やかな育児ができるよう支援することを目的としている．具体的な内容として，母親の身体的な回復のための支援，授乳の指導や乳房のケア，心理的支援，新生児および乳児の状況に応じた具体的な育児指導，家族等の身近な支援者との関係調整，地域で育児をしていく上で必要な社会的資源の紹介等を行うことである[18]．

■ 引用・参考文献

1) 母子衛生研究会. わが国の母子保健 令和3年. 母子保健事業団, 2021. p.56-88.
2) 厚生労働省. 健やか親子21（第2次）.
3) 厚生労働省. 次世代法・母子寡婦法・児童扶養手当法が変わります.
4) 厚生労働省. 次世代育成支援対策推進法の概要と改正のポイント. 行動計画策定指針（概要）.
5) 特例社団法人日本小児保健協会. 幼児健康度に関する継続的比較研究. 平成22年度総括・分担研究報告書. 2011.
6) 厚生労働省. 令和3年度福祉行政報告例の概況.
7) 厚生労働省. 市町村・都道府県における子ども家庭相談支援体制の整備に関する取組状況について.
8) 島田三恵子ほか. "育児不安". 妊娠・育児期のこころのケア. ペリネイタルケア春季増刊. 1994, p.25-30.
9) 原田正文. 子育ての変貌と次世代育成支援. 名古屋大学出版会, 2006, p.174.
10) 吉田敬子. 産後うつ病. 母子と家族への援助, 金剛出版, 2001, p.61-110.
11) 厚生労働省編. 令和5年版厚生労働白書. 資料編. 2023.
12) 社会保障審議会児童部会児童虐待等要保護事例の検証に関する専門委員会. 特集1 0日・0か月児死亡事例について, 子ども虐待による死亡等の検証結果等について10次報告, 平成26年9月, p.4-21.
13) 山田和子ほか. 保健師による支援, ネグレクトされた子どもへの支援. 明石書店, 2016, p.193-202.
14) 内閣府. 子ども・子育て支援法の概要. 平成30年度 児童相談所での児童虐待相談対応件数〈速報値〉.
15) 大木秀一. 多胎児家庭の育児支援に役立つ図と表. 2017（平成29）年度作成版, 石川県立看護大学健康科学講座, NPO法人いしかわ多胎ネット.
16) 一般財団法人日本多胎支援協会. 多胎育児家庭の虐待リスクと家庭訪問型支援の効果等に関する研究. 厚生労働省平成29年度子ども・子育て支援推進研究事業, p.1-193.
17) 厚生労働省. 平成30年度雇用均等基本調査（速報版）.
18) 厚生労働省. 産前・産後サポート事業ガイドライン 産後ケア事業ガイドライン 令和2年8月.

 重要用語

母子保健法	子ども・子育て支援法	児童虐待
児童福祉法	母子健康手帳	育児不安
健やか親子21	特定妊婦	産後うつ病
健康日本21	未熟児養育医療	産後ケア事業
次世代育成支援対策推進法	育児支援	

8 高齢者保健医療福祉

学習目標

◑ 国の高齢者保健の考え方を理解する.

◑ 地域における高齢者のための施策・制度について理解する.

◑ 地域における高齢者への支援の概要を理解する.

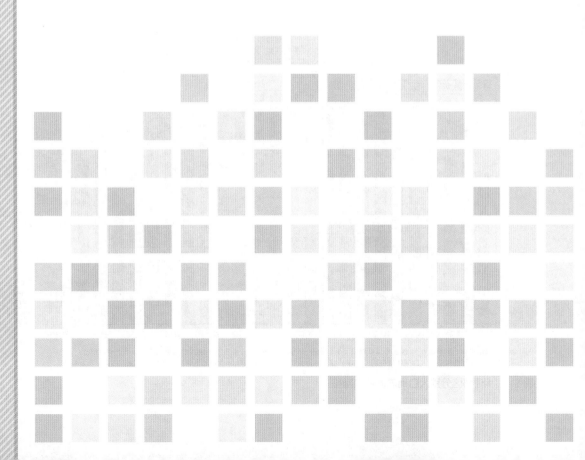

1 高齢者とは

　「高齢者」の定義にはいくつかあるが，日本の行政上の定義としては**65歳以上を高齢者とする**ことが多い．このうち，65～74歳は前期高齢者（young old adult），75歳以上は後期高齢者（old old adult）と区分されている．

　高齢者の特徴としては，衰退と円熟の両側面を有し，個人差が大きいことが挙げられる．また，近年はこれらに加えて，2002年にWHOが提唱した**アクティブエイジング**の概念からもとらえられるようになっている[1]．アクティブエイジングとは，人々が年を重ねても，健康で，社会に参加していると同時に，援助が必要になった場合には十分な対応がされるようにすることであり，この中では高齢者の自律（自分で生活を決定し，対処すること）や自立（地域社会で独立して生きることができる能力）が強調されている．

2 日本の高齢化の動向（図8-1）

　終戦後の1950（昭和25）年においては，日本の**高齢化率**（65歳以上人口が全人口に占める割合）は4.9％であった．その後，他国に類をみない速さで高齢化が進行し，2020（令和2）年には28.6％となった．さらに，2030（令和12）年には31.8％となることが予測されている．急速な高齢化の進行は，日

plus α
高齢期・高齢者に関わる定義

国連：60歳以上
WHO：65歳以上
日本では65歳以上が一般的ではあるが，2017年に日本老年学会と日本老年医学会から，65～74歳を准高齢者（准高齢期），75～89歳を高齢者（高齢期），90歳以上を超高齢者（超高齢期）とする提言がなされた．

plus α
高齢化率からみた社会の定義

7～14％未満：高齢化社会
14～21％未満：高齢社会
21％以上：超高齢社会

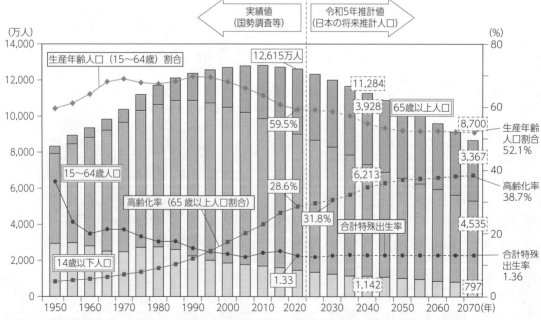

2015年までは総務省「国勢調査」，2020年は総務省「人口推計」〔令和2年10月1日現在（平成27年国勢調査を基準とする推計）〕，2025年以降は国立社会保障・人口問題研究所「日本の将来推計人口（平成29年推計）」の出生中位・死亡中位仮定による推計結果．

図8-1　年齢3区分別人口構成割合の推移

本の高齢者保健対策に大きな影響を及ぼしている.

3 高齢者保健の意義と看護職の役割

高齢者の多くは，死に至る時まで，住み慣れた自宅や地域での生活を望んでいる．高齢者保健の目的は，高齢者が死を迎える日まで，できるだけ健康を保ち，安全な環境の中で質の高い生活を送ることができるようにすることである.

1991年の国連総会で，「自立：independence」「参加：participation」「ケア：care」「自己実現：self-fulfillment」「尊厳：dignity」の5項目を**高齢者のための国連原則**として採択した．これは高齢者保健を展開する上での基本となる理念でもある.

程度の差はあるものの，多くの高齢者は疾病や障害，心身機能の低下等を有している．しかし，それは健康のとらえ方から考えれば，健康の一部の側面にすぎない．高齢者の健康をみる上では，母子や成人といった対象以上に，疾病や障害自体ではなく，日常生活のありようや生活の質に着目する視点が必要である．高齢者保健の目的の達成は，看護職単独の活動だけでは困難である．高齢者自身とその家族を中心に，さまざまな専門職や，警察や消防署等も含めた行政機関，医療機関やNPOも含めた民間機関，民生委員や老人会等の地区組織，そして一般住民が，地域の特性を生かしながら協働していくことが必要である.

（リンク）**G** 看護をめぐる法と制度 4・5章

2 高齢者を支えるシステム・制度

1 高齢者の保健医療福祉に関わる法律とその内容

高齢社会対策の基本となる法律は，1995（平成7）年に成立した**高齢社会対策基本法**である．2012（平成24）年には，内閣府による高齢社会対策大綱*が策定されている.

高齢者の保健・医療・福祉に関わる法に関して，公衆衛生活動に関連の深いものについて解説する.

1 高齢者の医療の確保に関する法律（高齢者医療確保法）

1982（昭和57）年に，高齢者の適切な医療の確保を目的として定められた．制定時は老人保健法であったが，2008（平成20）年に，名称も含めて改正・施行された．この法に基づき，自治体では医療費適正化計画の策定や，医療保険者による40〜74歳までの人に対する特定健康診査および特定保健指導が義務付けられた.

なお，75歳以上の人に対しての健診や保健指導は努力義務とされている．特定健診はメタボリックシンドロームを診断するもので，そのリスクによりレ

2025年問題と2040年問題

2025年には，団塊の世代（1947〜49年の第1次ベビーブームで生まれた世代）が後期高齢者となることにより，医療や介護などの国や自治体の社会保障財政の運営に影響が出ることが懸念されている．また，2040年に団塊ジュニア世代（1971〜74年の第2次ベビーブームで生まれた世代）が65歳以上になり，高齢者人口割合が最も多くなる一方で，労働人口が減少し，医療や介護人材の不足をはじめとする，さまざまな課題が生じることが懸念されている.

8

高齢者保健医療福祉

用語解説*
高齢社会対策大綱

2018年に改定され，高齢化に伴う課題に対応し，すべての世代に快適な環境づくりを目的としている．年齢にかかわらず活躍できるエイジレス社会の実現や，安心して高齢期の生活を思い描ける地域コミュニティの創出，技術革新による新たな高齢者社会対策を目指し，以下の6分野について施策を行う.
①就業・所得
②健康・福祉
③学習・社会参加
④生活環境
⑤研究開発・国際社会への貢献等
⑥すべての世代の活躍推進

ベル分けがなされ，それに応じて特定保健指導が行われる．

高齢者医療確保法により**後期高齢者医療制度**も開始された．75歳以上の高齢者，および一定の障害を有する65〜74歳の高齢者が対象となる．市町村は，都道府県単位で設置された後期高齢者医療広域連合*に加入し，保険料は個別に徴収する．医療費の窓口での自己負担は現役並み所得者3割，その他は1割である．

2 健康増進法

2002（平成14）年に成立した，国民の健康の増進の総合的な推進に関して定めた法である．高齢者の保健事業は，2008（平成20）年3月までは老人保健法に基づき実施されていたが，それ以降，**健康増進法**に移行した．特徴は，健康の増進に努めることは国民の責務と明記されていることである．この法により実施される健康増進事業は，老人保健法から引き継がれた事業（①健康手帳の交付，②健康教育，③健康相談，④機能訓練，⑤訪問指導，⑥健康診査，⑦がん検診，⑧歯周疾患検診・骨粗鬆症検診，⑨肝炎ウイルス検診）である．基本的な対象者は40歳以上75歳未満の者である．ただし，がん検診については，がんの種類，あるいは自治体によって対象年齢は異なる．事業の実施主体は市町村である．

3 介護保険法

要支援および要介護状態の人に対して，必要な保健医療サービスおよび福祉サービスに係る給付を行うために，1997（平成9）年に成立した法である．この法に基づき，高齢者は要介護状態の認定段階に応じて居宅サービスや施設サービスの提供を受けることができる．

2005（平成17）年の「介護保険法等の一部を改正する法律（改正介護保険法）」の成立に伴い，**地域支援事業***が創設され，**介護予防事業***の実施を**市区町村**に義務付けた．2008（平成20）年からは，生活機能評価*も行うこととされている．これらの事業は，高齢者の要介護状態の予防を目的としたものである．

2011（平成23）年の「介護サービスの基盤強化のための介護保険法等の一部を改正する法律」に基づき，医療，介護，予防，住まい，生活支援サービスが切れ目なく提供される**地域包括ケアシステム**の実現を目指している．

なお，介護保険法に，その運用面の多くの部分が移行したが，本人が家族等から虐待を受けていたり，認知症などにより意思決定能力が乏しいことに加えて本人を代理する家族等がいないといったやむを得ない理由により介護保険法が活用できない高齢者に対しては，老人福祉法による措置が適用される場合もある．

4 高齢者虐待の防止，高齢者の養護者に対する支援等に関する法律（高齢者虐待防止法）

2005（平成17）年に成立した．高齢者虐待の防止等に関する国等の責務，

虐待を受けた高齢者に対する保護のための措置，養護者による高齢者虐待の防止のための支援などを定めた法である．虐待を発見した人は，市町村に対して通報する努力義務がある．市町村は，高齢者や養護者に対する指導や助言を行うほか，通報を受けた場合は安全確認をし，必要な場合は立ち入り調査や入所措置を行う．また，この法は高齢者施設の従事者等による虐待に対する対策も定めている．

2 高齢者の保健医療福祉に関わる制度や施策

1 成年後見制度

成年後見制度は，認知症，知的障害，精神障害などで，判断能力が不十分と考えられる成年者を対象として，財産やその権利を守る法的なしくみである．1999（平成11）年の民法改正で制定された．個人だけでなく，法人も後見人になることができる．

また，日常生活自立支援事業（福祉サービス利用援助事業）は，社会福祉法により規定されている事業で，都道府県と指定都市の社会福祉協議会が実施主体となり，判断能力の不十分な人が福祉サービスの利用を行うことを支援する．成年後見制度を補完する機能を有する．

2 訪問看護制度

在宅の高齢者に看護サービスを提供することを目的とし，1991（平成3）年の老人保健法改正の中で創設された．その後，1994（平成6）年に「指定訪問看護制度」への改正を経て，現在は2000（平成12）年の介護保険法施行により「指定老人訪問看護ステーション」「**訪問看護ステーション**」の制度が整備され，「指定居宅サービス事業者」として，看護サービスの提供を行うようになっている．訪問看護ステーションのほか，病院や診療所に併設された機関，民間企業等が実施している．

3 認知症対策等総合支援事業・認知症施策推進5か年計画（オレンジプラン）

認知症対策等総合支援事業は，認知症の早期診断とともに，認知症になっても，できる限り住み慣れた地域で，安心して暮らし続けることができる社会の実現を目指したものであり，2011（平成23）年から開始された．このための実行戦略としてオレンジプランが2012（平成24）年に策定され，続いて**新オレンジプラン**が2015（平成27）年に策定された．これは，認知症への理解を深めるための普及・啓発の推進，容態に応じた適時・適切な医療・介護等の提供などの7本柱で構成され，推進されている．

4 高齢者の保健事業と介護予防の一体的な実施

高齢者医療確保法により，後期高齢者に対するサービスは後期高齢者広域連合によって行われることになり，市町村で提供されるサービスは健康診査のみの実施がほとんどとなり，健康に関わるデータの管理も74歳までと，75歳以

上で分断される状況が生じていた.

こうした課題を解消するため，2019（令和元）年に「医療保険制度の適正かつ効率的な運営を図るための健康保険法等の一部を改正する法律」が公布され，高齢者の保健事業と介護予防の一体的な実施が可能となった．後期高齢者医療広域連合から委託を受けた市町村は，地域支援事業や国民健康保険の保健事業として実施している事業を，地域のすべての高齢者を対象として一体的に提供できるとともに，広域連合が有している医療情報等の提供を求めることができるようになった.

3 地域における活動の実際

1 健康度別にみた高齢者に対する専門職の関わり

地域の高齢者に対してのサービス提供者の関わりの状況を，介護度の観点からみたイメージが図8-2である．地域で活動する看護職のうち，行政の保健師について考えてみよう．行政の保健師は，健康度の低い対象者への直接的なサービス提供は少なくなるが，地域全体の高齢者の状況を把握し，自治体の施策等に反映させていくことが役割の一つであるため，すべての健康度の高齢者と何らかの関わりをもつ．健康度が低くなると，訪問看護ステーションの看護師等の関わりが多くなっていく.

2 地域における認知症対策

認知症の高齢者に対する地域での取り組みの中で，患者や家族に向けた直接的な支援としては，認知症の予防や悪化防止に向けた講座の開催や，認知症のスクリーニング，初めて認知症と診断された人に対しての**認知症初期集中支援チーム***を通じての対応がある．また，介護保険の利用申請の援助やケアマネジメント，認知症カフェ*の運営や紹介等も行われている.

体制整備として，一般住民に関する認知症に対する普及啓発活動，かかりつ

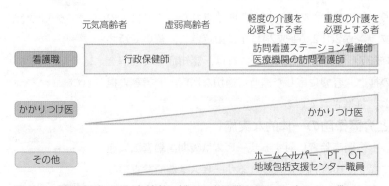

図8-2　健康度別にみた高齢者に対する専門職の関わり（イメージ）

け医が認知症を早期に診断できるようにするための医師会との連携や，かかり
つけ医や認知症専門病院，訪問看護ステーション，居宅サービス施設や入居型
の施設等の関係機関の連携やネットワークの構築，一般住民に向けた認知症サ
ポーター*やキャラバンメイト*，チームオレンジ*の育成・支援の活動等があ
る．また，これらの各自治体にあるサービスや支援をまとめた認知症ケアパス
を作成し，広く住民に周知することなども行われている．

3 地域におけるその他の特徴的な活動の例

認知症以外の高齢者に向けた看護職の特徴的な活動には，以下のようなもの
がある．

❶ケアを必要とする対象者の把握　地域の高齢者の中には，ケアが必要である
にもかかわらず，自分から求めない，あるいは求めることができない人が
いるため，地区活動をはじめとするさまざまな場面でそれらの対象者を把
握する．

❷健康維持・増進のための活動　健康の保持に向けた，健康教育を実施した
り，体操を行うグループ活動などへの支援を行うほか，高齢者の社会参加
の機会を確保するために，高齢者の生活歴に適した場の紹介や創出を行う．

❸世代を超えた高齢者・高齢期に対する意識啓発　意識の向上や要介護状態の
予防に向けた行動変容は，高齢期になってから実施しても効果は薄いため，
若い世代からの意識啓発を行う．

❹新たな地域資源の開発　高齢者のニーズに基づき，新たに公的な施策が必要
な場合は，施策化に向けた働きかけを行う．また，地域の中のインフォー
マルな資源の発見に努めるほか，地域の人々や既存の組織などが新たな資
源となるよう，教育的な関わりや活動の支援を行う．

❺サービスの質の保証を行う活動　地域にあるさまざまなサービスの質を保つ
ための活動を展開する．例としては，高齢者施設などのサービスの評価や，
ケア提供者への教育等がある．

❻多職種・他機関と連携した地域包括ケアシステムの整備　地域包括ケアシス
テムを整備する目的は全国共通であるが，高齢者の実態や抱える課題，対
応する関係機関や人材の状況は地域によって異なる．そのため，地域の実
情に応じたケアシステムの構築を行う．

📘 引用・参考文献

1) WHO. WHO「アクティブ・エイジング」の提唱：その政
策的枠組みとまちづくりチェックポイント．日本生活協同
組合連合会医療部会訳．萌文社，2007.
2) 厚生労働省保険局・健康保険組合連合会．データヘルス計
画作成の手引き（改訂版）．2017.
3) 厚生労働省保険局高齢者医療課．高齢者の特性を踏まえた

保健事業ガイドライン．第2版，2019.
4) 厚生労働統計協会編．国民衛生の動向．2023/2024，70（9）
増刊，2023.
5) 厚生労働統計協会編．国民の福祉と介護の動向．
2023/2024，70（10）増刊，2023.

用語解説*

**認知症サポーター
キャラバンメイト
チームオレンジ**

認知症サポーター：認知
症に対する知識と理解を
もち，地域で認知症の人
やその家族に対してでき
る範囲で手助けする人．
キャラバンメイト：認知
症サポーターの養成講座
を開催し，講師役となる
人．
チームオレンジ：認知症
の人や家族に対して支援
を行う，近隣に住む認知
症サポーターと専門職で
構成されたチーム．
それぞれ研修の受講が必
要とされる．

コンテンツが視聴
できます（p.2参照）

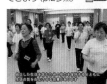

●高齢者の健康的な生活
（ダイヤビックを例として）
〈動画〉

アクティブエイジング	健康増進法	高齢者虐待防止法
超高齢社会	介護保険法	成年後見制度
高齢社会対策基本法	地域支援事業	訪問看護ステーション
高齢者医療確保法	介護予防事業	新オレンジプラン
後期高齢者医療制度	地域包括ケアシステム	

◆ 学習参考文献

❶ 厚生労働統計協会編. 国民衛生の動向. 2023/2024, 70（9）増刊, 2023.

9 歯科保健

- う蝕（しょく）と歯周疾患の特徴と有病状況を理解する.
- 歯科疾患の対策と具体的な予防法を理解する.

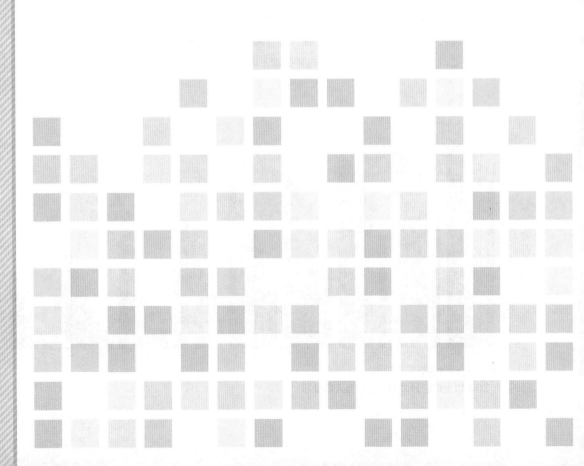

1 歯科疾患の特徴と対策

1 8020（ハチマルニイマル）運動とは

8020運動とは，「80歳まで20本以上の自分の歯を残そう」という運動である．多くの人が聞いたことがあるだろう．1989（平成元）年12月に厚生省（現厚生労働省）から成人歯科保健対策検討会中間報告に盛り込まれた歯科保健目標であり，このときから全国的な運動となった．なぜ，20本なのか？この検討会開催の少し前に，どのくらいの歯があるとさまざまな食品を嚙むことができるかが研究され，喪失歯が10本を超えると食べられなくなる食品があったため，20本くらい残っていれば嚙むことができるということから，この目標になった．つまり，嚙めることが重要であり，20本にこだわりすぎる必要はない．高齢期の食生活を豊かにするために必要な条件の一つと考えることができる．

図9-1に，歯科疾患実態調査[1]から年齢階級別の20本以上の歯を保有する者の割合を示した．80（75～84）歳では，1993（平成5）年に10.9％であった8020達成者の割合は，しばらくして増加し始め，2005（平成17）年は25.0％，2011（平成23）年には40.2％，2016（平成28）年では51.2％と目標の50％に到達した．

2 歯科疾患の特徴と現状

歯科疾患として思い浮かべるのは，う 蝕（むし歯）と**歯周疾患***（歯周病）であろう．では，これらの疾患の公衆衛生学的特徴はどのようなものであろうか．

---

plus α

う蝕の指標

集団のう蝕状況を示す指標は主なものとして二つある．
有病者率：対象集団のうち，う蝕をもつ者の割合で示す．
一人平均う歯数：対象集団の総う歯本数を人数で割ったもの．
この場合のう蝕は，未処置歯，処置歯およびう蝕による喪失歯の合計であり，う蝕経験を示している．

用語解説 *

歯周疾患

歯周は，歯を支えるセメント質，歯根膜，歯肉，歯槽骨からなる．プラークにより引き起こされた歯肉の炎症を歯肉炎，歯根膜まで炎症が及んだものを歯周炎といい，これらを総称して歯周疾患という．

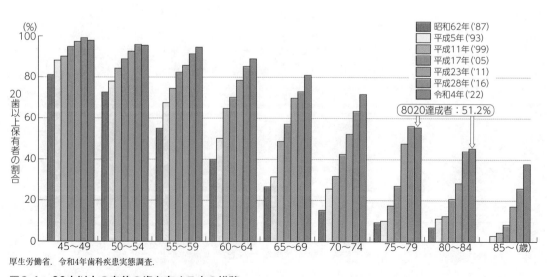

厚生労働省．令和4年歯科疾患実態調査．

図9-1 20本以上の自分の歯を有する人の推移

1 歯科疾患は最も身近な疾患

2022（令和4）年国民生活基礎調査の結果から，性別にみた通院者率（人口千対）の上位5傷病（ワースト5）を**図9-2**に示した[2]．歯の病気による通院は，男性全体では5位，女性全体では4位となっているが，2022年の年齢別調査では，男性では20～39歳は歯の病気が最も通院を要している病気であり，40～49歳でも2位である．女性では，0～9歳および20～49歳で最も多く通院していた．

次に，医療費に占める歯科疾患の割合について考えてみよう．栃木県国民健康保険での加入者の生活習慣病の費用額でみると，歯肉炎および歯周疾患は3.66％で，高血圧性疾患の半分以下であり6番目となっている（**表9-1**）[3]．しかし，受診者の数は2番目に多く1カ月当たり77,315人であった（**表9-2**）．成人では歯周疾患は多くの住民がかかる疾患であるが，費用額では，約半数しか受診しない糖尿病と同程度の金額であった．

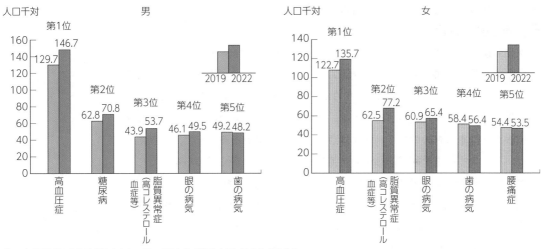

注：1）通院者には入院者は含まないが，分母となる世帯人員には入院者を含む．
2022（令和4）年国民生活基礎調査より．

図9-2　性別にみた通院者率の上位5傷病（複数回答）

表9-1　生活習慣病等の費用額および構成比

高血圧性疾患	7.56％（1,902,894,790円）
虚血性心疾患等	6.69％（1,683,766,060円）
腎不全	6.47％（1,628,963,470円）
糖尿病	4.02％（1,013,298,030円）
脳梗塞	3.80％（957,638,890円）
歯肉炎および歯周疾患	3.66％（921,626,250円）

栃木県国民健康保険団体連合会．平成29年度 目で見る栃木県の医療費状況．

表9-2　多受診疾患上位6位

（受診者数）

高血圧性疾患	145,990人（1,902,894,790円）
歯肉炎および歯周疾患	77,315人（921,626,250円）
その他の内分泌，栄養および代謝疾患	38,312人（588,013,350円）
糖尿病	37,249人（1,013,298,030円）
屈折および調節の障害	28,683人（360,938,770円）
その他の消化器系の疾患	19,677人（715,482,350円）

栃木県国民健康保険団体連合会．平成29年度 目で見る栃木県の医療費状況．

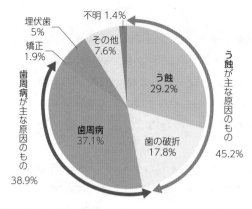

不明 1.4%

埋伏歯 5%

その他 7.6%

矯正 1.9%

う蝕 29.2%

歯周病 37.1%

歯の破折 17.8%

歯周病が主な原因のもの 38.9%

う蝕が主な原因のもの 45.2%

森田学ほか. 第2回永久歯の抜歯原因調査. 8020推進財団, 2018を参考に作成（一部推計を含む）.

図9-3　歯を失う理由

　これらの調査の結果から，歯科の病気は，**通院率が高いこと**，**多受診疾患**であることから，国民にとって最も身近な疾患といえよう．

2 歯を失う理由

　次に，歯を失う理由について考えてみよう．8020推進財団によると，歯科診療所での抜歯の原因は，歯周疾患37.1%，う蝕29.2%，歯の破折17.8%であった（**図9-3**）[4]．歯の破折は，事故による場合もあるが，歯髄処置（いわゆる歯の神経の治療）後のケースでは，う蝕，歯髄処置，金属冠などの治療後に歯根が破折するものであり，元々はう蝕によるものである．また，歯髄処置のないケースでは歯周疾患の悪化の可能性が高い．やや多く見積もることになるが，歯髄処置後の破折をう蝕と合計すると45.2%，歯髄処置のない破折を歯周疾患と合計すると38.9%であり，抜歯理由の84.1%は，う蝕と歯周疾患がほぼ半々であることになる．すなわち，8020運動の達成に向けて，う蝕予防と歯周疾患予防が極めて重要であることがわかる．

3 歯科保健を推進する法律と施策

　2011（平成23）年8月に**歯科口腔保健推進法**が制定され，翌2012（平成24）年7月には目標に当たる基本的事項が示された（**表9-3**）．この基本的事項は，「健康日本21（第二次）」の目標設定とも関連がある（**表9-4**）．これ以前には，歯科保健に関する総合的な法律はなかったため，母子保健法や健康増進法などの一部に歯科保健に関する項目が位置付けられ，歯科保健に関する法は分散されていた．

　法整備に先立ち，2008（平成20）年7月に新潟県で歯科保健推進条例が議員提案で提出され，制定された．その後も，多くの都道府県，市区町村において歯科保健推進条例が制定されており，地域の実情に合わせた歯科保健の展開が進んできている[5]．

表9-3　歯科口腔保健推進法の基本的事項にある歯科疾患の予防における目標

目　　標	具体的指標	策定時の現状値	目標値（2022年）
健全な歯・口腔の育成	3歳児でう蝕のない者の増加	77.1%（2009年）	90%
口腔状態の向上	12歳児でう蝕のない者の増加	54.6%（2011年）	65%
	中学生・高校生における歯肉に炎症所見を有する者の減少	25.1%（2005年）	20%
健全な口腔状態の維持	20歳代における歯肉に炎症所見を有する者の減少	31.7%（2009年）	25%
	40歳代における進行した歯周炎を有する者の減少	37.3%（2005年）	25%
	40歳の未処置歯を有する者の減少	40.3%（2005年）	10%
	40歳で喪失歯のない者の増加	54.1%（2005年）	75%
歯の喪失防止	60歳の未処置歯を有する者の減少	37.6%（2005年）	10%
	60歳代における進行した歯周炎を有する者の減少	54.7%（2005年）	45%
	60歳で24歯以上の自分の歯を有する者の増加	60.2%（2005年）	70%
	80歳で20歯以上の自分の歯を有する者（8020達成者）の増加	25.0%（2005年）	50%
口腔機能の獲得	3歳児で不正咬合等が認められる者の減少	12.3%（2009年）	10%
口腔機能の維持・向上	60歳代における咀嚼良好者の増加	73.4%（2009年）	80%
定期的な歯科検診,歯科医療の推進	障害児・者入所施設での定期的な歯科検診実施率の増加	66.9%（2011年）	90%
	介護老人福祉施設，介護老人保健施設での定期的な歯科検診実施率の増加	19.2%（2011年）	50%
歯科口腔保健の推進体制の整備	過去1年間に歯科健康診査を受診した者の増加（20歳以上）	34.1%（2009年）	65%
	3歳児でう蝕がない者の割合が80%以上である都道府県の増加	6都道府県（2009年）	23都道府県
	12歳児の一人平均う歯数が1.0歯未満である都道府県の増加	7都道府県（2011年）	28都道府県
	歯科口腔保健の推進に関する条例を制定している都道府県数の増加	26都道府県（2012年4月）	36都道府県

　：目標値に達した
　：目標値に達していないが，改善傾向にある

第5回歯科口腔保健の推進に関する専門委員会．平成29年10月，歯科口腔保健の推進に関する基本的事項最終評価報告書．令和4年10月より．

　このほか歯科保健の充実に向けて噛ミング30*（カミングサンマル）や口腔保健推進事業などの施策が行われている．また，平成26年度診療報酬改定では，歯科の診療報酬が引き上げられるなどの動きがあった．

4　市町村における歯科保健を考える上での課題

1　保健所における歯科専門職の配置状況

　保健所における**歯科保健専門職員**（**歯科医師**または**歯科衛生士**）の常勤配置状況についてみると，都道府県が設置する保健所（以下，県型保健所）には，

9

歯科保健

表9-4　歯・口腔の健康についての「健康日本21（第二次）」の目標

項　目	策定時の現状値	目標（2022年度）
①口腔機能の維持・向上（60歳代における咀嚼良好者の割合の増加）	73.4% （平成21年）	80%
②歯の喪失防止		
ア　80歳で20歯以上の自分の歯を有する者の割合の増加	25.0% （平成17年）	50%
イ　60歳で24歯以上の自分の歯を有する者の割合の増加	60.2% （平成17年）	70%
ウ　40歳で喪失歯のない者の割合の増加	54.1% （平成17年）	75%
③歯周病を有する者の割合の減少		
ア　20歳代における歯肉に炎症所見を有する者の割合の減少	31.7% （平成21年）	25%
イ　40歳代における進行した歯周炎を有する者の割合の減少	37.3% （平成17年）	25%
ウ　60歳代における進行した歯周炎を有する者の割合の減少	54.7% （平成17年）	45%
④乳幼児・学齢期のう蝕のない者の増加		
ア　3歳児でう蝕がない者の割合が80%以上である都道府県の増加	6都道府県 （平成21年）	23都道府県
イ　12歳児の一人平均う歯数が1.0歯未満である都道府県の増加	7都道府県 （平成23年）	28都道府県
⑤過去1年間に歯科検診を受診した者の割合の増加（20歳以上）	34.1% （平成21年）	65%

厚生労働省．健康日本21（第二次）．

口腔保健推進事業

厚生労働省は口腔保健推進事業として，以下の四つの事業を掲げている．

①口腔保健支援センター設置推進事業

　地域に応じた歯科口腔保健施策の推進のため都道府県，政令市・特別区が口腔保健支援センターを設置する．

②歯科保健医療サービス提供困難者への歯科保健医療推進事業

　施設（障害者支援施設，障害者入所・通所施設，介護保険施設等）の障害者・児，要介護高齢者等に対して，歯科疾患の予防等による口腔の健康の保持・増進を図る．

③障害者等歯科医療技術者養成事業

　施設の障害者・児，要介護高齢者等，それぞれの状態に応じた知識や技術を有する歯科医師・歯科衛生士を育成する．

④医科・歯科連携等調査実証事業

　チーム医療や全身疾患に対応する医科・歯科連携を推進し，安全性や効果が実証された技術等を各地域において普及させる．

用語解説＊

噛ミング30

2009（平成21）年度に厚生労働省の委員会で「歯科保健と食育の在り方に関する検討会報告書：歯・口の健康と食育～噛ミング30を目指して～」が提出された．生涯を通じた対策が考えられており，基本的に30回咀嚼することを目指すが，小児期では食べ方との関係，成人期では生活習慣病に関わる支援，高齢期では口腔機能の向上や誤嚥・窒息の防止などが盛り込まれている．

plus α

歯科診療報酬改定

2025（令和7）年に向けて，医療提供体制の再構築，入院医療・外来医療を含めた医療機関の機能分化・強化と連携などが図られることになった．少子高齢社会となり，高齢者の歯科受診の増加により，加齢による口腔内の変化への処置が増えるなど，歯科治療の難度，重要性も変わっていくと考えられる．2020（令和2）年度改定では，全体で0.55%プラスであったが，歯科は0.59%プラスとわずかだが高い改定率となった．

未配置が68.9％と多いが，政令市・特別区の設置する保健所では，歯科衛生士のみの配置が46.3％，歯科医師・歯科衛生士とも配置が23.6％であり，未配置は24.4％にすぎなかった[6].

県型保健所は市町村職員の研修を行うことになっている．歯科保健に関する研修も例外ではない．**図9-4**は，県型保健所について，歯科保健に関する研修の実施状況をまとめたものである．歯科専門職が保健所に配置されている場合は，75.1％の実施状況だったのに対し，未配置の場合は34.5％と配置されている場合の約半数にとどまっており，格差がみられた．このように，保健所における歯科専門職の配置の違いにより，市町村の歯科保健推進に関する環境に差がある．歯科専門職員のいない県型保健所では，必要に応じて，歯科保健を担当する保健師，栄養士，事務職員が歯科保健を担当し，歯科保健に関する市町村研修や調査研究を実施するなど環境整備に努めている．

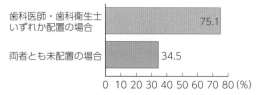

厚生労働省．平成24年度 地域保健・健康増進事業報告より改変．

図9-4　県型保健所の歯科保健専門職常勤配置別の市町村歯科保健研修実施率

2 歯科疾患の予防における歯科衛生士の役割

歯科保健専門職のうちの歯科衛生士について職務・資格などを規定した**歯科衛生士法**は，保健師助産師看護師法と同じ1948（昭和23）年に公布された．制定時の歯科衛生士の業務は，歯科医師の直接の指導の下に行う歯科予防処置，つまり口腔内への薬物塗布や歯石などの沈着物などの除去であった．1955（昭和30）年には看護師の業務独占であった診療の補助の例外として歯科診療補助を行うことができるよう，法改正がなされた．さらに1985（昭和60）年の改正で，歯科衛生士の名称を用いて歯科保健指導ができるとする項目も追加された．

歯科衛生士の業務は歯科診療補助が中心となっている．多くの歯科衛生士は歯科医療の現場である歯科診療所に勤務しており，その中で歯科診療補助と歯科予防処置を行っているのが現状である．保健所に勤務する歯科衛生士は少なかったが，特に市町村においては徐々に増加（**図9-5**）しており，歯科疾患の予防を担う現場での活躍が期待される．また，2006（平成18）年度から，介護保険制度でも口腔機能向上サービスが導入された．要介護者，要支援者，特定高齢者に対して，看護業務への口腔ケアの導入も重要であるが，困難症例については，歯科専門職との連携も求められており，歯科衛生士の活躍が期待される．

5 全身疾患と歯科疾患の関連

●**誤嚥性肺炎の口腔ケアによる予防効果**　週1回の歯科衛生士による高齢者への口腔ケア実施は，未実施高齢者より発熱と肺炎発症を有意に減少させた（➡p.189参照）．

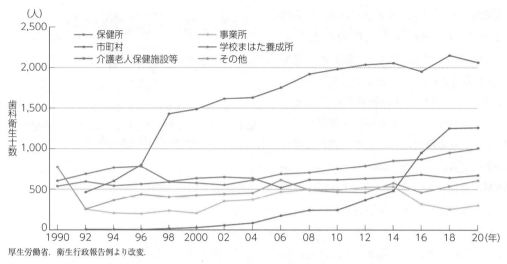

（人）

厚生労働省．衛生行政報告例より改変．

図9-5　保健所，市町村，福祉施設，教育施設に勤務する歯科衛生士数の推移

❷**糖尿病患者の血糖コントロールに対する歯周炎治療の影響**　歯周炎の初期治療は，糖尿病患者の血糖コントロールに有効であった（HbA1cが有意に低下）という科学的根拠がある程度示されている．

❸**周術期の口腔ケアの入院期間への影響**　手術前に口腔環境を良好な状態に保つと，術後の肺炎などの発症が少なくなり，退院までの期間が短縮することが報告された．

❹**咀嚼回数の増加による肥満の改善**　咀嚼回数が少ないほど（早食いの者ほど）肥満者の割合が高い．よく噛んで食事をとることで肥満の減少が期待される．

❺**その他の疾患との関連**　歯科疾患との関連が疑われている疾患には次のものがあるが，科学的根拠を示すためには，さらなる研究が必要とされている．妊娠期の歯周炎患者は，喫煙の影響ほどではないが，早産あるいは低出生体重児のリスクが高くなる．歯周炎患者では，血栓形成が促進されるため，急性心筋梗塞や脳梗塞のリスクが高まる．咀嚼回数が多いと脳の血流がよくなることから，認知症予防が期待される．

2　う蝕予防と歯周疾患予防

1　う蝕予防

　う蝕は，歯質が弱く，う蝕原因菌を含む歯垢が歯の表面に付着し，発酵性糖質が口の中に入って一定の時間がたつと発生すると考えられる．う蝕予防は，①甘味食品・飲料の摂取回数の減少，②歯垢（デンタルプラーク）の除去，③フッ化物の応用などによる歯質の強化に分けて考えられる（**図9-6**）．①

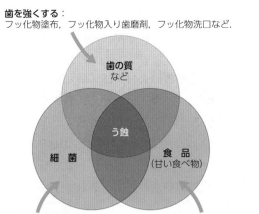

歯を強くする:
フッ化物塗布, フッ化物入り歯磨剤, フッ化物洗口など.

歯の質
など

う蝕

細　菌

食　品
(甘い食べ物)

歯の表面からの細菌の除去:
歯磨き(歯ブラシ, フロス,
歯間ブラシ)を用いる.

甘い食品の摂取:
砂糖を含む食品の制限.
間食の時間を決める.
間食回数を2回以下に.

図9-6　う蝕の発生要因とその予防

は, 間食回数の制限や, キシリトールをはじめとする代用糖の活用である.
②は, 歯ブラシやデンタルフロスによる歯磨きである. ③は, フッ化物の応
用(歯科医師・歯科衛生士によるフッ化物歯面塗布, フッ化物配合歯磨剤の利
用, 主に集団でのフッ化物洗口)と歯科医師・歯科衛生士による咬合面の 小
窩裂溝へのフィッシャー・シーラント処置(予防塡塞)である.

　う蝕予防をこの三つの分野で考えたとき, 効果と利用者数から評価した報
告[7]によると, フッ化物歯面塗布, フッ化物配合歯磨剤, フィッシャー・シー
ラントが歯質強化として有効であったと考えられ, 歯垢除去としては親による
仕上げ磨きがある程度の効果を示したとされる.

2 歯周疾患予防

　歯周疾患予防では, ライフステージ別に対応が検討されているが, 特に悪化
する壮年期について, 自身によるセルフケア, 専門家によるプロフェッショナ
ルケア, 地域支援としてのコミュニティケアの観点で評価すると, セルフケア
には歯垢除去の限界があるため, プロフェッショナルケアを組み合わせて行う
ことで効果的な歯周疾患予防が期待され, その継続を支援する枠組みとして,
コミュニティケアの支援が重要である.

　このほか, **喫煙**の歯周疾患への影響については, 喫煙者では非喫煙者より歯
周疾患罹患率が高く, 歯垢付着量が同程度でも歯周組織破壊が進行しているこ
と, 歯周治療(非外科治療および外科治療)への悪影響が知られているが, 禁
煙(5〜10年)で改善傾向がみられることが報告されている. また, 歯肉へ
のメラニン色素沈着の増加がみられ, 受動喫煙でも同様の報告がある.

3 う蝕の有病状況の変化

1 1歳6カ月児，3歳児健康診査

　母子保健法に基づいて実施される1歳6カ月児健康診査および3歳児健康診査で行われる歯科健康診査の結果が厚生労働省より公表されている．**表9-5**に，3歳児う蝕有病者率の変化を示した．1985（昭和60）年の59.5％から2020（令和2）年の11.8％まで減少を示している．都道府県格差も，1985（昭和60）年の33.8ポイントから2020（令和2）年では13.5ポイントまで縮まっている．「健康日本21（第三次）」と歯科口腔保健法の基本的事項で，さらに格差の減少を目指している．

2 学校保健統計調査

　学校保健安全法により義務付けられている健康診断の結果に基づいて実施される学校保健統計調査でも，う歯の状況が報告されている．かつては幼稚園，小学校，中学校，高等学校すべてで，最も多い疾患・異常であったが，中学校と高等学校では裸眼視力1.0未満よりも少なくなっている．都道府県別のデータが示された2006（平成18）年以降の変化を**表9-6**に示した．12歳児（中学1年生）の永久歯一人平均う歯数は，2006（平成18）年の1.71本から2020（令和2）年は0.68本まで減少し，格差も2.5本から1.5本まで縮めた．これも幼児う蝕と同様に格差縮小が期待されている．

表9-5　3歳児う蝕有病者率の変化（平均値，都道府県最大値・最小値および格差）

年　度	1985	1990	1995	2000	2005	2010	2015	2016	2017	2018	2019	2020	2021
全国平均	59.5	57.6	49.8	39.1	31.5	24.6	17.0	15.8	14.4	13.2	11.9	11.8	10.2
最大値	79.9	78.5	70.1	55.3	45.5	37.5	29.8	29.8	28.2	24.8	20.4	20.7	18.8
最小値	46.1	43.5	34.2	25.4	19.2	14.3	11.2	11.2	10.2	9.4	7.6	7.2	6.1
格　差	33.8	35.0	36.0	29.9	26.3	23.2	18.7	18.7	18.0	15.4	12.8	13.5	12.7

厚生労働省．医政局歯科保健課調べ，地域保健・健康増進事業報告．

表9-6　12歳児一人平均う歯数の変化（平均値，都道府県最大値・最小値および格差）

年　度	2006	2008	2010	2012	2014	2016	2017	2018	2019	2020	2021	2022
全国値	1.71	1.54	1.29	1.10	1.00	0.83	0.82	0.74	0.70	0.68	0.63	0.56
最大値	3.5	3.1	2.6	2.5	2.2	1.9	1.7	1.8	1.4	1.8	1.6	1.2
最小値	1.0	0.8	0.8	0.6	0.5	0.4	0.4	0.3	0.3	0.3	0.2	0.3
格　差	2.5	2.3	1.8	1.9	1.7	1.5	1.3	1.5	1.1	1.5	1.4	0.9

文部科学省．学校保健統計調査．

4 介護予防と口腔機能の向上

　介護予防の観点から口腔機能の向上が求められている．これは，口腔ケアと
リハビリテーションの取り組みが重視されているからである．中でも，特別養
護老人ホームの入所者366人を対象とした介入研究の結果，歯科医師・歯科衛
生士による口腔ケア群は，従来のセルフケア中心の対照群に比べて，２年間
で，口腔細菌が減少，発熱経験者が約50％減少，肺炎経験者が約40％減少
と，誤嚥性肺炎を予防する効果的な方法であることが示されている．

■ 引用・参考文献

1）厚生労働省．平成28年歯科疾患実態調査．
2）厚生労働省．令和元年国民生活基礎調査．
3）栃木県国民健康保険団体連合会．平成29年度 目で見る栃木県の医療費状況．
4）森田学ほか．第2回永久歯の抜歯原因調査．8020推進財団．2018. https://www.8020zaidan.or.jp/pdf/Tooth-extraction_investigation-report-2nd.pdf，（参照2023-12-12）．
5）8020推進財団．都道府県歯科保健条例制定マップ．https://www.8020zaidan.or.jp/map/index.html，（参照2023-12-12）．
6）厚生労働省．衛生行政報告例．https://www.mhlw.go.jp/toukei/list/36-19.html，（参照2023-12-12）．
7）日本口腔衛生学会政策声明委員会，う蝕委員会．政策声明 う蝕のない社会の実現に向けて．口腔衛生学会雑誌．2013, 63（5），p.399-411.

8）日本歯周病学会健康サポート委員会．ポジション・ペーパー生涯を通じての歯周病対策：セルフケア，プロフェッショナルケア，コミュニティケア．日本歯周病学会誌．2012, 54（4），p.352-374.
9）日本歯周病学会禁煙推進委員会．ポジション・ペーパー 喫煙の歯周組織に対する影響．日本歯周病学会誌．2011, 53（1），p.40-49.
10）埴岡隆ほか．喫煙習慣が関係するメラニン色素沈着の疫学的研究．口腔衛生学会雑誌．1993, 43，p.40-47.
11）厚生労働省．介護予防マニュアル（改訂版：平成24年3月）．第5章 口腔機能向上マニュアル．
12）米山武義，吉田光由ほか．要介護高齢者に対する口腔衛生の誤嚥性肺炎予防効果に関する研究．日本歯科医学会誌．2001, 20，p.58-68.

重要用語

8020運動	歯周疾患	歯科保健専門職員
う蝕	歯科口腔保健推進法	歯科衛生士法

9

歯科保健

10 精神保健福祉

- 日本の精神科医療の歴史と現状を学ぶ.
- 精神障害者を対象としたさまざまな法令・制度を理解する.
- 統合失調症, 気分障害, 発達障害, 依存症に対する治療, 対応のしか たを理解する.

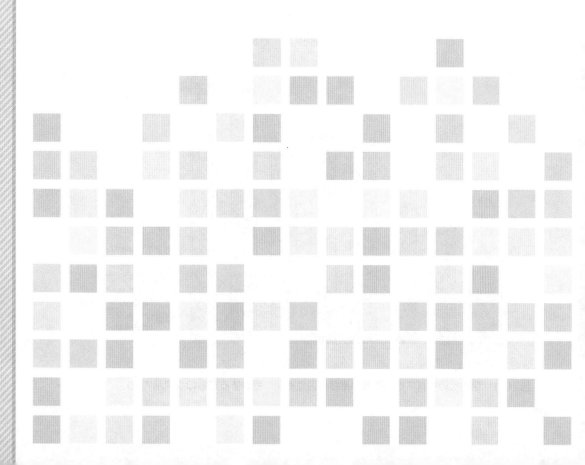

1 精神保健福祉の目的・意義

1 精神疾患の現状と精神保健福祉の対象

　日本における精神疾患の患者数は近年急増しており，2017（平成29）年には400万人を超える水準となっている（**図10-1**）．また，国民の４人に１人が生涯でうつ病などの気分障害，不安障害および物質関連障害のいずれかを経験しているといわれている．WHO（世界保健機関）によると，世界で1,000人に７人（0.7％）が統合失調症に罹患している．1998（平成10）年以降約３万人（2014年以降は約２万５千人）で推移している自殺の背景には，うつ病，統合失調症，依存症などの精神疾患が多く認められるなど，精神疾患は，国民に広く関わる疾患として認知されるようになっている．厚生労働省は2011（平成23）年に，医療計画に盛り込むべき疾患として，がん，脳卒中，急性心筋梗塞，糖尿病の４疾病に新たに精神疾患を加え「５疾病」とした．

　精神保健福祉法では「精神障害者」とは，統合失調症，精神作用物質による急性中毒またはその依存症，知的障害，精神病質その他の精神疾患を有する者と定義されている（５条）．用語としての「精神疾患」とは，包括的な表現であり，精神上，心理および行動上の異常や機能障害によって，生活を送る上での能力が相当程度影響を受けている状態を示し，個々の精神疾患は国際疾病分類（international statistical classification of diseases and related health problems：ICD*）やDSM*で分類されている．

　精神疾患には，高齢化の進行に伴って急増しているアルツハイマー病などの

> **用語解説** *
> ### ICDとDSM
> ICDはWHOが作成している疾病分類であり，精神障害に限らず広範囲な分類を行っている．国際的に統一の基準で疾病・障害，また死因のデータを得ることが大きな目的である．
> DSMは，アメリカ精神医学会が発行している精神疾患の診断基準・分類であり，主に医師の診断の根拠の一つとして用いられる．

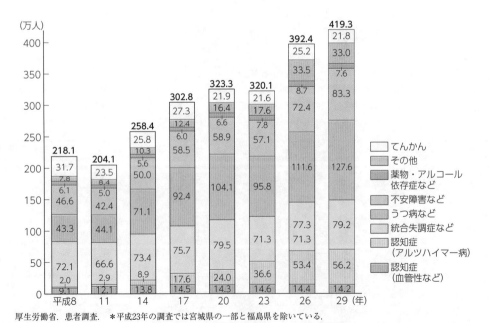

厚生労働省．患者調査．＊平成23年の調査では宮城県の一部と福島県を除いている．

図10-1　**精神疾患を有する患者数の推移（医療機関に受診する患者の疾病別内訳）**

認知症や発達障害なども含まれる．このように精神疾患は生活障害とも解釈できることから「精神疾患」と「精神障害」はほぼ同一の概念としてとらえられている．

また，「**精神保健**」とは人びとの健康のうち主として精神面の健康を対象とし，精神障害を予防・治療し，また精神的健康を保持・向上させるための諸活動をいう．つまり，精神障害をもつことだけを問題とするのではなく，障害をもちながら健康な社会生活を送るために生活環境を選択したり，よりよい環境づくりに働き掛けることも含めている．**国際生活機能分類**（international classification：ICF）は精神障害をもつ人の健康状態を心身機構・身体構造，活動，参加と，個人因子，環境因子の相互関係からとらえる考え方であり，対象者の健康増進，リハビリテーションを進める上で基盤となるモデルである（図10-2）．

plus α

リカバリー

1980年代に精神障害をもつ当事者が提唱し，1990年代では精神障害者リハビリテーションの新たな目標概念として登場した．リカバリー（recovery）には，回復や修復といった意味がある．精神障害者リハビリテーションにおいては，人生を取り戻し，新たに構築することであり，単に精神疾患や症状がないという意味ではない．

2 精神保健福祉の歴史

1 近代精神医療の歴史

精神障害者は，古代より多くの国において宗教的畏（おそ）れを抱かれてきたという歴史的背景がある．13世紀にはベルギーの温泉地，ゲールの里のように民間伝承による信仰を背景とし，教会や民家が，精神障害者に対し里親制度に近い

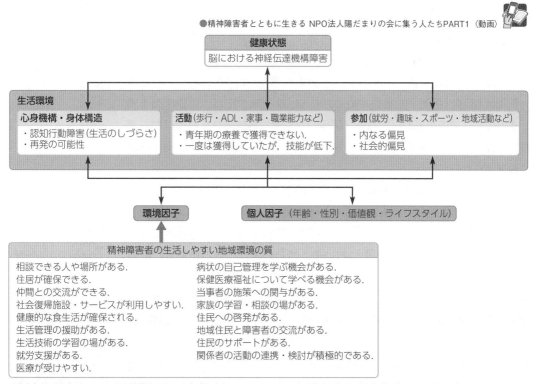

●精神障害者とともに生きる NPO法人陽だまりの会に集う人たちPART1〈動画〉

障害者福祉研究会編. ICF国際生活機能分類. 中央法規出版, 2002. および, 守田孝恵. 保健医療科学, 2004, 53 (1). より一部改変.

図10-2 精神障害の構造

受け入れを行っていた．キリスト教圏では，15～17世紀ごろ中世ヨーロッパ
の異端審問による魔女裁判により，多くの精神障害者が魔女として拷問され処
刑された．また，イギリスのベドラム癲狂院やスペインのバレンシア狂人の
家，フランスのシャラントンなどにみられるように精神病者を収容する大規模
な施設（アサイラム）が造られた．そのような状況下，1793年，フランス革
命期の象徴的出来事として，パリのビセートル精神長であったピネルによる
「病者の鎖からの解放」は第一次精神医療革命と呼ばれ，近代精神医療におけ
る大きな転機となった．

❷ 日本の精神保健福祉の歴史：私宅監置から病院収容の時代

|1| 江戸時代まで

　日本の精神障害者に対する処遇の歴史をひもとくと，精神障害者への直接的
な迫害ばかりでなく，宗教的施設への救護，近隣による相互扶助などにより，
地域社会の中で受け入れる寛容さもみられる．例えば，律令時代においては，
精神疾患が病として認識されており，精神障害者に対する罪の軽減や税の免除
規定がすでにあったとされる．また，11世紀の京都で岩倉大雲寺の滝信仰に
集まる精神障害者を近隣の民家が預かるといった民間療法の存在や，全国の寺
社による救済などがそれを象徴している．室町時代初期から漢方薬，灸法に
よる治療が始まり，江戸時代には，心理療法や呼吸法，座法，簡単な体操を組
み合わせた治療法が行われていた．これらは憑物に対する加持祈祷なども含め
て治療を目指した行為であった．

|2| 精神病者監護法の制定

　近代に入ると法・制度の整備が進められた（図10-3）．精神保健福祉対策
は，精神障害者の経済活動の困難さによる貧困対策の中から分離して生じてき
た．例えば1874（明治7）年に定められた恤救規則の中に，精神疾患を理
由とする生活救済の規定がみられる．同年，東京衛戍病院に精神科病室が設置
された．翌年には，わが国最初の公立精神病院として京都癲狂院が，南禅寺境
内に設置された．

　それまで各地方に裁量が任されていた精神障害者に関する規制がようやく全
国的な制度として整備される流れとなり，その後起こった旧・相馬藩のお家騒
動である相馬事件*をきっかけとして，1900（明治33）年に**精神病者監護法**
が公布された．この法律の第1条において，精神病者は，その後見人，配偶
者，四親等内の親族または戸主が監護する義務を負うことが明記されており，
精神病者は自宅の小屋や座敷牢で主に家族によって監置されていた．精神病者
の監護の状況は，**呉秀三**の『精神病者私宅監置ノ実況及ビ其ノ統計的観察』
で報告された．

　1919（大正8）年には呉秀三らの働き掛けで**精神病院法**が成立し，精神病
に対する公共の責任として都道府県レベルでの公的精神病院を設置することと
なった．しかし，予算不足のため病院建設は遅々として進まず，精神病者監護

年	区分	和暦	事項
1900	私宅監置	明治33年	精神病者監護法公布
1918		大正 7	呉秀三「精神病者私宅監置ノ実況及び其ノ統計的観察」発表
1919		8	精神病院法公布
1938		昭和13	厚生省設置
1946	病院収容	21	日本国憲法公布，国際連合発足
1948		23	医療法公布，世界保健機関発足，国際連合「世界人権宣言」採択
1950		25	精神衛生法公布，生活保護法公布
1964		39	ライシャワー駐日米国大使刺傷事件発生
1965		40	精神衛生法改正，精神障害者家族会(全国精神障害者家族会連合会)発足
1966		41	精神病院実態調査実施
1970		45	心身障害者対策基本法公布
1975		50	国連総会「障害者の権利に関する宣言」を採択
1981		56	国際障害者年障害者インターナショナル(DPI)結成
1984		59	宇都宮病院事件発生，精神病院に対する指導監督等の強化徹底を通知
1987		62	精神保健法公布，障害者の雇用促進に関する法律公布
1989	人権擁護	平成元	ゴールドプラン策定
1993		5	大和川病院事件，全国障害者団体連合会結成，障害者基本法公布
1994		6	地域保健法公布，新ゴールドプラン策定，全国精神障害者家族連合会を精神障害者社会復帰促進センターに指定
1995		7	精神保健福祉法公布，障害者プラン策定(平成8～14年度)
2004		16	発達障害者支援法公布
2005		17	心神喪失者等医療観察法，精神保健福祉法の一部改正，「精神分裂病」が「統合失調症」に名称変更
2006	地域移行・定着	18	障害者自立支援法・自殺対策基本法施行，障害者雇用促進法において精神障害者も対象となる
2011		23	障害者基本法の一部を改正する法律(発達障害を含む)
2012		24	障害者虐待防止法施行
2013		25	障害者総合支援法施行 アルコール健康障害対策基本法公布
2014		26	国会で障害者権利条約批准が承認，精神保健福祉法の一部改正，保護者制度・医療保護入院の見直し
2016		28	発達障害者支援法の改正

図10-3　精神障害者関連法規略年表

法の廃止もできなかった．さらに，精神病院の直接の監督官庁は警察署のままであり，都道府県段階における縦割り行政の中で精神病者監護法と精神病院法の管轄課が異なるなど，精神保健行政の現場での混乱もあったと推測される．

1926（昭和元）年には日本精神衛生協会，1938（昭和13）年には厚生省が設置され，衛生行政の機構が確立されたにもかかわらず，精神保健対策は十分な効果を挙げることができなかった．ことに戦時中においては精神障害者の保護は顧みられず，戦火による消失や経営難による病床の閉鎖もあり，終戦時には2万を超えていた病床数が4千床まで減少した．

|3| 精神衛生法

1950（昭和25）年の**精神衛生法**は，戦後の新憲法（日本国憲法）の下，精神障害者に対して適切な医療・保護の機会を提供することを目的として制定された．保健所の役割および通院医療費公費負担制度が法定化され，精神病院の設置を都道府県に義務付けた．精神病院開設には，1948（昭和23）年制定の医療法21条但し書きのいわゆる**精神科特例***が温床となり，昭和30年代から

用語解説*

精神科特例

1957年に発出された厚生省事務次官通知．精神科病院を特殊病院と規定して，医師の数を一般病院の1/3，看護職は2/3でよいと定めた．民間の精神科病院をつくりやすくし，病床数を増やすことが目的であったが，爆発的な病床の増加と人員の不足を背景に，劣悪な入院体制を招いたとの批判がある．

40年代前半にかけて精神病院の大増設という現象が起こった．また治療については従来の療法に加えて薬物療法，精神療法や作業療法の治療方法の進歩によって寛解率は著しく向上し，在院期間が短縮された．これに伴い，予防対策や在宅障害者対策が注目されるようになった．

しかし，1964（昭和39）年，**ライシャワー事件**[*]が発生し，精神障害者の不十分な医療の現状が大きな社会問題となった．翌年には一般人からの通報や入院制度の強化など保安的色彩の強い一部改正が行われた．これ以後，精神保健行政は，社会復帰施設等が進展を遂げ，その他，作業療法，精神科デイケア，ナイトケア，集団精神療法，精神科訪問指導料の点数化が実現するなど，「入院医療中心の治療体制から地域におけるケアを中心とする体制へ」という大きな流れとなった．

このような中，宇都宮病院事件[*]などを契機に，患者の人権擁護や適正医療確保への声が一気に高まり，1987（昭和62）年に精神衛生法は**精神保健法**へと改正された．同法では，社会復帰施設・精神医療審査会・精神保健指定医制度，5年ごとの見直し規定などが盛り込まれている．また，関連法規においては，1993（平成5）年の**障害者基本法**制定により，身体障害者，知的障害者に加え，精神障害者も対象となった．

3 日本の精神保健福祉の歴史：人権擁護・社会復帰から現在

|1| 精神保健福祉法

精神保健福祉法は，1995（平成7）年には，「精神保健及び精神障害者福祉に関する法律（**精神保健福祉法**）」と改称され，精神障害者の自立と社会参加促進のためと社会復帰施策の強化が期待されるようになった．

精神保健福祉法では，**精神障害者保健福祉手帳**，公費負担制度（保険からの拠出，承認期間の延長），社会復帰施設の4類型，社会適応訓練事業制度，市町村の役割が法定化された．1999（平成11）年と2002（平成14）年の改正では，精神障害者地域生活支援センター[*]，居宅介護等事業（ホームヘルプ事業），短期入所事業（ショートステイ事業）が追加された．在宅福祉事業については市町村が主体的に実施することが定められ，社会復帰施設などの利用に関する相談，助言，手帳の申請窓口業務などについても保健所から市町村へ委譲された．

2013（平成25）年の改正では，精神障害者の医療の提供を確保するための指針の策定，医療保護入院の同意要件の変更，精神医療審査会に退院等の請求をできる者として入院者本人とともに「家族等」を規定する，などが示されている．特に，保護者制度については，精神障害者の保護者になる家族に精神障害者を支える義務を負わせるしくみから，より地域全体で支えるしくみへの転換に向け，保護者のみに課せられた責務が廃止された．

|2| 障害者総合支援法・障害者差別解消法

このように日本の精神保健福祉施策は，障害者のノーマライゼーションや自

ライシャワー事件

1964年に起きた，ライシャワー駐日米国大使が「精神疾患と思われる少年」に右大腿部を刺傷された事件．ライシャワーは日米関係の悪化を懸念して事件を糾弾しなかったが，精神病患者の医療・保護について大きな議論のきっかけとなった．また，刺傷の際に行った輸血が原因でライシャワーが肝炎を発症したことがわかり，輸血用血液の管理体制などにも大きな影響があった．

用語解説 *

宇都宮病院事件

1984年に，民間の精神病院である宇都宮病院で起きた入院患者の死亡事件．看護職員らによる暴行により，立て続けに二人の患者が死亡した．このことで，医療従事者による日常的な暴力や無資格診療など，精神障害者への人権侵害が明るみになった．この事件により，日本の精神医療や社会復帰施策は国際的な批判を浴び，精神保健法制定のきっかけとなった．

---

plus α

障害者基本計画

障害の有無にかかわらず，国民の誰もが相互に人格と個人を尊重して支え合う「共生社会」の実現を目指し，障害者基本計画（2003〜2012年度）が策定された．2013年に策定された「第3次障害者基本計画」（2013〜2017年度）では，精神障害者の地域移行の推進について明記された．また，「安全・安心」，「差別の解消及び権利擁護の推進」，「行政サービス等における配慮」が新設された．

己決定の理念の実現を図り，障害者の地域生活を支援するため展開されてきたが，支援費制度が抱える財源不足や地域格差，障害種別による不公平という課題があった．このほか，国民の精神疾患の予防や精神的健康の保持，増進を基軸にした精神保健福祉の改革が求められるようになった．2004（平成16）年，厚生労働省はおおむね10年間の精神保健医療福祉改革の方向性を明らかにする**「精神保健医療福祉の改革ビジョン*」**を取りまとめ，「入院医療中心から地域生活中心へ」の基本理念と方針を打ち出した（**図10-4**）．

2006（平成18）年に**障害者自立支援法**が施行され，障害者施策の実施主体は市町村が担い，サービスを利用する人びとも利用料と所得に応じた費用を負担するしくみとした．また国と地方自治体が責任をもって費用を負担することをルール化して財源を確保し，必要なサービスを計画的に充実させるとともに，支給決定のしくみを透明化・明確化した．障害者自立支援法の成立に伴い，精神保健福祉法の一部が改正され，通院医療費公費が自立支援医療費に移行した．さらに，2013（平成25）年，難病患者を支援対象として追加した「障害者の日常生活及び社会生活を総合的に支援するための法律（**障害者総合支援法**）」に改正施行された．

精神保健福祉施策について，「入院医療中心から地域生活中心へ」改革を進めるため，
①国民の理解の深化，②精神医療の改革，③地域生活支援の強化を今後10年間で進める．

国民の理解の深化

「こころのバリアフリー宣言」の普及等を通じて精神疾患や精神障害者に対する国民の理解を深める．

精神医療の改革

救急，リハビリ，重度などの機能分化を進めできるだけ早期に退院を実現できる体制を整備する．

地域生活支援の強化

相談支援，就労支援等の施設機能の強化やサービスの充実を通じ市町村を中心に地域で安心して暮らせる体制を整備する．

基盤強化の推進等

• 精神医療・福祉にかかわる人材の育成等の方策を検討するとともに，標準的なケアモデルの開発等を進める．
• 在宅サービスの充実に向け通院公費負担や福祉サービスの利用者負担の見直しによる給付の重点化等を行う．

「入院医療中心から地域生活中心へ」という精神保健福祉施策の基本的方策の実現

図10-4　精神保健医療福祉の改革ビジョンの枠組み

10

精神保健福祉

また，同年6月には「障害を理由とする差別の解消の推進に関する法律（**障害者差別解消法**）」が制定された〔施行は一部の附則を除き2016（平成28）年4月1日〕．

同法は国連の「**障害者の権利に関する条約**」の締結（2014年）に向けた国内法制度の整備の一環として，すべての国民が，障害の有無によって分け隔てられることなく，相互に人格と個性を尊重し合いながら共生する社会の実現に向け，障害を理由とする差別の解消を推進することを目的とされた．この法律は，雇用，教育，医療，公共交通など障害者の自立と社会参加に関わるあらゆる分野を対象にしている．

精神科平均在院日数の短縮，福祉サービスの整備の進展，社会の精神疾患に対する認知も広まった一方で，社会的入院患者の存在，入院医療体制の充実，地域生活支援体制の整備などの課題も残されている．これらの課題に対し，「メンタルヘルスの保持，増進」「精神疾患の早期発見，早期治療」「**アウトリーチ***（訪問支援）の充実」「夜間・休日の精神科救急医療体制の構築」「医療機関の機能分化・連携」「退院や地域での定着をサポートする地域移行支援，地域定着支援」も進められているところである．

4 精神保健福祉における予防対策

|1| こころのケア

「健康日本21」では，各論において「休養・こころの健康づくり」を取り上げている．現代は外界の変動が多いストレス社会の時代である．例えば，職場で強い不安やストレスを感じる労働者は6割を超え，業務による心理的負担を原因とした精神障害の発症・自殺が増加している．厚生労働省は2006（平成18）年3月に「労働者の心の健康の保持増進のための指針」を策定し，①セルフケア（労働者自身による），②ラインによるケア（管理監督者による），③事業所内産業保健スタッフ等によるケア，④事業所外資源によるケアを推進している．

また，現状と目標を考える上で，「こころの健康を保つ生活」と「こころの病気への対応」の二つの観点が挙げられている．「こころの健康を保つ生活」のためには，積極的な休養や睡眠が重要であり，改善目標などを提示している．また，「こころの病気への対応」としてストレスの増加と未治療の精神疾患患者，自殺の増加傾向を指摘し，治療体制の整備を図り自殺者を減少させることを目的としている．

2013（平成25）～2022（令和4）年度までの「健康日本21（第二次）」では，「21世紀の我が国において少子高齢化や疾病構造の変化が進む中で，生活習慣及び社会環境の改善を通じて，子どもから高齢者まで全ての国民が共に支え合いながら希望や生きがいを持ち，ライフステージに応じて，健やかで心豊かに生活できる活力ある社会を実現し，その結果，社会保障制度が持続可能なものとなるよう，国民の健康の増進の総合的な推進を図る」ことを基本的な

方針としている.

「こころの健康」を守るために，社会環境的な要因からのアプローチを重視し，さまざまなライフステージに応じた**こころの健康対策**として，以下の4点を目標としている．①自殺者の減少，②気分障害・不安障害に相当する心理的苦痛を感じている者の割合の減少，③メンタルヘルスに関する措置を受けられる職場の割合の増加，④小児人口10万人当たりの小児科医・児童精神科医の割合の増加である.

また，個人・社会のストレス対策や，こころの健康を高め孤立を防ぐ地域づくり，精神疾患についての普及啓発，相談者や受診者にきちんと対応できるような受け皿作りが今後必要な対策として挙げられている.

plus α

健康日本21の最終評価報告

2022年に健康日本21の達成率について最終評価報告が発表された.「こころの健康」については，①自殺者の減少は改善傾向にあり，②はあまり変化はみられず，③は増加しているものの目標値には到達していない．④目標値に達したとして改善できているといえる.

➡自殺対策については6章5節2項p.142参照.

2 システム・制度（法との関連・計画）

1 障害者総合支援法

障害のある人が地域で生活する場合，身近に相談できる人がいない，適した住まいを見つけにくい，働くきっかけや働き続けられる支援が少ないなどの課題がある．障害者総合支援法は，このような際にサービスが受けられるようにするための法律である．障害者自立支援法を改正し，2013（平成25）年に施行された.

障害者総合支援法では，障害福祉そのものを「基本的人権を享受する個人としての尊厳」であると定め，「障害の有無によって分け隔てられることなく，相互に人格と個性を尊重しあう」「社会参加の機会の確保」などの理念を規定している（**図10-5**）.

障害をもつ人に必要なサービスはさまざまあり，人によって支援の内容や量は異なる．そこで，障害の内容や重さに応じて標準的な支援の必要度を計算して6段階（区分1～6）に分け，区分が大きい人にはサービスが手厚くなるようにしている.

障害福祉サービスの運営には，人件費や施設運営経費などの費用がかかる．自立支援法ではこの費用を出来高払い（利用者がいないと発生しないサービス経費）で障害福祉サービス事業者に支給していたが，障害者総合支援法では，出来高払いと補助金制（施設運営費に関するサービス経費）を組み合わせて支給することになった．また利用者の負担は，自立支援法ではサービスを受けた分だけ払う「応益負担」が原則であったが，負担できる能力に応じた「応能負担」という考え方に変更されている.

サービス体系は自立支援給付として，ホームヘルプなどの介護給付，就労支

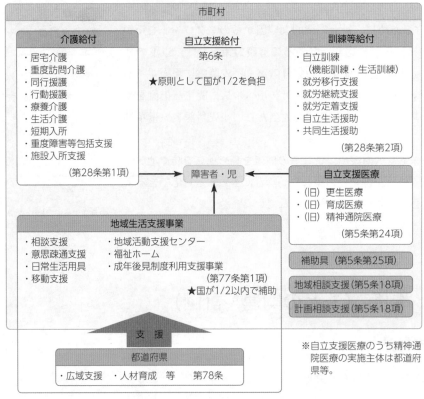

図中:

市町村

介護給付
・居宅介護
・重度訪問介護
・同行援護
・行動援護
・療養介護
・生活介護
・短期入所
・重度障害等包括支援
・施設入所支援
　　　　　（第28条第1項）

自立支援給付
第6条

★原則として国が1/2を負担

訓練等給付
・自立訓練
　（機能訓練・生活訓練）
・就労移行支援
・就労継続支援
・就労定着支援
・自立生活援助
・共同生活援助
　　　　　（第28条第2項）

障害者・児

自立支援医療
・（旧）更生医療
・（旧）育成医療
・（旧）精神通院医療
　　　　　（第5条第24項）

地域生活支援事業
・相談支援　　　　・地域活動支援センター
・意思疎通支援　　・福祉ホーム
・日常生活用具　　・成年後見制度利用支援事業
・移動支援　　　　　　　　（第77条第1項）
　　　　　★国が1/2以内で補助

補助具（第5条第25項）
地域相談支援（第5条第18項）
計画相談支援（第5条第18項）

支援

都道府県
・広域支援　・人材育成　等　　第78条

※自立支援医療のうち精神通院医療の実施主体は都道府県等。

厚生労働統計協会. 国民の福祉と介護の動向2020/2021. 2020. p.121より一部改変.

図10-5　障害者総合支援法の給付・事業

援などの訓練等給付，精神科通院公費負担などの自立支援医療，相談支援などの地域生活支援事業で構成されている（**表10-1**）.

　介護給付と訓練等給付を合わせて**自立支援給付**という．2014（平成26）年の改正では，「障害程度区分」を「障害支援区分」に改め，ケアホームをグループホームに統合，重度訪問介護の対象拡大，都道府県・市町村の**地域生活支援事業**（**表10-2**）の追加などが整備された．

　地域生活支援事業の中の**相談支援事業**には，市町村によるものと都道府県によるものがある．市町村（指定特定相談支援事業者）が窓口となるものとして，障害福祉サービス等の利用計画を作成する計画相談支援，一般住宅に入居して生活したい場合に支援する住宅入居等支援事業（居住サポート事業），障害者本人で障害福祉サービスの利用契約等ができない場合に支援する成年後見制度利用支援事業等がある．都道府県では，地域生活支援事業の一つとして相談支援事業を行っていることがある．具体的な内容は地域によって異なるが，発達障害や高次脳機能障害など，特に専門性の高い相談について，必要な情報提供などを行っている．

表10-1 障害者総合支援法における自立支援給付等の体系

	サービス	具体的内容
介護給付	居宅介護（ホームヘルプ）	居宅における入浴，排泄，食事の介護などのサービスを提供する．
	重度訪問介護	重度の肢体不自由者〔知的障害者・精神障害者も2014（平成26）年4月より対象〕であって常時介護を要する者につき，居宅における入浴，排泄または食事の介護等の便宜および外出時における移動中の介護を総合的に供与する．
	同行援護	視覚障害により，移動に著しい困難を有する障害者等であって，外出時において同行し，移動に必要な情報の提供，移動の援護，排泄および食事の介護等を供与する．
	行動援護	知的障害者または精神障害者により行動上著しい困難を有する障害者等であって常時介護を要する者につき，当該障害者等が行動する際に生じ得る危険を回避するために必要な援護，外出時における移動中の介護等の便宜を供与する．
	療養介護	医療を要する障害者であって常時介護を要する者につき，主として昼間において，病院等において行われる機能訓練，療養上の管理，看護，医学的管理のもとにおける介護および日常生活の世話を供与する．
	生活介護	常時介護を要する障害者につき，主として昼間，障害者支援施設等において行われる入浴，排泄または食事の介護，創作的活動または生産活動の機会の提供等の便宜を供与する．
	短期入所（ショートステイ）	居宅においてその介護を行う者の疾病，その他の理由により，障害者支援施設等への短期間の入所を必要とする障害者等につき，当該施設に短期間の入所をさせ，入浴，排泄または食事の介護等の便宜を供与する．
	重度障害者等包括支援	常時介護を要する障害者等であって，その介護の必要の程度が著しく高いものにつき，居宅介護等の障害福祉サービスを包括的に提供する．
	施設入所支援	施設に入所する障害者につき，主として夜間において，入浴，排泄または食事の介護等の便宜を供与する．
訓練等給付	自立訓練	自立した日常生活または社会生活を営むことができるよう，一定期間，身体機能または生活能力向上のために必要な訓練等の便宜を供与する． 例）コミュニケーションに関する訓練，ストレス対処の訓練など．
	就労移行支援	就労を希望する障害者につき，一定期間，生産活動その他の活動の機会の提供を通じて，就労に必要な知識および能力の向上のために必要な訓練等の便宜を供与する．
	就労継続支援（A型）	一般企業等での就労が困難な人に，雇用して就労の機会を提供するとともに，能力等の向上のために必要な訓練を行う．
	就労継続支援（B型）	一般企業等での就労が困難な人に，就労する機会を提供するとともに，能力等の向上のために必要な訓練を行う．
	就労定着支援	一般就労に移行した人に，就労に伴う生活面の課題に対応するための支援を行う．
	共同生活援助（グループホーム）	夜間や休日，共同生活を行う住居で，相談，入浴，排泄，食事の介護，日常生活上の援助を行う．
	自立生活援助	一人暮らしに必要な理解力・生活力等を補うため，定期的な居宅訪問や随時の対応により日常生活における課題を把握し，必要な支援を行う．
相談支援給付	地域移行支援	障害者支援施設，精神科病院，児童福祉施設を利用する18歳以上の者等を対象として，地域移行支援計画の作成，相談による不安解消，外出の同行支援，住居確保，関係機関との調整等を行う．
	地域定着支援	居宅において単身で生活している障害者等を対象に，常時の連絡体制を確保し，緊急時には必要な支援を行う．

厚生労働省サイトより一部改変．
https://www.mhlw.go.jp/stf/seisakunitsuite/bunya/hukushi_kaigo/shougaishahukushi/service/naiyou.html，（参照2023-11-28）．

表10-2　障害者総合支援法における地域生活支援事業

実施主体	事業名	事業の内容
市町村	相談支援	福祉サービス利用の相談・情報提供 住宅入居支援（居住サポート）
	意思疎通支援	手話通訳者の派遣
	日常生活用具	障害者の特性に応じた用具の給付・貸与
	移動支援	一人で外出するのが困難な者への支援
	地域活動支援センター	通所による創作的な活動や生産活動， 社会との交流促進など，多様な活動の場の提供
	その他の事業	福祉ホーム事業，日中一時支援事業 生活サポート事業，社会参加促進事業， 成年後見制度利用支援事業　他
都道府県	専門性の高い相談支援事業	発達障害支援センター運営事業 障害者就業・生活支援センター事業 高次脳機能障害支援普及事業
	広域的な支援事業	都道府県相談支援体制整備事業
	サービス・相談支援者， 指導者育成事業	障害程度区分認定調査員等研修事業 相談支援従事者研修事業 サービス管理責任者研修事業　他
	その他の事業	情報支援等事業 社会参加促進事業　他

厚生労働省サイトより一部改変.

2 関係機関の役割

1 保健所

　保健所における主な精神保健福祉業務は，こころの健康の保持増進を図るとともに，精神障害に対する正しい知識の普及啓発を進め，障害者の早期治療・自立・社会参加を促進することである．在宅精神障害者へのきめ細かい支援体制を整備するために，専門性および広域性が必要とされる事項について市町村を支援していくことが保健所の機能として期待されている．保健所における業務の状況は，人員，圏域の広さ，設置形態などにより異なるが，以下に概要を述べる．

|1| 入院および通院医療に関する事務・精神科病院に対する指導監督

　精神障害者の家族，警察などからの申請・通報に対応し，受療援助などの相談を受けるとともに，事前調査を実施する．調査に基づき，診察要否の判定を行い，精神保健指定医の診察の結果，入院が必要とされた場合，措置入院，医療保護入院および応急入院のための移送・立ち会いを行う．また，精神保健福祉法に基づく精神科病院の実地指導・実地審査を実施する．

|2| 健康相談・訪問指導

　保健師・精神科医による面接相談，訪問指導を行う．主として，統合失調症，気分障害に関するものが多いが，アディクション（依存・嗜癖）問題，思

春期の精神保健福祉，ひきこもり，認知症の相談を受けることもある．相談内容としては，治療継続支援，受療支援，家庭内暴力や地域での他害行為の恐れがある場合など，緊急性が高いものが多い．

|3| 精神障害者の社会復帰支援と組織育成

精神障害者の社会復帰と自立を促進するため，精神障害者社会適応訓練，ジョブガイダンスを行う．また，精神障害者当事者団体の育成支援，精神障害者・引きこもり家族会の育成支援，アルコール・薬物依存症関連の自助グループの育成支援，精神保健ボランティアの育成支援を行っている．

|4| 住民を対象にした精神保健の普及啓発

普及啓発の例としては，自殺対策や認知症に関する街頭キャンペーンにおけるパンフレットの配布などが挙げられる．また，市町村が主催する健康祭りや，ウオーキング大会，福祉フォーラムといったイベントにおいて，うつ病チェックリストなどのスクリーニングを体験してもらうなど，こころの健康増進・疾病予防のための活動を行う．このほか，地域の運動会・バザー・お祭りなどでの精神障害者との交流の場の企画・運営参画などがある．

|5| 市町村および関係機関への協力と連携

精神保健福祉相談・訪問指導における対応困難な事例への対処，社会復帰・地域移行，自殺対策など，複雑な精神保健福祉の課題を抱える市町村へ技術的な支援を行う．

また，自立支援システムにおいては，市や関係機関相互の打ち合わせ，サービス提供事業者を交えた自立支援協議会など連絡調整会議などを行い，総合的かつ効果的な相談支援を推進し，自立支援給付事業の事業所指定と人材育成を行う．

さらに，市町村障害福祉計画の策定や，グループホーム・相談支援といった障害者福祉サービスを行う事業者などへの実地指導をする．精神障害者地域生活移行支援事業における，対象者への入院中から退院後の継続的支援，支援者

コラム　精神障害者の地域移行・地域定着における都道府県・保健所の役割

都道府県および保健所は，精神障害者の地域移行・地域定着に向けた支援について，市町村，精神科病院，関係機関等への協力，連携等の役割を担う．

都道府県は，障害福祉計画に関係する入院中の患者に対するサービス量の見込みを算出し，保健所および市町村等に提示している．また，地方精神保健福祉審議会や都道府県自立支援協議会を通じ，精神科病院や関係機関へ地域移行・地域定着支援の推進に向けた働きかけを行っている．さらに一般相談支援事業者の指定権者として，地域相談支援に関わる事業者の指導監査等を実施している．

保健所は，精神障害者の地域移行・地域定着支援に向けた圏域内の調整および連携推進，市町村，精神科病院及び関係機関に対しての積極的な働きかけを行っている．また，自立支援協議会等にメンバーとして参加・協力する．利用者の状況に応じ，保健師や精神保健福祉相談員が，地域移行支援・地域定着支援の担当者とともに，同行訪問や精神科病院への連絡調整を行う．さらに，市町村に対する管内の精神障害者の状況（入院者数）についての情報提供等を担っている．

および関係機関との調整も行う．加えて，市町村職員・関係機関・施設・団体を対象とした，普及啓発を目的とする研修を企画・調整する．例えば，介護職員やかかりつけ医を対象としたうつ病の研修会の開催などが挙げられる．

2 市町村

　従来の精神保健行政は都道府県，保健所が中心となって行ってきた．1995（平成7）年の法改正（精神保健法から精神保健福祉法に改称）では，「正しい精神保健福祉の知識の普及」については都道府県と市町村の両者が努めなければならないと規定され，「相談指導」については都道府県，保健所設置市および特別区に実施を義務付け，その他の市町村についても都道府県に協力して相談指導の実施に努めなければならないという規定が設けられた．その後1999（平成11）年の精神保健福祉法の改正により精神障害者居宅支援事業，精神障害者福祉サービスの利用相談・調整の実施主体が市町村に移管された．この背景には，入院治療から地域医療へと向かう動きが広がるにつれ，社会復帰や福祉施策において市町村が果たす役割が大きくなったことがある．

　2004（平成16）年の「精神保健医療福祉の改革ビジョン」では，市町村を中心とした計画的なサービス提供体制の整備における重点施策として，市町村による相談支援体制を基盤に，障害保健福祉圏域，都道府県の機能の強化や事業者の制度的位置付けを図るとされた．

　具体的には，「障害福祉サービス等の利用の調整」として，精神障害者や医療機関から，地域援助事業者の紹介などの問い合わせがあった場合には，障害福祉サービスの利用についての調整を行う．また「入院及び自立支援医療費（精神通院医療）関係事務」として，市町村長が医療保護入院の同意，医療保護入院者の退院請求をする際の手続きを行う．「市町村障害者計画」については，都道府県，精神保健福祉センター，保健所および地域の医療機関，障害福祉サービス事業所などと協力しながら策定する．また「精神障害者保健福祉手帳の申請受理」「社会復帰施設やグループホームの整備，事業の展開」などを行う．

　2006（平成18）年，障害者自立支援法（2013年，障害者総合支援法に改正）の施行により，障害者施策は市町村がその実施主体となった．自立支援医療・精神障害者保健福祉手帳の申請・交付，障害支援区分の設定など，精神障害者に身近な障害福祉サービス，介護給付などの支給に関する審査会，市町村障害福祉計画の策定などが行われている．また，地域生活支援事業については，障害者総合支援法施行により，①障害者に対する理解を深めるための研修・啓発，②障害者やその家族，地域住民などが自発的に行う活動に対する支援，③市民後見人などの人材の育成・活用を図るための研修，④意思疎通支援を行う者の養成についての事業が追加された．

　自殺対策においては，こころの健康および自殺予防に関する知識に基づき，地域での見守りをしていくことを目的として，民生委員・児童委員・保健推進

委員，住民組織やボランティアを対象にした，ゲートキーパー養成研修を開催している．

❸ 精神保健福祉センター

精神保健福祉センターは精神保健福祉に関する技術的中核機関であり，都道府県や指定都市には必置義務が課せられている．センターの業務内容として，①知識の普及，②相談および技術のうち複雑困難なもの，③調査研究，④精神医療審査会*の事務，⑤通院医療費の公費負担の決定，⑥障害者総合支援法の規定に基づき市町村に対して意見を述べることや必要な援助を行うことなどが規定されている．

また，地域住民の精神的健康の保持増進や精神医療の推進のため，精神科医をはじめ精神保健福祉士，臨床心理士，精神科作業療法士，保健師などの専門技術職員が配置されている．具体的な業務では，①社会復帰の促進方策や，地域における精神保健福祉施策の計画的推進に関する事項などを含め，精神保健福祉に関する提案，②保健所，市町村および関係諸機関に対する技術指導・活動への協力，③研修などによる人材育成，④一般住民を対象にした精神疾患・障害に関する普及啓発，⑤精神障害者の権利擁護，⑥調査研究地域精神保健福祉の推進，⑦精神障害者の社会復帰促進および自立，社会経済活動への参加の促進に関する活動，⑧精神保健福祉相談，アルコール，薬物，思春期，認知症などの特定相談，⑨都道府県単位の家族会，患者会，社会復帰事業団体組織の育成などがある．

このほか，精神医療審査会の事務，自立支援医療（通院医療）の支給判定，精神障害者保健福祉手帳交付の判定，診療機能，デイケア，社会復帰施設などのリハビリテーション機能もある．さらに，「心神喪失等の状態で重大な他害行為を行った者の医療及び観察等に関する法律（心神喪失者等医療観察法*）」による地域社会での処遇について，保護観察所など関係機関との連携も行う．そのほか，地域の実情に応じ，精神保健福祉分野の技術的中枢として必要な施策の推進を図っている．

3 精神障害者の就労支援

精神障害者の就労を考える上では，ストレスの抱えやすさ，体力，生活リズム，通院や服薬，障害をオープンにするか否かなどの課題がある．従来の**就労支援**は，入院中に作業能力の訓練をしてから就労に至るという考え方であった．しかし，職業スキルは実際の現場で獲得するのが最も効果的である．また，長期間の療養生活から一気に一般就労に移行することは困難である．このような背景から，現在では，一般の就労者が就労した後に現場で作業能力を向上させるのと同じように，まず就労した上で，障害に応じた必要な支援をするという援助付き雇用*が定着しつつある．つまり，職業リハビリテーションとして中間的な雇用の場を用いている．

用語解説 ＊
精神医療審査会

人権に配慮した医療を行う観点から，入院患者の入院継続の要否や処遇の適否，患者からの不服申し立て（調査請求）などを公正かつ専門的な見地から審査する機関として，都道府県に設けられた．また，精神医療審査会に対し退院等の請求ができるのは，入院者本人と家族等と規定されている．

コンテンツが視聴できます（p.2参照）

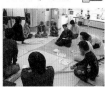

●デイケア活動〈動画〉

用語解説 ＊
心神喪失者等医療観察法

心神喪失または心神耗弱の状態で殺人・放火・強盗などの重大な他害行為を行った者については，心神喪失者等医療観察法で処遇が行われている．処遇は裁判所での審判を経て決定され，入院の必要な場合は，人員が手厚く配置されている「指定入院医療機関」で治療が行われる．通院の場合も治療を行う医療機関が指定されており，保護観察所の社会復帰調整官による精神保健観察が行われ，地域の中で多職種チームによる支援が提供される．

日本の障害者の就労支援は，身体障害者の職業リハビリテーションを中心に進められてきた．精神障害者については，1950（昭和25）年に精神衛生法が制定されたが，就業支援につながるような動きはあまりみられなかった．そのような中，東京都精神衛生職親制度〔1970（昭和45）年〕をはじめとして，事業所に精神障害者の訓練を委託する制度がいくつかの自治体で導入された．この事業は精神保健福祉法に規定されている社会適応訓練に引き継がれたが，2013（平成25）年の同法の改正により，現在は地方自治体の独自事業として実施されているケースがある．

国際労働機関（international labour organiza-tion：ILO）は1983年，職業リハビリテーション及び雇用に関する条約（159号）と勧告（168号）を採択した．同条約は，職業リハビリテーションの目的を，就職だけでなく，その後の雇用継続・向上を図り，社会への統合を実現することであるとし，また，職業リハビリテーションはすべての種類の障害者に適用することとしている．

日本政府はILO条約の批准を前提に，1987（昭和62）年に身体障害者雇用促進法を，①法律の対象をすべての障害者に拡大，②雇用促進に加え雇用の安定を図る，③職業リハビリテーションを法律で規定（障害者職業センターや障害者職業カウンセラーの位置付け）などからなる抜本改正を行い，名称を「障害者の雇用の促進等に関する法律（**障害者雇用促進法**）」に改めた．

その後，数回の改正を経て，精神障害者に障害者雇用納付金制度の各種助成金の適用，知的障害者の雇用義務化，障害者就業・生活支援センター事業および職場適応援助者（ジョブコーチ）事業の創設，精神障害者の実雇用率算定などを規程してきた．従来，障害者の就業支援は，労働行政，厚生行政，教育行政それぞれの分野で展開されていたが，2001（平成13）年の厚生省と労働省の統合により障害者の雇用・就業対策が厚生労働省に一本化されることとなった．

障害者総合支援法における就労系障害福祉サービスの概要を**表10-3**に示す．

精神障害者雇用に関する援助制度と支援する機関を**表10-4**に示す．障害者雇用は近年増加傾向にあり，2022（令和4）年の障害者雇用状況集計結果（厚生労働省）によると，民間企業（43.5人以上規模の企業，法定雇用率*2.3%）に雇用されている障害者の数は61万3,958人であり，そのうち，精神障害者は10万9,764人と，伸び率が大きかった（対前年比11.9%増）．しかし，ほかの障害と比較して精神障害者の雇用・定着には課題が残っており，今後の対策が期待される．

4 精神障害者に対する生活支援制度

日本では，障害者やその家族の経済的援助を目的とした所得保障制度が確立している．大きく障害年金，生活保護，社会手当に分類される．

1 障害年金

一般的な障害年金受給要件は以下の三つである．

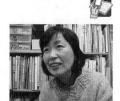

●SSTの一例〈動画〉

用語解説 *
援助付き雇用

重い障害をもっている場合でも一般就労（障害のない人と同じ職場での就労）できるよう，障害者と雇用先の両方に継続的な支援を行う国際的な取り組み．障害ではなく能力に着目し，働きながら訓練し，職場に適応していく．

plus α
精神障害者
社会適応訓練事業
（職親制度）

都道府県知事または指定都市の市長により認可された，障害者に理解を示す事業者（職親）のもとで，社会に適応するための訓練を受け自立を目指す制度．訓練期間は6カ月を原則として3年まで更新でき，訓練終了後の雇用も可能である．訓練の受け入れを行った事業者には協力奨励金が支給される．

用語解説 *
法定雇用率

障害者の雇用について，すべての事業主には法定雇用率以上の障害者を雇用する努力義務があると定められている．法定雇用率は2021年3月から従業員43.5人以上の民間企業で2.3%，国・地方公共団体等で2.6%，都道府県等の教育委員会で2.5%になった．

表10-3　障害者総合支援法における就労系障害福祉サービス

事業名	事業概要	利用期間
就労移行支援事業	通常の事業所に雇用されることが可能と見込まれる者に対して，①生産活動，職場体験等の活動の機会の提供，その他の就労に必要な知識および能力の向上のために必要な訓練，②求職活動に関する支援，③その適性に応じた職場の開拓，④就職後における職場への定着のために必要な相談等の支援を行う．	2年 ※市町村審査会の個別審査を経て，必要性が認められた場合に限り，最大1年間の更新可能．
就労継続支援A型事業	通常の事業所に雇用されることが困難であり，雇用契約に基づく就労が可能である者に対して，雇用契約の締結等による就労の機会の提供および生産活動の機会の提供，その他の就労に必要な知識および能力の向上のために必要な訓練等の支援を行う．	制限なし
就労継続支援B型事業	通常の事業所に雇用されることが困難であり，雇用契約に基づく就労が困難である者に対して，就労の機会の提供および生産活動の機会の提供，その他の就労に必要な知識および能力の向上のために必要な訓練，その他の必要な支援を行う．	制限なし
就労定着支援事業	就労移行支援，就労継続支援，生活介護，自立訓練の利用を経て，通常の事業所に新たに雇用され，就労移行支援等の職場定着の義務・努力義務である6カ月を経過した者に対して，就労の継続を図るために，障害者を雇用した事業所，障害福祉サービス事業者，医療機関等との連絡調整，障害者が雇用されることに伴い生じる日常生活または社会生活を営む上での各般の問題に関する相談，指導および助言その他の必要な支援を行う．	3年

厚生労働省サイトより一部改変．

plus α

障害者の一般就労

障害者総合支援法では，就労移行だけでなく就労定着支援を着実に行うとともに，企業の障害者の法定雇用率達成に向けて指導を行うことを決めた付帯決議がある．障害福祉における就労支援では，就労定着のためのサービスの検討と，一般就労への移行の促進が必要とされている．

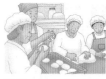

●地域で生きる～働く場所～（動画）

表10-4　精神障害者雇用に関する援助制度と支援する機関

障害者雇用に関する各種援助制度	障害者に対する援助制度	障害者試行雇用（トライアル雇用）事業 職場適応訓練 公共職業訓練 ・職業能力開発校（障害者職業能力開発校・職業能力開発校） ・障害者の態様に応じた多様な委託訓練
	企業に対する助成措置	特定求職者雇用開発助成金 精神障害者等雇用安定奨励金 障害者初回雇用奨励金 障害者雇用納付金制度に基づく助成金 ・障害者作業施設設置等助成金 ・障害者福祉施設設置等助成金 ・障害者介助等助成金 ・職場適応援助者（ジョブコーチ）助成金 ・重度障害者等通勤対策助成金 ・重度障害者多数雇用事業所施設設置等助成金 ・障害者能力開発助成金 税制上の優遇措置
障害者雇用を支援する機関		ハローワーク（公共職業安定所）　　　就労移行支援事業所 障害者職業能力開発校　　　　　　　　就労継続支援（A型）事業所 障害者就業・生活支援センター　　　　就労継続支援（B型）事業所 独立行政法人高齢・障害・求職者雇用支援機構

厚生労働省サイトより一部改変．

❶**初診日要件**　初診の時期に公的年金に加入していること（現在では20歳で強制加入のため手続きを行うことなく要件を満たす）

❷**保険料納付要件**　1〜3号被保険者のうちどの種類か，職業によりどのくらい上乗せかなど，各人に定められた保険料を加入すべき期間に納付していること

❸**障害状態該当要件**　障害等級に該当する程度の障害があること

　障害基礎年金は障害の程度に応じて重度のものから1級および2級が，障害厚生年金，障害共済年金は1〜3級までがある．これらの障害の評価は診断書や病歴，就労状況の申立書などの書類審査により行われる．なお，申請書の提出から決定まで通常3〜6カ月ほどかかる．支給が決定すると年金証書が交付される．

2 生活保護

　生活保護制度の中には障害者加算があり，年金の等級が1級の場合，在宅者で月額26,810円（1級地），入院・入所者で22,310円が最低生活費に加算される．2017（平成29）年の患者調査によると，精神科病院への入院患者のうち約2割が医療扶助による支給を受けていた．精神障害者に対する医療を保障する上で大きな役割を果たしていることがうかがえる．

3 精神障害者保健福祉手帳

　精神障害者の社会復帰と自立および社会参加の促進を図ることを目的としている．また，手帳交付により，地域における精神障害者の状況なども把握することができる．手帳には障害の種別と等級などが明記されており，提示することで，さまざまなサービスの利用がしやすくなる．なお，精神疾患を有し，精神障害のため長期にわたり日常生活や社会生活への制約がある人で，交付を希望する人が対象である．精神障害と診断された日から6カ月以上経過，あるいは精神障害を支給事由とする障害年金または特別障害給付金を受給していることが条件となる．

　手帳の等級は1〜3級までであり，都道府県の「地方精神保健福祉審議会」で疾患と障害の程度から総合的に判定される．等級の目安として，1級は，日常生活が一人ではできない（他人の助けが必要な）状態であり，年金の1級に相当する．2級は必ずしも他人の助けを必要としないが，日常生活に困難がある．また，ストレスがかかる状態で対応が困難になるが，デイケアや作業所などに参加でき，年金の2級に相当する．3級では，障害は重くないが，日常生活・社会生活上の制約がある，年金の3級より広い層が該当する．なお，手帳の有効期間は2年間で，継続を希望するときには更新が必要となる．

4 住まいの確保

　精神障害者に対する法定の居住支援サービスには，先述したグループホームなどがある．グループホームでは，ホームヘルプや訪問看護を利用することができ，医療や生活に関する支援を施設の世話人以外からも受けることが可能で

plus α
サービスの例

精神障害者保健福祉手帳を提示することで受けられるサービスには次のようなものがある．
・自立支援医療の申請で医師の診断書等が不要
・所得税，住民税の障害者控除
・預貯金の利子所得の非課税
そのほかにも免除される税金や一部の生活福祉資金の貸与が受けられる．また，地方公共団体によって異なるサービスを提供している．

ある．ほかにも，施設入所支援，生活介護，短期入所があり，必要に応じて介護や創作的活動や生産活動の機会が得られる．一般住宅に居住する場合においては，賃貸の場合の保証人制度，公的住居の優先枠などの課題がある．

5 精神科医療

　精神保健福祉法により，各都道府県は精神科病院を設置することが定められている．都道府県立の精神科病院がない場合は，代わりに民間病院を「**指定病院**」としてもよい．厚生労働省の「病院報告」，「医療施設（動態）調査」によると，精神病床を有する病院は2018（平成30）年で全国に1,637カ所，精神科病院は1,058カ所ある．またその8割は民間病院であることが日本の特徴である．医療機関である「精神科病院」「総合病院精神科」「精神科診療所（精神科クリニック）」では外来や入院で治療を行う．

　精神病床は医療法によって規定されている病床である．1950年の精神衛生法施行後から急激に増加し，2022年の統計では321,828床となり，平均在院日数は276.7日となっている．これらは諸外国と比較すると極めて高い数値である．

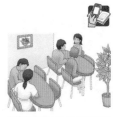

●治療の場としての精神科病棟〈動画〉

1 精神病床の機能分化

　慢性期の精神科治療を支えている精神科療養病床では，診療報酬の算定が包括払いで行われている．また，重症精神科救急患者を受け入れる精神科救急入院料病棟（スーパー救急病棟）や精神科急性期治療病棟では，手厚い医療ケアを行う人員配置がなされ，通常の精神病床より高額の診療報酬となっている．休日や夜間の救急患者には，病院群の輪番制などで対応する精神科救急医療体制整備事業が行われている．

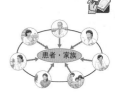

●多職種とのつながり〈動画〉

　地域で生活する精神障害者の増加，高齢化，疾病構造の変化などにより精神科医療へのニーズもさらに高まっている．「入院医療中心から地域生活中心へ」という国の基本理念に基づいて，退院促進支援，地域移行支援，アウトリーチなど，地域で生活する精神障害者を支えるための医療機能が求められている．

2 精神科入院形態

　精神保健福祉法では，①任意入院，②措置入院，③緊急措置入院，④医療保護入院，⑤応急入院という五つの入院形態を定めている（**表10-5**）．なお，厚生労働省の検討会が2012（平成24）年6月にまとめた報告書では，措置入院のありかたとして「入院中および退院時も，都道府県（保健所）の関わりを具体的にし，措置権者である都道府県（保健所）が責任を有することを明確にすべき」と述べられている．

plus α

入院形態別内訳

厚生労働省の2020（令和2）年度の調査では，精神科在院患者のうち，任意入院50.7%，医療保護入院48.3%となっており，この二つで99%を占めている．入院中は常に患者の人権に配慮し，制限をできるだけ避け，開放的な処遇を行うことが望まれる．

表10-5　精神保健福祉法上の入院形態

	任意入院 （20条）	措置入院 （29条）	緊急措置入院 （29条の2）	医療保護入院 （33条）	応急入院 （33条の7）
対象者	入院を必要とする精神障害者で，入院について本人の同意がある者	入院させなければ自傷他害のおそれのある精神障害者	直ちに入院させなければ自傷他害のおそれが著しい精神障害者	入院を必要とする精神障害者で，自傷他害のおそれはないが，任意入院を行う状態にない者	入院を必要とする精神障害者で，任意入院を行う状態になく，急速を要し，家族等の同意が得られない者
入院の要件等	本人の同意（精神保健指定医の診察は不要）	精神保健指定医2名の診断の結果（精神障害者であること，自傷他害のおそれがあること）が一致した場合に，都道府県知事が措置	精神保健指定医1名の診察の結果，急速な入院の必要性（精神障害者であること，直ちに入院させなければ自傷他害のおそれが著しいこと）がある場合に都道府県知事が措置．入院期間は72時間以内	精神保健指定医（または特定医師）の診察および家族等の同意（特定医師による診察の場合は12時間まで）	精神保健指定医（または特定医師）の診察．入院期間は72時間以内（特定医師による診察の場合は12時間以内）
医療機関	精神科病院	国等の設置した精神科病院または指定病院	国等の設置した精神科病院または指定病院	精神科病院	都道府県知事が指定する精神科病院（応急入院指定病院）
退院等	精神科病院管理者の判断，本人からの退院の申出（72時間の退院制限あり）	都道府県知事の決定（措置解除）	（ほかの入院形態へ移行）	精神科病院管理者の判断，精神医療審査会の審査結果に基づく都道府県知事の決定	（ほかの入院形態へ移行）
精神医療審査会による審査		定期報告，退院請求，処遇改善請求		入院の届出，定期報告，退院請求，処遇改善請求	
費用	公的医療保険，自己負担	公費負担	公費負担	公的医療保険，自己負担	公的医療保険，自己負担

宮下毅. 精神保健福祉法. 看護をめぐる法と制度. 平林勝政ほか編. メディカ出版, 2019, p.240, （ナーシング・グラフィカ 健康支援と社会保障, 4）.

3　主な疾患の特徴と保健活動のポイント

1　統合失調症

1　病態

　統合失調症には，思考や行動，感情を一つの目的に沿ってまとめる（統合する）能力が，長期間にわたって低下するという特徴がある.

　生涯罹患率は0.7％で，男女比は1.4：1である．最も多い発症年齢は15～35歳で，約半数が25歳以下で発病する．発病の原因には，脳内の伝達物質であるドパミンのバランスの乱れによりストレス耐性が低下するという説が有力である．統合失調症患者では，強いストレスがかかったときには，正常範囲を超えて多くのドパミンが放出されると考えられる．このドパミンが活発になりすぎたときに出現しやすいのが陽性症状，放出が少ないときに認められやすいのが陰性症状，認知機能症状である．統合失調症の症状を**表10-6**に示す.

表10-6　統合失調症の症状

陽性症状	幻覚：現実ではない声が聞こえる（幻聴）. 　　　　現実にないものが見える（幻視）. 　　　　何か体の中にいる（体感幻覚）. 　　　　電波やテレパシーで考えを送り込まれる（思考吹入）. 　　　　自分の考えが周りに伝わっている（思考伝播）. 妄想：現実には起こらないことを本当だと考えたり，思い込む. 　　　　誰かに監視されている（注察妄想）. 　　　　誰かにひどい目にあわされそうになる（迫害妄想）. 精神運動性興奮：イライラする.
陰性症状	楽しい，悲しいなどの感情が感じられない（感情鈍麻）. 作業のスピードが緩慢になる（行動の障害）. やる気が出ない，人に会うのがおっくう，まわりに対する興味や関心がなくなる（意欲の障害）.
不安・抑うつ症状・睡眠障害	不安や緊張が強くなる. 疲れやすい. 寝つきが悪い（入眠困難）・寝た感じがしない（熟眠障害）.
認知症状	考えがまとまらない. 集中できない・覚えられない. 思ったように話せない.

2 治療と看護

　統合失調症を含め，精神疾患の治療は，①薬，②休養・睡眠，③ストレスマネジメントが重要である．症状をコントロールするためには服薬を継続する必要があり，自己判断で服薬を中止することは，再発のリスクを高める．中には，副作用がつらくて服薬をやめたり，量を減らすことで頭がすっきりした，調子がよくなったと感じることがあるが，それは一時的な症状であり，長期的には再発のリスクを高める．また，飲み忘れたからといって，2回まとめて服用するなどの行動がみられる場合には，あらかじめ飲み忘れた際の対処について話し合っておく．服薬し続けるための工夫として服薬カレンダーや整理ボックスなどの活用も提案する.

　服薬を続けていても，心理社会的なストレスが過度にかかると再発することがある．そのため，再発の注意サインを学んだり，主治医に早めに相談するなどの対処技能を獲得できるよう関わるとともに，周囲の人が再発のサインをとらえて休息や受診を勧めたり，再発に至ってもスムーズに医療を受けられるなどの支援体制を整えておくことが重要である．そのためには，相談内容に応じた窓口を普段から検討しておくことが効果的である.

　当事者が地域で生活できるよう支援することに加え，家族への支援も重要である．家族が障害を受け入れるプロセスを理解し，家族が当事者をサポートできるよう，あるいは家族としての役割を遂行できるようにその段階に合った支援を行う．また，家族会についての情報提供や活用への支援などを行う．さらに，地域住民が当事者や家族の生活をサポートできるような活動を行う.

2 気分障害：抑うつ障害，双極性障害等

1 病態

感情，情動，思考，および一般的な活動における機能不全を示し，抑うつ障害と双極性障害に大別される．**抑うつ障害**では病前性格として，秩序を重んじ，きちょうめんで完全主義的傾向が強く，他者のための存在として周囲の人や環境に一体化しやすい対人関係をとるメランコリー親和型などの特徴をもち，ストレスに対しても徹底的に努力して結果的に疲弊状態に陥るとされる執着性格や，家族背景の「素因」，「性格因子」が関与しているといわれている．

一方，**双極性障害**の病前性格は，社交的・親切な性格傾向を基盤に，活発でユーモアがある側面と，寡黙で気が重い側面がみられる循環気質が多い．また，脳内神経伝達物質代謝系の脆弱性が明らかになり，科学的にはドパミン，ノルアドレナリン，セロトニンの機能低下が指摘されている．主として20～50代に発病し，躁状態やうつ状態を呈し，多くは周期性，あるいは挿間性（突発的に起こる）に経過する．

2 アセスメント

まず，うつ状態・躁状態のレベルを，訴えや日常生活，対人関係からアセスメントする．うつ状態・躁状態の症状と対応を**表10-7**に示す．環境の変化や脳血管障害に伴って起こる高齢者のうつ病，出産後に起こる産後うつや子どものうつ病，がんや慢性疾患などに伴って起こるうつ病，職場での人間関係をきっかけに発症するうつ病など，うつ病が発症する背景は多様である．

思春期にみられるうつでは，抑うつ気分，興味や喜びの喪失のような中心症

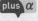

plus α
ICDとDSMでの取り扱い

ICD-10では，躁病，抑うつ障害，双極性障害などを包括して「気分障害」と分類している．DSMでもこれまで気分障害の分類を使用していたが，DSM-5からは「抑うつ障害」と「双極性障害」の二つの分類となり，気分障害という分類はなくなった（2022年7月段階）．

plus α
非定型うつ病

不眠や食欲低下を来す定型うつ病とは逆に，過眠や過食・体重増加という非定型な身体症状を呈するのが特徴である．さらに体が鉛のように重く，なかなか起き上がれないような感覚を経験する「鉛様の麻痺」状態や，対人関係での過敏性も特徴的な症状とされる．よくない出来事が生じた時に激しく落ち込む経験をすることも多い．

表10-7　うつ状態・躁状態の症状と対応

	うつ状態	躁状態
精神症状	抑うつ気分（朝に気分が悪く，夕方になると軽快する日内変動がみられる場合がある） 自責感 自己評価の低下 希死念慮，自殺企図 意欲の低下 思考抑制 行動抑制 不安 微小妄想：貧困妄想，罪業妄想，心気妄想など	爽快気分，気分高揚 多弁，多動 観念奔逸 誇大的，自己中心的，自信過剰 易怒的，攻撃的 注意散漫 浪費，制御のきかない投資 誇大妄想：血統妄想，宗教妄想，発明妄想
身体症状	睡眠障害 食欲低下 性機能障害 心気的，易疲労感，便秘，動悸など 行動パターンの変化（遅刻・欠席や欠勤，ひきこもり）	活動性の亢進 睡眠時間の減少 性欲亢進 体重減少 便秘・下痢
対応	・ゆっくり話を聞き，受容的・支持的に関わる． ・必ず回復すると伝える． ・治療を勧める． ・重要な判断は先に延ばすように指導する． ・自殺しないことを約束してもらう． ・回復期には自殺企図に注意する．	・自尊心を傷つけないよう配慮する． ・休養を勧める． ・治療を勧める． ・対人関係の改善に向けた支援． ・服薬指導・自己管理への支援．

状が成人に比べて目立たず，身体症状や問題行動（非行，反抗，不登校など）として現れる可能性があることを理解しておく．高齢者のうつでは，抑うつ気分や精神運動制止（思考・行動の低下）が目立たず，身体的・心気的訴えや，不安・焦燥が多いという特徴が挙げられる．また，罪業・貧困妄想や，希死念慮を伴うことがある．せん妄，認知障害（仮性認知症）を来しやすいことに加え，治療介入が遅れると，ひきこもりから二次的に廃用性の機能低下（栄養不良，骨粗鬆症，褥瘡，認知障害）が進行することがあるため，注意が必要である．

❸ 地域保健活動

地域保健活動としては，うつへの対応とともに，自殺予防対策としての活動が挙げられる．例えば，地域や企業などでのうつ病スクリーニング，うつ病ハイリスク者への個別相談である．特に，うつ病経験者のうち，約4分の3は医療機関を受診していないという実態があり，その背景には，身近な人に相談することもなく，自分で解決しようと抱え込んでいる状況がある．そのような事例に対する医療への橋渡しが必要である．うつ病による休職者の復職支援，こころの健康づくり事業（高齢者の生きがい対策など）が挙げられる．また，このほか，身近なうつ病の人からの相談を受けるスキルトレーニングとしてのこころのファーストエイド，ゲートキーパー養成などが精神保健福祉センターと連携するなどして展開されている．

➡ゲートキーパーについてはp.143 用語解説参照．

3 発達障害／神経発達症群

発達障害とは，相互的な対人関係技能，コミュニケーション能力，興味や関心の限局と反復的・常同的な行動・活動様式といった広範な発達領域において障害がみられることを特徴とする．地域では，早期発見されにくいため支援が遅れるという課題がある．集団生活が始まると社会生活上の困難が増幅されやすく，問題行動を起こすことも少なくない．また，育てにくい子と感じることもあるため，虐待のリスク要因ともなる．

❶ 自閉症スペクトラム障害（ASD）

自閉スペクトラム症は，多くの遺伝的な要因が複雑に関与して起こる生まれつきの脳機能障害で，人口の1％に及ぶともいわれている．状態像は非常に多様であり，状態を正しく理解し，個々の発達ペースに沿った療育・教育的支援につなげていく必要がある．乳幼児期から始まる家庭療育・学校教育，そして就労支援へと，ライフステージを通じたサポートが生活を安定したものにすると考えられている．下記のような条件が満たされたときに診断される．

①複数の状況で，社会的コミュニケーションおよび対人的相互反応における持続的欠如があること

②行動，興味，または活動の限定された反復的な様式が二つ以上あること（常同的・反復的な身体の運動や会話，固執やこだわり，極めて限定され執着する興味，感覚刺激に対する過敏さ／鈍感さなど）

plus α
発達障害者支援法

2004（平成16）年に，発達障害者への切れ目のない支援の確保を目的として制定された．発達障害者への差別や不利益の解消，発達障害の早期発見，就労・就学の支援などについて規定し，国・地方公共団体の責任と業務分担も明らかにしている．発達障害者はこの法律のほかに，障害者基本法，障害者総合支援法，精神保健福祉法などの適用も受ける．

plus α
成人の発達障害

青年期ひきこもりケースの中に発達障害を背景とする場合があることが指摘されている．地域でみられるひきこもりケースでは，本人の状態，家族の状況，文化的要因，社会・経済状況などの環境，支援体制などの把握が必要である．

③発達早期から①②の症状が存在していること

④発達に応じた対人関係や，学業的・職業的な機能が障害されていること

⑤これらの障害が，知的能力障害（知的障害）や全般性発達遅延ではうまく
　説明されないこと

　約70％以上の人が一つの精神疾患を，40％以上の人が二つ以上の精神疾患をもっているといわれている．特に知的能力障害（知的障害）が多く，その他，注意欠如・多動症（ADHD），発達性協調運動症（DCD），不安症，抑うつ障害，学習障害（限局性学習症，LD）がしばしば併存する．重症度はさまざまだが，言葉の遅れ，反響言語（オウム返し），会話が成り立たない，格式張った字義通りの言語など，言語やコミュニケーションの障害が認められることが多い．

　乳児期早期から，視線を合わせることや身振りをまねすることなど，他者と関心を共有することができず，社会性の低さも認められる．学童期以降も友だちができにくかったり，友だちがいても関わりがしばしば一方的だったりと，感情を共有することが苦手で，対人的相互関係を築くのが難しくなる．また，一つの興味・事柄に関心が限定され，こだわりが強く，感覚過敏あるいは鈍麻など感覚の問題も認められる．

❷ 注意欠如・多動性障害（ADHD）

　落ち着きがなくじっとしていられない（多動），注意を適切に集中させることが難しい（不注意），気になったらすぐ体が動いてしまうなど，行動の統制が利きにくい（衝動性）などの症状を示す．こうした言動によって周囲から叱責を受けることが多くなるため，否定的な自己イメージをもちやすく，情緒的なこじれにつながることがある．

❸ 学習障害（限局性学習症：LD）

　学習能力の遅れはないにもかかわらず，読み・書き・計算の学習に著しい困難を生じる．高機能広汎性発達障害やADHDなどに併存するものが多い．就学時の特別支援教育による対応が重要である．

　学校保健では，学校生活への適応，進路選択，受験や進学先への適応，就職活動や新しい職場，通所先への適応などが中心的な支援課題である．このほか，地域精神保健領域では，ひきこもりや家庭内暴力など，行動上の問題が生じているケースや，社会参加の段階でつまずいたまま次の行動に移れない，いわゆるニート状態のケース，家事の苦手さやパートナーとの関係，出産・子育ての時期に養育力の問題が生じているケース，児童虐待や高齢者虐待ケース，触法ケースなどにおいて，虐待者になったり法を犯すという場合もある．また，ため込んだものを整理できず，住居が「ゴミ屋敷」状態になり，近隣から保健所などに苦情が来るケースもある．

　このようなさまざまなニーズによって支援につながったケースでは，障害者

plus α
常同行動

手をバタつかせる，同じところを何度も往復するといった，特に目的がないように思われる反復行動．発達障害，知的障害，認知症などの患者でみられ，不快感を訴える，不安を鎮めるなど，本人にとってはなんらかの意味がある．

plus α
ピアサポート

ピア（peer）とは，仲間，対等，同等の者，同僚，同輩が原義で，ピアサポートとは「仲間同士の支え合いの営みのすべて」をいう．「同様の障害や病気を経験している人＝当事者」という意味で使用される．具体的にはピアカウンセリングやピアヘルパー，当事者のスタッフ採用（ピアスタッフ）などがある．

総合支援法に基づく就労支援や生活支援の制度を活用することも必要である．また，確定診断や症状緩和のために精神科への受診を支援するケースも増えることが考えられる．複雑かつ多様なニーズのため，単一の機関・援助者で対応できない場合は，個々の機関の役割や機能，専門性を生かした介入が必要である．また，生活全般にわたる包括的な支援を提供するためには，発達障害の特異性を踏まえたケア・マネジメントが求められる．

4 依存症

依存症とは，アルコールやたばこ，薬物など特定の物質，ギャンブル，インターネットやゲームなど特定の行為を，「やめたくてもやめられない」状態になることである．前者は**物質依存**，後者は**行動嗜癖**に分類される．依存症は，学業や仕事などの日常生活や社会生活に重大な影響を及ぼす精神疾患である．欲しいという欲求が我慢できなくなる**精神依存**，物質がなくなると不快な離脱症状が出る**身体依存**がある．物質や行動によって得られる快楽を求め，物質や行動が繰り返されるうちに脳がその刺激に慣れてしまい，より強い刺激を求めるようになる．また耐性ができることにより，同じ効果を感じるために物質の量が増えてしまう．その結果，物質や行動がコントロールできなくなる．

依存症は，「孤独の病気」ともいわれる．例えば，「環境にうまくなじめない」といった孤独感や，「常にプレッシャーを感じる」「自信がない」などの不安や焦りから逃げ出したくなり，依存症が始まる場合もある．単身世帯の増加や高齢化が進む中，依存症問題が一層深刻化することも懸念される．さらに，依存症は「否認の病気」ともいわれ，患者が自らに問題があると認めないという特徴があるため，本人が最初から病気と認識することは困難である．周囲は問題を感じ，情緒的に巻き込まれているにもかかわらず，本人は「自分には問題などない」と事態を否認する．そのような事情から，多くの場合，依存症の相談，治療は家族からの相談によって始まる．

また，家族など周囲の人が依存症者のために良かれと思って行ったことが依存行動を補助してしまい，しばしば飲酒や薬物使用を維持させる悪循環が生じることがある．このような行動を**イネイブリング**といい，行為をする人を**イネイブラー**と呼ぶ．そのため，家族を含めた周囲の環境を考慮した治療・支援が必要である．

家族から相談された際に紹介する機関として，各都道府県・政令指定都市に設置された精神保健福祉センター，保健所が挙げられる．多くの精神保健福祉センターでは，依存症患者を持つ家族を対象とした家族教室や相談窓口が設置され，本人の回復に向けた自助グループや社会資源に関する情報を提供できる．

依存症は，それ自体の治療・回復も重要であるが，貧困，虐待，犯罪，自殺，DVなどの問題に密接に関連するため，その対策が急務とされる．

2017（平成29）年に，アルコール依存症等の治療に長年取り組んできた国

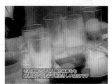
●「飲まないで生きてゆく」
アルコーホーリクス・アノニマス（AA）〈動画〉

plus α

新しい依存症

医療や科学技術の向上，新しい娯楽の出現で，依存の対象となるものが増えている．スマートフォンやSNSなど，日常的に触れられる娯楽に依存してしまう場合や，強すぎるコンプレックスのため，整形，ダイエット，化粧などが止められなくなってしまうこともある．いずれも，本人が自発的に認めることは難しいが，本人・周囲が共に治療に向き合うにあたり，依存症が治りうる病として社会に認知されることが必要である

plus α

イネイブリングの例

依存症が克服できなくても困らない環境をつくる，依存対象を与える／得やすくする，依存の理由を肯定する，依存症を否定するなど，さまざまな形がある．また，依存対象の使用を強く禁止したり依存者を叱責したりすることも，依存者が問題点を直視することを妨げ，依存を助長させることがある．家族以外に友人，上司，宗教家，医療者がイネイブラーになるケースがある．

立病院機構久里浜医療センターを依存症対策全国拠点機関に指定し，各地域における依存症の相談対応・治療の指導者の養成等や依存症回復施設職員への研修，依存症に関する情報ポータルサイトの開設等に取り組んでいる．都道府県および指定都市においては，①依存症専門機関・依存症治療拠点機関の選定および相談拠点の設置，②依存症に対する治療・回復プログラムや依存症者の家族に対する支援の実施，③依存症を正しく理解するための普及啓発活動，④依存症問題に取り組んでいる自助グループ等民間団体への活動支援等を実施している．

plus α

**SMARPP
(SMARPP-24)**

せりがや覚醒剤再使用防止プログラムの略称．アメリカで開発されたマトリックスモデルと呼ばれる認知行動療法をベースにした外来治療プログラムを，日本でも行えるように修正したもの．集団療法であり，現在は24回を1クールとして行われている．

引用・参考文献

1) 厚生労働省．精神保健医療福祉の更なる改革に向けて（今後の精神保健医療福祉のあり方等に関する検討会報告書）．平成21年9月24日．
2) 厚生労働省．障害者自立支援法のサービス利用について．平成24年4月版．
3) 厚生労働省．平成30年版厚生労働白書．
4) 池淵恵美ほか編集．精神保健・医療・福祉の今がわかるキーワード126．精神科臨床サービス．2013, 13(2)．
5) アレン・フランセス．精神疾患診断のエッセンス：DSM-5の上手な使い方．大野裕ほか訳．金剛出版，2014, p.280．
6) 日本公衆衛生協会．我が国の精神保健福祉（精神保健福祉ハンドブック）．平成29年度版．日本公衆衛生協会，2018,

p.106-107.
7) 岡田靖雄．日本精神科医療史．医学書院，2002, p.288．
8) 上島国利ほか編．ナースの精神医学．中外医学社，2003, p.320．
9) 野中猛．図説精神障害リハビリテーション．中央法規出版，2003, p.154．
10) 障害者福祉研究会編集．ICF国際生活機能分類：国際障害分類改訂版．中央法規出版，2002, p.286．
11) 樋口輝彦編集．最新うつ病のすべて．別冊・医学のあゆみ．医歯薬出版，2010, p.274．
12) 石塚哲朗．依存症対策の現状と今後の展開．保健師ジャーナル．2020, 76(2), p.94-101．

重要用語

精神保健福祉法	障害者総合支援法	統合失調症
国際生活機能分類（ICF）	障害者の権利に関する条約	気分障害
障害者基本法	精神保健福祉センター	発達障害
精神障害者保健福祉手帳	就労支援	依存症
精神保健医療福祉の改革ビジョン	障害者雇用促進法	

◆ 学習参考文献

❶ 厚生労働省．青年期・成人期の発達障害者へのネットワーク支援に関するガイドライン．2011.

❷ 奥野英子ほか編．地域生活を支援する社会生活力プログラム・マニュアル：精神障害のある人のために．中央法規出版，2009.

❸ 平澤久一監修．表情看護のすすめ：言葉の向こうのコミュニケーション．メディカ出版，2014.
　患者が何も言わなくても，表情をもとに患者の心をくみとり，看護を進めていくことができる．事例を用い「表情看護」の効果を説き，よりよいケアへの手がかりを示す．

❹ 野中猛．図説リカバリー：医療保健福祉のキーワード．中央法規出版，2011.

❺ 関谷眞澄．障害との共存　精神障害を抱えて生きる：ライフストーリーインタビューから．クオリティケア，2013.

❻ 棟居俊夫．こころの病気を学ぶ：教科書と臨床と患者・家族をつなぐ本．シナジー，2013.

11 難病対策

学習目標

- 難病対策の見直しの社会的背景を学ぶ.
- 療養者を支える制度・システムを理解する.
- 難病療養者の療養の実態を学ぶ.
- 医療依存度の高い療養者の在宅療養について理解する.

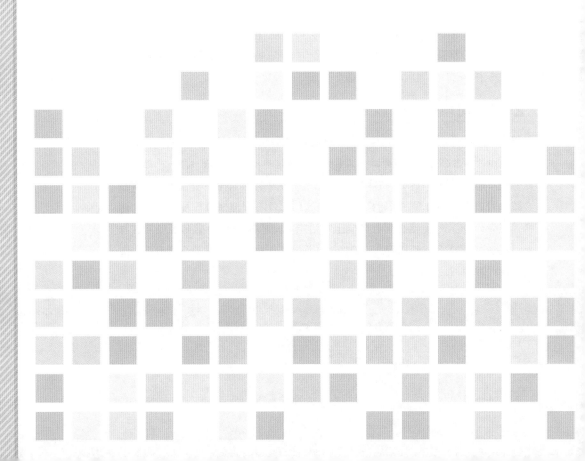

1 難病対策のあゆみ

1 難病対策要綱の策定

　日本の難病対策は，スモンを契機として進められてきた．スモンは，1964（昭和39）年当時，原因が不明で，経過は概して遷延し，失明や歩行障害などの後遺症を残すことから大きな社会問題となった．この原因不明の疾患に対する取り組みとして，厚生省（当時）は，全国規模での調査研究班を設けることにした．この研究体制の枠組みが，その後の難病対策に生かされている．

　このような社会的背景のもと，厚生省は難病対策を取りまとめ，1972（昭和47）年に**難病対策要綱**を策定した．難病対策要綱では，**難病***は次のように定義されている．

①原因不明，治療方法が未確立であり，かつ，後遺症を残す恐れが少なくない疾病

②経過が慢性にわたり，単に経済的な問題のみならず，介護などに著しく人手を要するために家族の負担が重く，また精神的にも負担の大きい疾病

　なお，このような疾病はかなりの数に上ることから，実際の施策として取り上げる際は，どこかで線を引いてその対策の範囲を明確にする必要があり，老人保健対策，生活習慣病対策，精神保健対策などの他の制度として実施されているものは，重複を避けるため難病対策として取り上げられないこととされた．

　難病対策の進め方としては，①調査研究の推進（特定疾患調査研究事業），②医療施設の整備，③医療費の自己負担の解消（特定疾患治療研究事業）の三本柱を中心として難病対策の推進を図ることとなった[1]．

> **用語解説** *
> ### 難 病
> 原因不明で治療方法が未確立であり，生活面で長期にわたり支障が生じる疾病のうち，がん，生活習慣病など別個の対策の体系がないものと定義された．

2 難病対策の見直し

　難病対策要綱の策定後，四半世紀が経過し，難病患者の置かれた社会・経済状況や患者およびその家族のニーズも大きく変化することになった．そこで，総合的な難病対策の検討に向けて，1995（平成7）年に厚生省公衆衛生審議会難病対策専門委員会（当時）より，地域における保健医療福祉の充実・連携，患者のQOL（生活の質）の向上を目指した福祉施策の推進が提言された．1996（平成8）年以降，この提言に沿って難病対策が進められることになった（**表11-1**）．

表11-1　総合的な難病対策の推進の経緯

普及・啓発	1996 (平成8年)	難病情報センターの開設[2]	難病患者とその家族，医療関係者に対して療養生活あるいは診療上に必要な情報(疾患解説，診断・治療指針など)をインターネットのホームページを通じて提供する.(http://www.nanbyou.or.jp)
重症者対策	1998 (平成10年)	難病対策特別推進事業	筋萎縮性側索硬化症などに代表される重症難病患者のための入院施設の確保や在宅療養支援の充実など，重症者に重点を置いた保健福祉施策の大幅な充実が提言され，重症難病患者入院施設確保事業，難病患者地域支援対策推進事業を柱とする難病特別対策推進事業が創設された.
		難病患者等居宅生活支援事業の対象年齢の拡大	従来18歳以上に限定されていた難病患者等居宅生活支援事業[※]の対象が18歳未満まで拡大されることになった.
福祉対策	2000 (平成12年)	介護保険法に基づく介護サービスの適応	介護保険法に規定する特定疾病に，特定疾患調査研究事業の対象疾患である関節リウマチ，筋萎縮性側索硬化症，後縦靱帯骨化症，進行性核上性麻痺，大脳皮質基底核変性症およびパーキンソン病，脊髄小脳変性症，脊柱管狭窄症，多系統萎縮症，慢性閉塞性肺疾患が指定されることになった.
実態把握	2001 (平成13年)	難病患者認定適正化事業の開始	特定疾患治療研究事業の申請時に必要な臨床調査個人票を電子化し全国的に統一することで，難病患者の統一的かつ定期的な研究促進，診断基準のより適正で統一的判定，審査業務および認定作業の省力化を目的とした.
社会参加の支援	2003 (平成15年)	難病相談支援センターの設置	難病患者の療養において，日常生活上の悩みや不安等の解消を図るとともに，さまざまなニーズに対応できる体制を構築するため各都道府県に設置された.
	2007 (平成19年)	難病患者就労支援モデル事業	障害者の就労支援策を参考に都道府県および難病相談・支援センターが中心となって難病患者への就労支援が開始されることになった.

※難病患者等居宅生活支援事業：日常生活において介護や家事等のサービスの提供を必要とする難病患者等を対象にQOL（生活の質）の向上や居宅における療養生活の支援を目的とした補助事業.

2 システム・制度（法との関連・計画）

1 難病の患者に対する医療等に関する法律の成立

　難病の治療研究を進め，疾患の克服を目指すとともに，難病患者の社会参加を支援し，難病にかかっても地域で尊厳をもって生きられる共生社会の実現を目指すことが難病対策の基本理念とされ，公平かつ安定的な制度を確立するため，**難病の患者に対する医療等に関する法律（難病法）**が2014（平成26）年5月に制定された（**図11-1**）.

2 特定疾患の対象拡大

　対象疾患の選定や見直し，対象患者の認定基準の設定や見直しなどを行うに当たっては，厚生科学審議会の意見を聴くこととされた．このため，厚生科学審議会に新たに第三者的な委員会として，**指定難病等検討委員会**が設置されることになり，難病対策委員会における対象疾患の選定等に係る考え方に基づき審議を行う．同委員会は難病に係る医療に見識を有する者で構成され，その内容は原則公開とされた．一方，効果的な治療方法が確立するなどの状況の変化

改革の基本理念

難病の治療研究を進め，疾患の克服を目指すとともに，難病患者の社会参加を支援し，難病にかかっても地域で尊厳をもって生きられる共生社会の実現を目指すことを難病対策の改革の基本理念とする.

改革の原則

この基本理念に基づいた施策を，広く国民の理解を得ながら行っていくため，以下の四つの原則に基づいて新たなしくみを構築する.
　①難病の効果的な治療方法を見つけるための治療研究の推進に資すること.
　②他制度との均衡を図りつつ，難病の特性に配慮すること.
　③官民が協力して社会全体として難病患者に対する必要な支援が公平かつ公正に行われること.
　④将来にわたって持続可能で安定的なしくみとすること.

改革の三つの柱

第1　効果的な治療方法の開発と医療の質の向上

第2　公平・安定的な医療費助成のしくみの構築

第3　国民の理解の促進と社会参加のための施策の充実

難病対策の改革について（提言）．平成25年1月25日難病対策委員会取りまとめ.

図11-1　難病対策の改革について

が生じた対象疾患については，同委員会において定期的に評価され，見直すこととされた．これまで56疾患が特定疾患治療研究事業対象疾患であったが，「難病の患者に対する医療等に関する法律」に基づく**指定難病**として，2021（令和3）年11月現在，338疾病まで拡大された.

　このうち，2015（平成27）年1月に告示された110疾患には，特定疾患治療研究事業対象疾患のうちスモン，難治性肝炎のうち劇症肝炎，重症急性膵炎の3疾患を除く53疾患が移行することとされた（**表11-2**）．なお，前出の3疾患は引き続き特定疾患治療研究事業の対象疾患とされた.

3 医療費助成のありかた

　新たな難病対策における医療費助成（特定医療費制度）は，治療方法の開発などに資するため，難病患者情報の登録を効率的に行い，治療研究を推進するという目的に加えて，効果的な治療方法が確立されるまでの間，長期の療養による医療費の経済的負担が大きい患者を支援するという福祉的な目的も併せもつものとされ，広く国民の理解が得られる公平かつ安定的なしくみが求められる.

　このため，医療費助成の対象とする疾患（指定難病）は，年齢にかかわらず，①患者数が人口のおおむね0.1％程度以下，②原因不明，③効果的な治療方法が未確立，④生活面への長期にわたる支障の四要素を満たしており，かつ⑤客観的な指標に基づく一定の診断基準が確立している疾患とされた．特定疾患治療研究事業の対象疾患（56疾患）においては，前出の5要素を満た

表11-2　指定難病と特定疾患治療研究事業対象疾患との関係

領域	番号	疾患名	登録数	領域	番号	疾患名	登録数
神経・筋	1	球脊髄性筋萎縮症	1,508	血液・凝固	60	再生不良性貧血	7,953
	2	筋萎縮性側索硬化症	9,894		61	自己免疫性溶血性貧血	1,013
	3	脊髄性筋萎縮症	884		62	発作性夜間ヘモグロビン尿症	844
	4	原発性側索硬化症	115		63	特発性血小板減少性紫斑病	16,532
	5	進行性核上性麻痺	11,615		64	血栓性血小板減少性紫斑病	281
	6	パーキンソン病	135,152		65	原発性免疫不全症候群	1,790
	7	大脳皮質基底核変性症	4,435	腎	66	IgA 腎症	10,074
	8	ハンチントン病	911		67	多発性嚢胞腎	10,484
	9	神経有棘赤血球症	34	整形外科	68	黄色靱帯骨化症	5,523
	10	シャルコー・マリー・トゥース病	659		69	後縦靱帯骨化症	31,812
	11	重症筋無力症	23,973		70	広範脊柱管狭窄症	5,125
	12	先天性筋無力症候群	12		71	特発性大腿骨頭壊死症	17,619
	13	多発性硬化症／視神経脊髄炎	19,978	内分泌	72	下垂体性ADH分泌異常症	3,294
	14	慢性炎症性脱髄性多発神経炎／多巣性運動ニューロパチー	4,617		73	下垂体性TSH分泌亢進症	145
	15	封入体筋炎	573		74	下垂体性PRL分泌亢進症	1,997
	16	クロウ・深瀬症候群	187		75	クッシング病	828
	17	多系統萎縮症	11,387		76	下垂体性ゴナドトロピン分泌亢進症	38
	18	脊髄小脳変性症(多系統萎縮症を除く.)	26,601		77	下垂体性成長ホルモン分泌亢進症	4,303
	22	もやもや病	12,686		78	下垂体前葉機能低下症	17,495
	23	プリオン病	429		79	家族性高コレステロール血症（ホモ接合体）	320
	24	亜急性硬化性全脳炎	73		80	甲状腺ホルモン不応症	36
	25	進行性多巣性白質脳症	51		81	先天性副腎皮質酵素欠損症	804
	26	HTLV-1関連脊髄症	974		82	先天性副腎低形成症	45
	27	特発性基底核石灰化症	94		83	アジソン病	298
	28	全身性アミロイドーシス	3,131	呼吸器	84	サルコイドーシス	14,950
	29	ウルリッヒ病	19		85	特発性間質性肺炎	15,301
	30	遠位型ミオパチー	269		86	肺動脈性肺高血圧症	3,934
	31	ベスレムミオパチー	14		87	肺静脈閉塞症／肺毛細血管腫症	23
	32	自己貪食空胞性ミオパチー	8		88	慢性血栓塞栓性肺高血圧症	4,160
	33	シュワルツ・ヤンペル症候群	1		89	リンパ脈管筋腫症	823
皮膚	34	神経線維腫症	3,961	視覚	90	網膜色素変性症	23,263
	35	天疱瘡	3,091	代謝	19	ライソゾーム病	1,452
	36	表皮水疱症	302		20	副腎白質ジストロフィー	249
	37	膿疱性乾癬（汎発型）	1,910		21	ミトコンドリア病	1,491
	38	スティーヴンス・ジョンソン症候群	160	胆肝膵	91	バッド・キアリ症候群	208
	39	中毒性表皮壊死症	51		92	特発性門脈圧亢進症	288
免疫	40	高安動脈炎	4,463		93	原発性胆汁性胆管炎	17,390
	41	巨細胞性動脈炎	1,269		94	原発性硬化性胆管炎	892
	42	結節性多発動脈炎	2,273		95	自己免疫性肝炎	5,880
	43	顕微鏡的多発血管炎	9,486	消化管	96	クローン病	44,245
	44	多発血管炎性肉芽腫症	2,879		97	潰瘍性大腸炎	126,603
	45	好酸球性多発血管炎性肉芽腫症	4,207		98	好酸球性消化管疾患	830
	46	悪性関節リウマチ	5,246		99	慢性特発性偽性腸閉塞症	144
	48	原発性抗リン脂質抗体症候群	636		100	巨大膀胱短小結腸腸管蠕動不全症	1
	49	全身性エリテマトーデス	61,835		101	腸管神経節細胞僅少症	11
	50	皮膚筋炎／多発性筋炎	23,168	奇形症候群	102	ルビンシュタイン・テイビ症候群	9
	51	全身性強皮症	26,728		103	CFC症候群	5
	52	混合性結合組織病	9,835		104	コステロ症候群	6
	53	シェーグレン症候群	16,022		105	チャージ症候群	15
	54	成人スチル病	3,446	自己炎症性症候群	106	クリオピリン関連周期熱症候群	66
	55	再発性多発軟骨炎	748		107	若年性特発性関節炎	617
	56	ベーチェット病	14,736		108	TNF受容体関連周期性症候群	29
循環器	47	バージャー病	2,259		109	非典型溶血性尿毒症症候群	80
	57	特発性拡張型心筋症	19,423		110	ブラウ症候群	18
	58	肥大型心筋症	4,205				
	59	拘束型心筋症	59				

※1　番号は，難病の患者に対する医療等に関する法律第五条第1項の規定に基づく告示番号.
※2　赤字は，特定疾患治療研究事業の対象疾患．5〜7は，パーキンソン症候群として，72〜78は間脳下垂体機能障害として区分されていた.
※3　登録数は，厚生労働省衛生行政報告例（令和元年度末現在）より引用.

さないと判断された疾患について，既認定者の実態を踏まえつつ，必要な予算措置など医療費助成とは別の対応を個別に検討されることになった．

なお，難病患者への医療費助成について広く国民に理解を得る観点から，医療費助成の対象患者は，対象疾患に罹患している患者であって，日常生活または社会生活に支障がある者とすることが適切とされた．このため，医療費助成の対象は，症状の程度が重症度分類などで一定程度以上である者とされた．

医療費助成の対象患者の認定基準については，難病研究で確立された対象疾患の診断基準を踏まえ，それぞれの疾患の特性に応じた重症度分類などを組み込んで設定される．ただし，高額な医療を継続することにより，症状の程度が，上記の重症度分類などで一定以上に該当しない者についても，医療費助成の対象とすることが適当であるとされた．難病患者への新たな医療費助成の患者負担については，難病の特性を踏まえて，負担割合を3割から2割に軽減し，所得に応じて負担限度額を設定することとされた．また，人工呼吸器など，持続的に常時，生命維持管理装置を装着しており，日常生活が著しく制限される者については，負担のさらなる軽減措置を講じることとなる．

plus α

「高額な医療を継続すること」が必要な者

「高額な医療を継続すること」が必要な者とは，「月ごとの医療費総額が33,330円を超える月が年間3回以上となる者」（例えば医療保険の自己負担割合が3割の場合，医療費の自己負担が10,000円以上の月が年間3回以上となる者）とする．

4 難病指定医

患者が難病指定を受けるためには，診断書（従来の臨床調査個人票に該当）の提出が必要となる．従来，最寄りの医療機関の医師が個人票の作成を行ってきたが，新制度では都道府県知事により指定を受けた**難病指定医**（以下，指定医）に診断書の作成が限定されることになり，難病として公費負担医療の申請に一定の制限が設けられることになった．指定医は，難病診断に係る医療に関し専門性を有する医師とされた．具体的には，学会の専門医または専門学会・日本医師会（地域医師会）・難病医療拠点病院などで実施する一定の基準を満たした研修を受講した医師であることが要件となる．指定医になるには，前述の要件を満たし，都道府県に申請書を提出し，知事による指定を受けることとなる[3]．

5 地域における難病医療体制の整備

診断や治療に多くの診療科が携わる必要がある難病に対応するため，都道府県は，**難病医療拠点病院**を三次医療圏ごとに原則1カ所以上指定し，地域医療の推進や入院・療養施設の確保などに向けて，**難病医療協力病院**を二次医療圏に1カ所程度指定する．また，身近な地域において，医療費助成の対象となる医療を行う体制を確保するため，都道府県はかかりつけ医などのいる医療機関を包含した**指定医療機関**を幅広く指定する．難病医療拠点病院は，広域的な医療資源等の調整などを行うため，**難病医療コーディネーター**を配置するとともに，難病医療協力病院や地域の医療機関の医師などに対する研修を実施するなど，専門家の育成の役割も担うことが期待されている．

難病治療を含む日常的な診療は，患者のアクセスを考慮し，指定医のほか，指定医と連携したかかりつけ医が行うことができる．また，必要に応じて指定医の診療を可能とし，これが著しく困難な患者に対しては，指定医が巡回して診療を行う取り組みも配慮することとされた．

一方，極めて希少な難病を診断するための医療提供体制として，難病医療拠点病院は，多くの難病に診断が可能となるよう体制を整備し，難病医療協力病院および**難病医療支援ネットワーク**と連携することで，早期に確実な診断が可能となるよう努める．難病医療支援ネットワークとは，都道府県内で対応が困難な難病診療を支援するために，国が整備するネットワークであり，国立高度専門医療研究センター，難病研究班，それぞれの分野の学会，未診断疾患イニシアチブ拠点病院*，難病情報センター，各都道府県難病医療拠点病院等で構成される．

小児期に難病を発症した患者に対する成人後の医療・ケアを切れ目なく行うため，小児期からの担当医師などとの連携を進める．

6 疾病登録

1 疾病登録の経緯

1972（昭和47）年に特定疾患治療研究事業が創設され，1978（昭和53）年度より個人票を用いた対象疾病の登録が開始された．しかし，当該事業で集められた個人票は臨床研究に利用されず，1998（平成10）年度より初めて臨床調査研究班での利用が可能となった．その際，都道府県ごとに認定基準，個人票の様式が異なると指摘された．

そこで，全国一律の認定基準，個人票を用い，自治体間での認定に差が出ないよう配慮するとともに，特定疾患治療研究事業の対象疾患患者の動向を全国規模で把握するため，2001（平成13）年度より「難病患者認定適正化事業」が開始した．これは，都道府県に提出された個人票をコンピューターシステムに登録するとともに，疾患別の診断アルゴリズムに従い，登録された症例を「確実」「ほぼ確実」「疑い」「該当せず」の4段階に自動的に区分するものである．しかし，都道府県における情報入力率が低いこと，入力された情報が必ずしも正確ではないことなどが指摘されてきた．

このため，情報入力率の向上と精度の高い情報登録の実現，データの有効活用に向けての取り組みが盛り込まれた．

2 難病データベースへの登録

指定医は，正確に診断を行い，適切な治療方針を立てた後，患者が医療費助成を申請する際の添付書類となる診断書を発行する．なお，難病患者情報の取り扱いについては，患者情報を知り得る立場にある者・機関は，その取り扱いに当たり，個人情報の保護に十分に配慮し，国，都道府県は必要な取り組みを行うこととされた．

用語解説 *
未診断疾患イニシアチブ(IRUD)拠点病院

IRUD（アイラッド）は，未診断疾患患者の遺伝子を幅広く調べることで，患者数の少ない難病や，新しい疾患を診断していく取り組みである．日本医療研究開発機構（AMED）が主導となり，全国の各地域にIRUD拠点病院が設置されるよう体制整備を進め，診断連携を支援している．

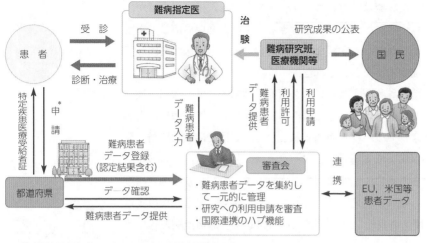

＊難病指定医の作成した新しい臨床調査個人票等を添える.

図11-2　難病患者データの精度の向上と有効活用

　一方，指定医などから登録された難病患者情報については，情報を管理する
機関が一元的に管理し，難病研究班に限定することなく，難病研究に携わる研
究機関・医療機関などに対して研究の妥当性や倫理的観点などについて審査の
上，個人情報の保護に十分配慮し，幅広く難病患者情報を提供するしくみを構
築することとされた（図11-2）．

7 難病治療の研究推進，国民への情報提供

　「難病対策の改革について」の中で，疾患概念が確立されていない難病の疾
患概念を確立し，診断基準の作成を行うための研究や，難病の診断・治療の適
正化のための診療ガイドラインの作成を行うこととされた．難病の病態を解明
することで，新規治療薬・医療機器などの開発につなげるための研究をさらに
推進し，医療上の必要性が高い未承認薬・適応外薬であって難病の治療などに
有効なものの開発の促進に資する取り組みについても引き続き進められている．

　また，難病に関する臨床研究・治験をさらに推進するため，希少疾病用医薬
品・希少疾病用医療機器の研究開発促進のための取り組みを推進し，企業や研
究者に対する支援策に取り組んでいくこととされた．厚生労働科学研究費を受
けている難病研究班は，研究で得られた成果を還元することとし，広く国民が
理解できるように**難病情報センター**などを通してわかりやすく最新情報を提供
することとされた（図11-3）．

8 地域における難病患者の支援体制の充実

　難病に関する普及啓発の推進・充実を図るため，難病に関する相談体制，**難
病相談・支援センター**などの機能強化，障害福祉サービスなどの対象疾患の拡
大が図られた．また，就労支援の充実に向けて難病患者就職サポーターや発達

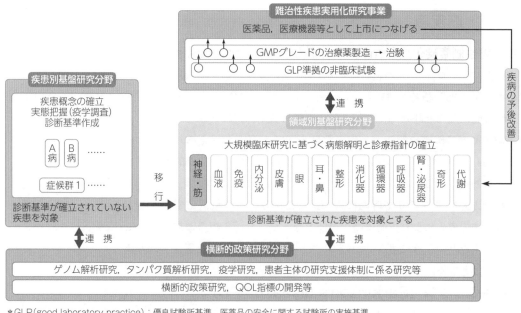

難治性疾患実用化研究事業

医薬品，医療機器等として上市につなげる

GMPグレードの治療薬製造 → 治験
GLP準拠の非臨床試験

疾患別基盤研究分野

疾患概念の確立
実態把握（疫学調査）
診断基準作成

A病　B病　……

症候群1　……

診断基準が確立されていない
疾患を対象

移行

疾病の予後改善

領域別基盤研究分野

大規模臨床研究に基づく病態解明と診療指針の確立

神経・筋　血液　免疫　内分泌　皮膚　眼　耳・鼻　整形　消化器　循環器　呼吸器　腎・泌尿器　奇形　代謝

診断基準が確立された疾患を対象とする

連携

横断的政策研究分野

ゲノム解析研究，タンパク質解析研究，疫学研究，患者主体の研究支援体制に係る研究等

横断的政策研究，QOL指標の開発等

＊GLP(good laboratory practice)：優良試験所基準，医薬品の安全に関する試験所の実施基準
＊GMP(good manufacturing practice)：医薬品製造品質管理基準

図11-3　難病対策委員会による各難病の研究段階を反映させた研究分野

障害者・難治性疾患患者雇用開発助成金などの施策が求められる．地域においては，保健所を中心として**難病対策地域協議会**を設置することにより，医療・介護・福祉従事者，患者会などが連携して難病患者に対する総合的かつ適切な支援体制の構築を目指すこととされた．

　また，難病法に先立ち，2012（平成24）年に成立した**障害者総合支援法**では，制度の谷間のない支援を提供する観点から，障害者の定義に難病等が追加された．これにより，難病患者等であって「障害者総合支援法における障害者の定義」に該当する場合は，障害者手帳を取得できない場合等であっても障害者総合支援法に定める障害福祉サービス等の利用が可能になるとともに，利用できるサービスの種類も難病患者等居宅生活支援事業の3サービス（ホームヘルプサービス，短期入所，日常生活用具給付）に限らず，すべての障害福祉サービスなどに広げられた．

3　主な難病疾患の療養者の特徴と支援のポイント

　難病は，神経・筋領域をはじめ，15の疾患群に大別される．難病療養者に関わる制度は，**難病対策事業，介護保険制度，障害者総合支援サービス，医療保険制度**と多岐にわたる．これらの制度の特徴やサービス利用の原理をよく理解して，難病療養者が安心して生活できる支援のありかたを考える必要がある．

　ここでは，代表的な難病について，その特徴と支援のポイントを述べる．

1 神経・筋疾患

1 筋萎縮性側索硬化症(amyotrophic lateral sclerosis：ALS)

一次運動ニューロンと二次運動ニューロンが共に変性脱落する疾患であり，全身の筋力低下と筋萎縮を特徴とする．四肢・体幹の運動障害のみならず，病変が呼吸筋に及ぶと呼吸障害を起こし，延髄の運動神経に及ぶと球麻痺による嚥下障害や構音障害を起こす．患者数は全国で1万人を超える．グルタミン酸拮抗薬リルゾール（リルテック®）による薬物治療で，生存期間をわずかに延長する効果がみられている．

初発症状から約2〜5年で呼吸障害の進行により生命の危機に直面する．人工呼吸療法の導入により生命維持は可能となるが，介護を担う家族とともにその後の人生をどのように生きるかについて，医療処置を含めた療養方針の意思決定が必要となる．

2 パーキンソン病 （Parkinson's disease：PD）

ドパミン産生ニューロンに異常を来す進行性変性疾患である．安静時振戦，筋強剛（筋固縮），無動・寡動，姿勢反射障害を四大症状とする．リズムを刻む，二つの動作を同時に行うなどが難しくなる．ドパミン・ニューロンは前頭葉にも広く分布するため，認知障害，感情障害，自律神経障害などの非運動症状も引き起こす．患者数は全国で14万人を超える．ドパミンの補充，ドパミン受容体刺激薬などの薬物療法，定位脳手術，経頭蓋磁気刺激による外科治療が試みられている．

薬物療法が長期にわたると不随意運動（ジスキネジア），on-off現象*，幻覚，wearing-off現象*などの有害事象が現れやすくなるため，薬を組み合わせてパーキンソン症状と副作用のバランスをコントロールしながら日常生活を送る工夫が必要となる．

3 脊髄小脳変性症 （spinocerebellar degeneration：SCD）

歩行のふらつきや手の震えなど運動失調症状を来す変性疾患の総称である．患者数は全国で3.9万人を超えており，約1/3が遺伝性の脊髄小脳変性症（inherited spinocerebellar atrophy：SCA），約2/3が孤発性脊髄小脳変性症である．薬物療法としては，失調症状全般に甲状腺刺激ホルモン放出ホルモン誘導体（セレジスト®）が使われる．

小脳性運動失調に対しては，ADL（日常生活動作）に応じた個別のリハビリテーションが有効とされている．多系統萎縮症（multiple system atrophy：MSA）では，起立性低血圧などの自律神経障害や声帯外転麻痺による突然死への対応が必要となるため，これらの症状の早期発見と管理に注意を要する．

遺伝疾患は，療養者が疾患の遺伝子を受け継いでいることを受容し，将来の選択を行う必要があり，療養者の思いと周囲との関係を支援することが重要となる．

4 支援のポイント

　疾病により神経変性を来す神経系統や支配する身体部位が異なるため，解剖生理学の知識に基づいたアセスメントを行い，症状の成因を見極めることが重要である．呼吸障害や嚥下障害を伴い医療的ケアが必要となるため，医療処置選択のタイミングを逸しないように症状の進行を予測し，療養者・家族のライフスタイルに応じたケアの工夫を行い，社会資源を活用して療養者のQOLの向上と介護負担の軽減を図る．

2 その他の難病

1 消化器系疾患

　潰瘍性大腸炎（ulcerative colitis：UC）は，主として大腸の粘膜を侵し，びらんや潰瘍を形成するびまん性非特異性炎症である．**クローン病**（Crohn's disiese：CD）は，潰瘍や線維化を伴う肉芽腫性炎症性病変からなる．両疾患合わせて全国で18万人を超える．腹痛，下痢，体重減少，発熱などの全身症状がみられ，関節炎，皮疹，虹彩炎などの腸管外合併症を伴うこともある．

　副腎皮質ステロイド薬などによる薬物療法と手術療法が行われるが，若い世代に多く，下痢などを主症状とするため，就職や結婚などにも影響し，精神面のサポートや就労を含めた人生設計への支援が必要となる．

2 免疫系疾患

　全身性エリテマトーデス（systemic lupus erythematosus：SLE）は，全身性炎症性病変を特徴とする自己免疫疾患である．全身倦怠感，易疲労感，発熱，体重減少などの全身症状に加え，皮膚・粘膜症状，多発性関節炎，糸球体腎炎，中枢神経症状，心外膜炎，間質性肺炎などもみられる．患者数は全国で6万人を超え，若い女性に多い．免疫異常を是正するための副腎皮質ステロイド薬・免疫抑制薬と，発熱や関節炎の緩和に非ステロイド性抗炎症薬（NSAIDs）などが用いられる．

　治療により症状は軽快するものの，寛解と増悪を繰り返して慢性の経過をたどることが多い．全身性疾患であるため療養者・家族への教育が重要であり，定期的な受診による病状評価，服薬管理と副作用（大腿骨頭壊死，日和見感染など）への対策，増悪因子の回避が重要となる．

3 支援のポイント

　寛解と再燃を繰り返し慢性の経過をたどり，療養期が長期に及ぶため，ライフスタイルやライフステージに応じた支援が必要である．医学的管理（病状の定期的な評価と適切な治療）の下，増悪因子を回避し，安定した状態とその人らしい生活が継続できるような日常生活の工夫を図る．外見からは患者が抱える苦労は理解されにくいため，家族や職場など周囲の理解を得ながら，精神面も含めたサポートを行う．

3 事例から学ぶ

ALSの事例

医療的ケアが必要な療養者の支援

　Aさん（68歳，男性）は要介護5で，妻（66歳）と2人暮らし．ALSを発症して10年が経過した．7年前から気管切開下の人工呼吸療法（tracheostomy positive pressure ventilation：TPPV）を続けている．週に5回（月〜金曜，毎朝2時間），介護保険による訪問介護にて清拭，更衣，洗面などの身体介護を，週に3回（月・水・金，午後1時間），医療保険による訪問看護にて全身の観察，排痰ケアなどの医療的ケアを，週に1回（木曜，午後），介護保険による訪問入浴を受けている．2週間に1回（火曜，午前），かかりつけ医による訪問診療にて診察と気管カニューレや胃瘻チューブの交換などの医療的ケアを受けている．その他の時間は，すべて妻が介護を担っている．Aさんは，3年前に肺炎の治療のために神経内科の主治医がいる病院に1週間入院したことがあるが，それ以降は主治医の受診はしていない．

　妻から「最近，年齢のせいか疲れやすく，頭が痛くめまいがする」と訪問看護師に相談があった．訪問看護師が妻の血圧を測ると180/100mmHgと高く，近医を受診するよう勧めた．妻は，この10年間，健康診断も受けていなかったという．訪問看護師は妻に，近くに住む娘に連絡を取り，介護を手伝ってもらうように助言した．娘は，Aさんの介護をほとんどしたことがなかったので，訪問看護の時間に娘に来てもらい介護の指導を行って，妻が受診できるように調整した．

　妻の受診の結果，高血圧と糖尿病が疑われ，精査のため入院が必要となった．妻の入院により介護者が不在となるため，訪問看護師はAさんの介護支援専門員（ケアマネジャー）に連絡を取り，短期入所療養介護（ショートステイ）の利用について相談した．また，かかりつけ医や保健所の担当保健師にも連絡を取り，今後の療養方針について妻や娘も含めた話し合いを行うことを相談した．

適切な医学的管理と介護負担の軽減

　Aさんは，神経内科の専門医によるALSの病状評価を3年間受けていない．全介助になり通院が困難になると，専門診療が継続できなくなるケースは多い．これにより病状急変時などの適切な対応が難しくなる．専門医による正確な診断や難病治療の方針を踏まえ，かかりつけ医と訪問看護による日常診療で医学的管理を行うことと，緊急時にも適切な医療が受けられる医療ネットワークを形成し，難病治療に関する情報共有をすることが重要である．

　主たる介護者の健康状態の改善がなければ，在宅療養を継続することが困難となる．そのため，娘を含め介護を担える家族を増やし，ケアプランを見直すことで介護負担の分散を図り，長期療養に耐えうる層の厚い介護体制を整える必要がある．

　医療的ケアが必要な療養者の支援体制は，受け入れ可能な関係機関が地域に多く存在し，連携できる基盤が整備されているほど，より良いものとなる．難病対策地域協議会において保健所を中心に支援体制が強化されることが望まれている．

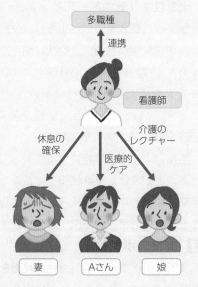

潰瘍性大腸炎の事例

慢性的経過をたどる難病の理解と社会参加の支援

　Bさん（23歳，女性）は，今春大学を卒業し，4月から会社勤めを始めた．ようやく仕事に慣れたころから下痢の回数が次第に増え，血便も見られるようになってきた．会社の健康管理室に相談したところ受診を勧められ，病院で大腸内視鏡検査を受けた結果，潰瘍性大腸炎と診断された．5-アミノサリチル酸製薬の内服を始めて症状は少し改善したが，下痢は続いているためトイレのことが常に気になって，周りに迷惑をかけるのではないかと心配で仕事に集中できなくなった．Bさんから「このまま仕事を続けることができるのか不安です」と相談を受けた健康管理室の保健師は，Bさんの上司と一緒に，今後の就労や治療の継続について話し合うことにした．

症状を安定させるセルフケアと周囲の理解を得る環境整備

　Bさんの病気や抱えている不安などは外見からだけでは理解されにくいため，我慢や無理をして症状を悪化させることにつながりやすい．Bさん自身が周囲の人に話をして，理解を求めやすくなるように，Bさんの上司や同僚と相談しながら，Bさんの状況に適した職場環境の調整を行っていく必要がある．

　また，居住地域の難病相談・支援センターから患者会や同じ疾患の療養者の紹介を得て，ピアサポートなどによる日常生活や療養生活の工夫，利用できる支援などについての相談が受けられるように調整する．再燃期には安心して治療に専念できるような環境の整備と，寛解期においても病状評価が適切に継続され，病状の悪化要因を回避し，セルフコントロールできる対処方法を身に付けることができるよう，主治医や外来看護師，健康管理室の産業医や保健師などが連携し，Bさんに適した方法を一緒に見いだしながら不安を少なくするように支援する．

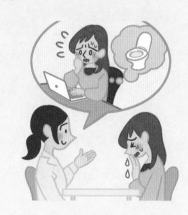

　慢性的経過をたどる難病では，上司や同僚だけではなく社会全体として疾患に対する理解を深め，療養者自身が協力を求めやすい環境の中で，安心して日々を過ごせることが重要である．

📑 引用・参考文献

1) 金谷泰宏．本邦臨床統計集（3）国の難病対策．2002，日本臨牀．60増刊．
2) 厚生科学審議会疾病対策部会難病対策委員会．難病対策の改革について（提言）．（平成25年1月25日）．
3) 王子野麻代．難病対策の概説．第3版，日医総研ワーキングペーパー，2017, https://www.jmari.med.or.jp/result/working/post-650/，（参照2023-11-29）．
4) 厚生科学審議会疾病対策部会難病対策委員会．難病対策の改革に向けた取組について（報告書）（平成25年12月13日）．

🖇 重要用語

難病対策要綱	難病医療支援ネットワーク	医療保険制度
難病の患者に対する医療等に関する 法律（難病法）	難病情報センター	筋萎縮性側索硬化症
	難病相談・支援センター	パーキンソン病
指定難病	難病対策地域協議会	脊髄小脳変性症
難病指定医	障害者総合支援法	潰瘍性大腸炎
難病医療拠点病院	難病対策事業	クローン病
難病医療協力病院	介護保険制度	全身性エリテマトーデス
難病医療コーディネーター	障害者総合支援サービス	

◆ 学習参考文献

❶ 難病の患者に対する医療等に関する法律. 中央法規出版, 2015.

❷ 疾病対策研究会. 難病の診断と治療指針. 東京六法出版, 2007.

❸ 大野良之. 難病の最新情報:疫学から臨床・ケアまで. 南山堂, 2000.

❹ 中山優季編. 改訂版ナーシング・アプローチ 難病看護の基礎と実践:すべての看護の原点として. 川村佐和子監修. 桐書房, 2016.

12 健康危機管理と災害

学習目標

◗ 健康危機管理の重要性を認識し，保健所を中心とした危機管理体制と
その役割を理解する．

◗ 災害発生時の被災地域の健康課題と保健師の役割について理解する．

◗ 災害発生に備えた平常時における保健師の活動について理解する．

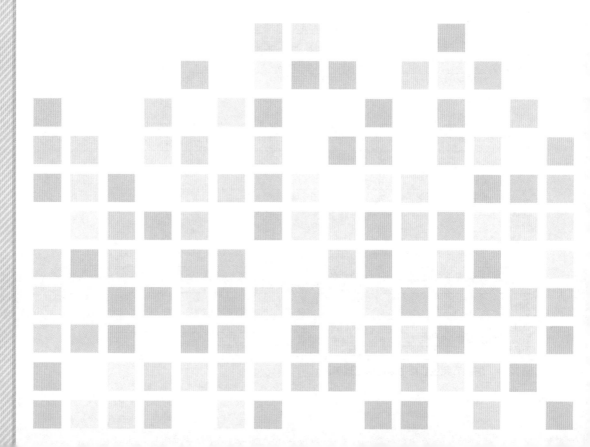

1 健康危機管理

1 健康危機管理とは

1 日本における健康危機管理の推移

　戦後1940 ～ 50年代の健康危機管理に関わる施策は，社会情勢の悪化や，海外からの引き揚げ等による結核などの感染症対策が重要な課題であった[1]．その後，1960 ～ 70年代に入って，高度経済成長とともに公害問題が深刻化し，1980年代には非加熱血液凝固因子製剤の使用によって血友病患者がHIVに感染した薬害問題が生じるなど，社会の動向に伴い変遷してきた．

　1990年代以降に発生した主な危機管理事例を一覧に示した（図12-1）．平成以降の動向に限定しても，感染症・食中毒，自然災害，大規模な事故など，さまざまな事由による健康危機事案に直面している．特に近年，その頻度と被害が顕著な傾向にある自然災害は，温室効果ガス排出量の増加による地球温暖化がもたらす気候変動が原因とされている．

　また，2019年末より世界的に拡大した新型コロナウイルス感染症（COVID-19）により，国内においても2020年 4 月17日に緊急事態宣言が全都道府県に発令され，新興感染症がもたらす社会的影響が各方面に及んでいる．

	感染症・食中毒	自然災害	その他　人為災害・事故など
1991		雲仙普賢岳噴火	
1993		北海道南西沖地震	
1995		阪神・淡路大震災	地下鉄サリン事件
1996	堺市O-157集団食中毒		
1998			和歌市毒物混入カレー事件
1999		東海村ウラン臨界事故	
2000	雪印製品食中毒	噴火（有珠山，三宅島），東海豪雨水害	明石花火大会事故
2003	SARS（重症急性呼吸器症候群）		
2004	鳥インフルエンザ	台風23号，新潟県中越地震	
2005			JR福知山線脱線事故
2007		新潟県中越沖地震	
2008	輸入冷凍餃子を原因とする薬物中毒	岩手・宮城内陸地震	
2009	新型インフルエンザA（H1N1）	平成21年7月中国・九州北部豪雨，台風9号，台風18号	
2011		東日本大震災	福島第一原子力発電所事（東日本大震災に伴う）
2014		御嶽山噴火	
2015		平成27年9月関東・東北豪雨	
2016		熊本地震	
2017		平成29年7月九州北部豪雨	
2018		西日本豪雨水害，北海道胆振東部地震	
2019		令和元年東日本台風	
2020	COVID-19	令和2年7月豪雨	
2021		熱海市伊豆山土石流災害	

図12-1　国内で発生した主な危機管理事例

今後も，新たな健康危機事案がいつ，どこで生じるか予測がつかないため，総合的な危機管理体制を強化することが公衆衛生上の重要課題とされている．

2 健康危機管理施策

国は，国民の生命や健康の安全を脅かす恐れのある事態の頻発を踏まえ，1997年大臣官房厚生科学課に健康危機管理対策室（現健康危機管理災害対策室）を設置し，健康危機管理の基本的な枠組みとして「厚生労働省健康危機管理基本指針」[2]を示した．従来は，医薬品や食品に起因する事案（医薬食品局），感染症や水に起因する事案（健康局）等，部局ごとに対応していたものを，部局横断的に一元的に調整する方針とした．さらに地方自治体による健康危機管理への適切な対処のための具体的な手引きとして，「地域における健康危機管理について：地域健康危機管理ガイドライン」[3]を示した．

2 健康危機管理の基本的な考え方

1 健康危機管理の定義

前述した「厚生労働省健康危機管理基本指針」において，**健康危機管理**とは，「医薬品，食中毒，飲料水，その他何らかの原因により生じる国民の生命，健康を脅かす事態に対して行われる健康被害の発生予防，拡大防止，治療等に関する業務であって，厚生労働省の所管に属するものをいう」と定義している．"その他何らかの原因"には，自然災害，薬物，劇物による犯罪，テロ事件などが含まれる．

2 健康危機管理体制

保健所は，地域の保健医療に関わる行政機関として，地域における健康危機管理の拠点と位置付けられている．平時には監視業務等を通じて健康危機の発生を未然に防止するとともに，所管地域全体で健康危機管理を総合的に行うシステムを構築する．健康危機発生時は，その規模を把握し，地域に存在する保健医療資源を調整して，関連機関を有機的に機能させる役割が期待されている．地域の医療機関や管内の市町村保健センター等の活動を調整し，必要なサービスを住民に対して提供するしくみづくりを行い，平時・危機発生時・発生後の対応を，公衆衛生の観点から一貫して行う．

3 保健所における健康危機管理の業務

前述した「地域健康危機管理ガイドライン」において，保健所における健康危機管理の実際の業務は，対策の内容により，①健康危機発生の未然防止，②健康危機発生時に備えた準備，③健康危機への対応，④健康危機による被害の回復の四つの側面で示された．さらにそれらは，未然防止と備えを同時に行う「平常時の備え」と，健康危機の発生後から回復に向かう「健康危機発生時の対応」の二つに区分される（**表12-1**）．

表12-1　健康危機管理における保健所の役割と業務

時期	4側面		業　務
平常時の備え	健康危機発生の未然防止	管理基準の設定，監視業務等，健康危機の発生を未然に防止するための対策．地域の状況を十分に把握し，保健所管轄区域において発生が予想される健康被害に応じた対策を講じることが重要である．	（1）法令等に基づく監視等の事前管理の充実 （2）地域に特徴的な健康被害の発生のおそれの把握 （3）手引書の整備と実効性の確保 （4）非常時に備えた体制整備 　①非常時を想定した体制づくり，②統合組織における体制の確保，③人材の確保と資質の向上，④機器等の整備，⑤健康危機情報を迅速に把握できる体制の確保，⑥関係機関等との調整会議の設置等連携の確保および非常時の役割分担の整理，⑦備蓄体制の整備 （5）知見の集積 　（健康危機情報の収集ならびに調査および研究の推進） （6）模擬的健康危機管理の体験
	健康危機発生に備えた準備	健康危機がその時々の状況によって急速な進展をみることがあることから，保健所が迅速かつ効果的な対応を行うために，健康危機の発生に備えて事前に講じられる種々の対策．	
健康危機発生時の対応	健康危機への対応	健康危機の発生時において，人的および物的な被害の拡大を防止するために行う業務．具体的には，対応体制の確定，情報の収集および管理，被害者への保健医療サービスの提供の調整，防疫活動，住民に対する情報の提供等の被害の拡大防止のための普及啓発活動等である．また，被害発生地域以外からの救援を要請することも含まれる．	（1）対応体制の確定 　①責任の所在，役割分担および指揮命令系統の確認，②保健所内の情報収集体制の確保，③職員派遣，④関係機関との連携体制確保，⑤責任者（保健所長）の役割 （2）法令等に基づく対応 　ア．感染症対策（感染症法，予防接種法，結核予防法，狂犬病予防法，検疫法） 　イ．食品衛生対策（臨検検査，収去検査，営業許可の取消しまたは停止，回収命令等） 　ウ．獣医衛生対策（と畜場等の設置許可の取消し等） 　エ．生活衛生関係営業対策（興行場，旅館業，公衆浴場業の許可の取消し等） 　オ．水道対策（臨時の水質検査，給水の緊急停止等） 　カ．医療対策（病院等の開設許可の取消し） 　キ．薬事対策，毒劇物対策（立入検査等の監視，許可，登録の取消し等） 　ク．廃棄物対策（廃棄物処理業および廃棄物処理施設の許可の取消し等） （3）情報管理 　①情報収集（被害状況，原因関連情報，対応状況，医療提供情報），②現場調査の実施，③情報の一元管理，分析，判断，④本庁への報告，⑤情報提供，⑥経過記録 （4）被害者，家族およびその他の地域住民への対応 　①医療の確保に係る調整および健康被害の予防，②被害の拡大の防止，③飲料水および食品の安全確認，④災害弱者対策，⑤健康相談の実施，⑥こころのケア，⑦プライバシー，人権への配慮，⑧平常時体制への復帰等
	健康危機による被害の回復	健康危機による被害の発生後に，住民の混乱している社会生活を健康危機発生前の状況に復旧させるための業務．具体的には，飲料水，食品等の安全確認，被害者の心のケア等が含まれる． また，健康危機が沈静化した時点で，健康危機管理に関する事後評価も必要である．このとき，保健所による評価と，保健所の外部の専門家等による評価の双方が考えられる．実際に行われた管理またはその結果を分析および評価することにより，管理基準の見直し，監視体制の改善等を実施し，被害が発生するリスクを減少させるための業務を行うことが可能となる． さらに，健康危機管理の経過およびその評価結果を公表することにより，他の地域における健康危機管理のための重要な教訓ともなる．	

4　国，都道府県，市町村の役割

　災害対策基本法*の1条に「国土並びに国民の生命，身体及び財産を災害から保護するため，防災に関し，国，地方公共団体及びその他の公共機関を通じて必要な体制を確立し，責任の所在を明確にするとともに，防災計画の作成，災害予防，災害応急対策，災害復旧及び防災に関する財政金融措置その他必要な災害対策の基本を定めることにより，総合的かつ計画的な防災行政の整備及び推進を図り，もって社会の秩序の維持と公共の福祉の確保に資する」と，その目的が記されている．すなわち，国は国土，国民の生命・身体・財産を災害から保護する責務があり，都道府県，市町村は，地域の住民の生命・身体・財

用語解説*

災害対策基本法

1961年制定．災害対策全体を体系化し，総合的かつ計画的な防災行政の整備と推進を図る目的で制定された．国土ならびに国民の生命，身体，財産を災害から保護し，社会の秩序の維持と公共の福祉の確保に資するべく，さまざまな規定を置いている．

産を災害から保護する責務を担う.

　また，同法の第5条には，市町村は，住民に最も身近な基礎的地方公共団体としての責務があることが記載されている.

　一方，災害後の応急対応について定めた**災害救助法***では，救助を必要とする者に行う救助は都道府県知事が実施し，救助の実施に関する事務の一部を市町村に委任できることが明記されている.国，都道府県，市町村の各々が，防災計画に基づき，責務を果たすとともに，相互の連携により対策を推進することが求められる.

2 災害時における保健師の活動

1 災害時の保健活動の特性

　災害時の保健活動の目的は，人々の生命を守り，健康に影響をもたらす被害を防ぎ，健康で文化的な地域生活の早期復興を図ることである.災害発生の直後は，生命や健康の悪化に関わる支援ニーズは急速に高まる.一方，被災地域の保健・医療機関は災害の影響を受け，施設機能の低下や専門職などの人材の不足などが生じる.そのため，災害後の初期の保健活動においては，医療チームや**災害支援ナース***など，災害支援を専門とするさまざまな支援団体などとの連携を図る必要性が生じることが多い.災害時の医療・保健・福祉に関連する主な支援組織の一覧を示す（**表12-2**）.

表12-2　医療・保健・福祉に関連する主な災害時支援団体

災害支援チーム	主な役割	組織団体
DMAT（Disaster Medical Assistance Team）	災害後の急性期の広域医療搬送や高度救急医療などの支援	DMAT事務局
JMAT（Japan Medical Association Team）	DMATによる急性期の医療を引き継ぎ，地域の医療体制が回復するまでの救護所などの医療支援	日本医師会
日赤		日本赤十字社
DPAT（Disaster Psychiatric Assistance Team）	災害時の精神科医療や精神保健活動に関する支援	DPAT事務局
JRAT（Japan Rehabilitation Assistance Team）	災害時のリハビリテーションに関する支援	大規模災害リハビリテーション支援関連団体協議会
DWAT（Disaster Welfare Assistance Team）	災害時の福祉的ニーズに関する支援	都道府県，社会福祉協議会，社会福祉法人等
災害支援ナース	災害時の看護支援	日本看護協会

2 災害時の保健師の活動

　災害時の保健師の活動は,「情報収集とアセスメント」「体制整備」「保健活動」に大別することができる.

1 情報収集とアセスメント

|1| 被災がもたらした被害実態

- 人的被害：死者, 重症者, 行方不明者など
- 避難所, 車中泊, テント泊：避難の場所, 避難所数, 避難者数など
- ライフラインの被害状況：電気, 上下水道, ガスなど
- 通信情報システムの被害状況
- 道路, 交通などの被害状況

|2| 保健医療システムの実態

- 医療機関, 医薬品取扱業者, 調剤薬局などの情報
- 医療救護所の設置：場所, 設置数
- 在宅医療・保健・福祉に関する地域資源の情報：施設や職員の被害, 稼動状況など

|3| 健康ニーズや支援の状況

- 要医療者, 要配慮者*, 避難行動要支援者*：人数, 緊急性, 支援ニーズなど
- 飲料水, 食料, そのほか生活必需品, 衛生材料などの物資の不足
- 避難所などの衛生環境

2 体制整備

　地域住民に最も身近な行政機関である市町村の保健師は, 災害時の保健活動の第一線を担う. 甚大な被害が生じた際には, 市町村内に分散配置されている保健師全員を集め, 災害時の保健活動のための組織体制を再編する.

　保健所の保健師は, 管内市町村全域における被害状況や, 市町村からの要請に応じ, 広域的・高度・専門的な支援を担う.

　都道府県の本庁では, 全県的な被害情報の集約とともに, 都道府県内外の人員確保や配置などの広域調整の役割を担う. また, 本庁, 保健所, 市町村の各機関は, 相互の情報共有などの連携を密にし, 協働支援体制の強化を図る. 各機関別の発災後の時間経過と保健活動のための活動体制構築の例を図12-2に示す.

3 保健活動

　災害後の避難生活が影響をもたらしうる健康課題と, その特性について, 住民の避難生活拠点となる避難所, 在宅, 仮設住宅などの所在場所別に述べる.

　保健活動の手法としては, 平時の地域保健活動と同様に, 地域の情報を収集し, 健康課題をアセスメントした上で, より個別的な支援を必要とする対象者には個別健康相談, 家庭訪問などの手法を用い, 必要な専門家などと連携しハイリスクアプローチ対応を行う. 予防的な啓発活動については健康教育などの

用語解説 *
**要配慮者,
避難行動要支援者**
平成25年の災害対策基本法の改正で, 高齢者, 障害者, 乳幼児その他の特に配慮を要する者は「要配慮者」と定義された. また, 災害が発生し, または災害が発生する恐れがある場合に自ら避難することが困難な者であり, その円滑かつ迅速な避難の確保を図るため特に支援を要する者を「避難行動要支援者」として名簿の作成を義務付けた. 令和3年5月の同法の改正により, 避難行動要支援者の個別避難計画作成が努力義務化された.

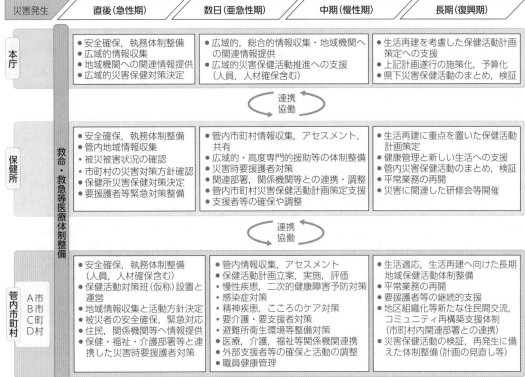

災害発生	直後（急性期）	数日（亜急性期）	中期（慢性期）	長期（復興期）
本庁	●安全確保，執務体制整備 ●広域的情報収集 ●地域機関への関連情報提供 ●広域的災害保健対策決定	●広域的，総合的情報収集・地域機関への関連情報提供 ●広域的災害保健活動推進への支援（人員，人材確保含む）	●生活再建を考慮した保健活動計画策定への支援 ●上記計画遂行の施策化，予算化 ●県下災害保健活動のまとめ，検証	
		連携協働		
保健所	●安全確保，執務体制整備 ●管内地域情報収集 ●被災被害状況の確認 ●市町村の災害対策方針確認 ●保健所災害保健対策決定 ●要援護者等緊急対策整備	●管内市町村情報収集，アセスメント，共有 ●広域的・高度専門的援助等の体制整備 ●災害時要援護者対策 ●関連部署，関係機関等との連携・調整 ●管内市町村災害保健活動計画策定支援 ●支援者等の確保や調整	●生活再建に重点を置いた保健活動計画策定 ●健康管理と新しい生活への支援 ●管内災害保健活動のまとめ，検証 ●平常業務の再開 ●災害に関連した研修会等開催	
		連携協働		
管内市町村 A市 B市 C町 D村	●安全確保，執務体制整備（人員，人材確保含む） ●保健活動対策班(仮称)設置と運営 ●地域情報収集と活動方針決定 ●被災者の安全確保，緊急対応 ●住民，関係機関等へ情報提供 ●保健・福祉・介護部署等と連携した災害時要援護者対策	●管内情報収集，アセスメント ●保健活動計画立案，実施，評価 ●慢性疾患，二次的健康障害予防対策 ●感染症対策 ●精神疾患，こころのケア対策 ●要介護・要支援者対策 ●避難所衛生環境等整備対策 ●医療，介護，福祉等関係機関連携 ●外部支援者等の確保と活動の調整 ●職員健康管理	●生活適応，生活再建へ向けた長期地域保健活動体制整備 ●平常業務の再開 ●要援護者等の継続的支援 ●地区組織化等新たな住民間交流，コミュニティ再構築支援体制（市町村内関連部署との連携） ●災害保健活動の検証，再発生に備えた体制整備(計画の見直し等)	

（左縦帯）救命・救急等医療体制整備

図12-2　災害後の保健師の活動体制構築（例）

手法を用いて集団アプローチをとり，予測される健康課題の予防を含めた災害時保健活動計画の企画，実施，評価を行う．

|1| 避難所

災害によって住居を失うと，避難所は被災者のよりどころとなる．しかし，自治体が開設する避難所の多くは，学校や公民館などで生活を想定した施設ではない．また被災後，ライフラインなどが寸断され，水，トイレ，電気，ガスなどの使用も限定的な中，集団生活を余儀なくされることで，持病の悪化や，さまざまな二次的な健康被害が生じる可能性が高まる（**表12-3**）．そのため，避難所の住民の健康が維持されることを目標に，その質の向上を目指す環境整備を含めた支援が必要になる．

国は，避難所運営ガイドライン[4]において，被災者が安定した状況で，尊厳をもって生存し回復するために，あるべき人道対応・実現すべき状況についての参考にすべき国際基準として「**スフィアハンドブック**」[5]を紹介している．

➡スフィアハンドブックについては，p.240コラム参照．

|2| 在宅，テント，車中泊

避難所は，プライバシーの確保が困難な集団生活となる．そのため，深刻な健康課題を有するなどの理由で，やむを得ず倒壊した自宅や自家用車，家族用の小テントなどでの避難生活を余儀なくされる住民がある．このような状況に置かれた人の中には，平時に利用していた在宅ケアサービスなどの支援が，被

表12-3　災害時に生じやすい二次的健康被害

二次的健康被害	特　徴	予防対策
肺　炎	災害時に留意すべき急性呼吸器感染症には高齢者の肺炎がある．阪神・淡路大震災では，災害関連死の多くは心疾患・肺炎であり，高齢者が多かった[8]．	・飲水，唾液腺マッサージ ・口腔ケア（清掃） ・ほこり，粉塵などの環境改善 ・嚥下評価，支援
ノロウイルス （感染性胃腸炎・食中毒）	手指や食品などを介して経口で感染し，ヒトの腸管で増殖し，24～48時間の潜伏期間を経て嘔吐，下痢，腹痛，微熱などを起こす．感染力が強く，大規模な食中毒など集団発生を起こしやすく，また，特に子どもや高齢者は重篤化するリスクが高い．	・手指衛生，うがいの励行 ・咳エチケット，マスク ・食品衛生管理（消毒），加熱 ・トイレの衛生，汚物処理の徹底
深部静脈血栓症 （DVT）	震災ストレスによる交感神経の緊張，不衛生なトイレなどの環境によって水分摂取を制限，また，車中泊やテントなどへの避難による下肢の運動不足により，脱水やDVTを発症するリスクが高まる．	・十分な水分の摂取 ・衛生的なトレイの確保 ・定期的な下肢の運動，マッサージ
生活不活発病 （廃用症候群）	避難所などの生活により，社会参加の低下，生活動作自体のやりにくさ，生活動作の量的制限などが原因となって不活発な状態（動かない）が続くことにより，心身の機能が低下する状態[9]．	・活発に動く時間を増やす ・安全に歩ける環境を整える ・やりがいや充実感を感じられる役割や社会参加の機会をもつ
被災による心理的影響	災害後の急性期の精神的な変化としては，気持ちの落ち込み，意欲の低下，不眠，食欲不振，涙もろさ，苛立ちやすさ，集中力の低下，記憶力の低下，茫然自失などが生じる．その多くは一時的なもので自然に回復するが，ストレスが長引くと長期化することもある．症状の程度，持続期間によっては，うつ病，パニック発作，PTSDなどの診断となることがある[10]．	・災害時の心的反応プロセスに対する啓発 ・不眠，パニック，興奮，放心などが強い場合は，早期に専門医療につなげる

災の影響で一時的に中断するなどの理由により，病状の悪化や介護負担の増加を来すことがある．

　2004（平成16）年に発生した新潟県中越地震や，2016（平成28）年に発生した熊本地震では，テントや自家用車などの狭い場所で避難生活を余儀なくされていた住民に，**深部静脈血栓症（DVT）** の発症例があった．このような二次的健康被害が生じうるハイリスク者の早期把握と早期治療の開始，予防のための支援などが必要である．

3 ｜ 仮設住宅

　自宅再建までの一時的な生活拠点として，**仮設住宅**に入居することがある．仮設住宅には，震災後に建設されるプレハブ型の応急仮設住宅と，公営住宅や民間集合住宅などの空き部屋を提供する民間賃貸住宅借上げ制度（賃貸型応急住宅）がある．プレハブ型の応急仮設住宅は，居室スペースが限定的なため家族が分散して入居する必要が生じることや，住居施設の壁が薄く，乳幼児の泣き声などで近隣者へ気がねするなど，生活上の問題が生じる場合がある．賃貸型応急住宅では，災害以前からの入居者の多くは被災者ではないこともあり，後から入居してきた被災者は孤立しがちである．

　このような新たな居住地での暮らしは，近隣住民間のつながりの希薄化も生じやすく，ひきこもりや，うつなどのこころのケアの問題や，独居高齢者などの孤独死のリスクが高まる可能性がある．そのため，仮設住宅入居者の健康状態や入居後の暮らしの把握と，居住者間の相互交流の促進，見守り体制などを

整備するために，集会所等のスペースを活用した健康イベントなどを開催し，新たなコミュニティーの形成を促す地域支援に，健康を守る側面から関わる．

3 平常時における保健活動

1 医療的ケアを必要とする在宅難病患者等の個別支援計画策定

　災害後，ライフラインが寸断された環境下で，生命や病状に危機的状況をもたらす可能性の高い在宅療養者などに対し，個別の支援計画を策定することが求められる．平成18年に示された「災害時要援護者の避難支援ガイドライン」[6]には，人工呼吸器，酸素供給装置等を使用している在宅の難病患者等に対しては，保健所，消防署，病院など関係する機関と連携し，避難支援者とともに，病院等への搬送などの避難計画を具体化しておく必要性が明記された．また，難病などの進行性の疾患は，計画策定後の時間の経過とともに，病状や介護状況が変化する特性があるため，すでに計画策定済みの事例においても定期的に見直しを図る必要がある．

2 地域で取り組む在宅療養者の地域防災対策

　災害発生後の保健活動を迅速かつ効果的に実施するためには，災害時の保健活動に必要とされる知識，技術の研鑽，災害支援に関する計画の確立と訓練が不可欠である．また，平常時から保健・医療・福祉などの関係機関や地域住民などの関係者を含めた，体制の整備やその強化を行う必要がある．特に地域住民に対しては，災害に関する知識の普及啓発や災害を想定した訓練の実施，災害発生時に備えた地域内の協力体制づくりなどを計画的に実施することが重要である．

事例

地域関係機関との協働による在宅療養対策事例

　K保健所には保健所が主催する継続看護連絡会がある．この連絡会は管内の医療機関，訪問看護ステーション，在宅介護支援センター，市役所，町役場などの31施設の関係機関に所属する看護職で構成され，関係者と地域在宅療養に関する検討や学習会を開催している．連絡会の検討課題の一つとして，在宅療養者の防災対策があり，以下のようなさまざまな実践がなされた．

①在宅療養者・介護者の実態調査

　継続看護連絡会に所属する看護職が担当する在宅療養者（調査時点対象者：約500人）を対象に，在宅療養や防災対策の実態，災害発生時の不安などを把握することを目的として家庭訪問調査を実施した．その結果，在宅療養者の7割以上が65歳以上であり，家族構成は独居，あるいは高齢夫婦世帯がそれぞれ約2割と，高齢や介護などを理由とした災害時の避難の課題が浮き彫りになった．一方で，災害に向けた備蓄や，避難対策の検討などの自助の取り組みは乏しい実情が浮き彫りになった．

②自助強化のためのリーフレットの作成と個別訪問指導の実施

　上記の調査結果から，非常時に備えた意識や準備性を高めることを目的に，在宅療養者・介護者向けのリーフレットを作成した．その内容は，「療養者の基本的情報，かかりつけ医や治療，緊急時連絡先などの記載欄」「日ごろからの準備（薬，ライフラインの停止時の準備）」「避難する際の注意（避難施設，救護施設，避難支援者などの情報）」などで構成され，療養者がいつも身近に備え，避難時にも持ち出せるようコンパクトなサイズに作成

されている．このリーフレットを活用し，家庭訪問時に非常時の備えのための教育指導を実施した．

③地域住民への普及啓発：防災フォーラム，研修会などの開催

在宅療養者の健康問題を地域住民の共通課題として支援できるよう，社会福祉協議会，民生委員，自治会，自主防災組織と，地域保健関係者が一堂に会する防災フォーラムや在宅療養者防災対策研修会などを定期的に開催し，広く地域住民を対象に意識啓発を図った．防災対策への取り組みは，在宅療養者に対する理解を広げることや，健康な街づくりのための一つのきっかけとなっている．

④地域防災モデル事業の展開：対象者と住民による搬送講習会の開催

モデル地区の社会福祉協議会と連携し，在宅療養者と地域関係者による搬送の実際を体験した．これがきっかけとなり，一般の地域住民が在宅療養者の実態を知り，非常時における搬送支援協力者の必要性に対する認識を深めた．その結果，地区社協等と協働し，地区内の中学生に対し搬送協力者となってもらえるような働き掛けを行った．また，保健師はこのモデル地区での取り組みの成果を，他の地区へと波及させていく働き掛けも行っている．

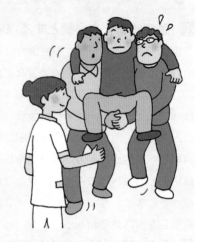

コラム　　スフィアハンドブック

スフィアハンドブックは，人道支援の計画，管理，実施に携わる支援活動従事者向けに作成され，人道支援における質と説明責任に対する原則に基づいたアプローチを示している．災害や紛争により影響を受けたすべての人々は，尊厳をもって生きる権利と人道支援を受ける権利をもっているとの信念を具体的に記述したものである．災害援助における行動の質の向上，説明を果たすために必要な人道憲章の枠組み，生命を守るための主要4分野における技術的基準について取りまとめている．人道憲章，権利保護の原則，人道支援の必須基準（CHS），4分野（給水，衛生および衛生促進／食料安全保障および栄養／避難所および避難先の居住地／保健医療）の技術的基準が示されている．

スフィア基準の例

	ニーズ	量（リットル/人/日）	状況に応じて考慮される事項
給水	生存に必要な水	2.5〜3	気候や生理的個人差による
	基本的な衛生慣習	2〜6	社会的および文化的規範による
	基本的な調理	3〜6	食べ物の種類や社会的および文化的規範による
	基本的な水の総量	7.5〜15	

	項　目	基本指標	
トイレ	共用トイレの割合	迅速解決；50人につき，最低1基	
		中期段階；20人につき，最低1基	
		女性用：男性用＝3：1	
	住居と共用トイレの距離	最大50メートル	

■ 引用・参考文献

1) 厚生労働省. 平成26年版厚生労働白書. p.8-9.
2) 厚生労働省健康危機管理基本指針. https://www.mhlw.
go.jp/general/seido/kousei/kenkou/sisin/index.html, (参照2023-11-29).
3) 地域における健康危機管理のあり方検討会. 地域における健康危機管理について：地域健康危機管理ガイドライン. https://www.mhlw.go.jp/general/seido/kousei/kenkou/guideline/index.html#betu1, (参照2023-11-29).
4) 内閣府(防災担当). 避難所運営ガイドライン. 平成28年4月.
5) JQAN. スフィアハンドブック2018. https://jqan.info/sphere_handbook_2018/, (参照2023-11-29).
6) 災害時要援護者の避難対策に関する検討会. 災害時要援護者の避難支援ガイドライン. 平成18年3月.
7) 小野聡枝ほか. 地域とともに取り組む在宅療養者の防災対策. 訪問看護と介護. 10 (2), 2005, p.115-123.
8) 内閣府防災情報のページ. 阪神・淡路大震災教訓情報資料集. 〔02〕人的被害. http://www.bousai.go.jp/kyoiku/kyokun/hanshin_awaji/data/detail/1-1-2.html, (参照2023-11-29).
9) 健康長寿ネット. 生活不活発病とは. https://www.tyojyu.or.jp/net/kenkou-tyoju/shippei-undou/undou-busoku-byou.html, (参照2023-11-29).
10) ストレス災害時こころの情報支援センター. 災害時地域精神保健医療活動のガイドライン. https://saigai-kokoro.ncnp.go.jp/contents/pdf/mental_info_guide.pdf, (参照2023-11-29).

重要用語

健康危機管理	災害救助法	深部静脈血栓症
保健所	災害支援ナース	仮設住宅
災害対策基本法	スフィアハンドブック	

13 感染症対策

学習目標

◉ 感染症に関する基本的な知識を習得し，感染症予防の原則を理解する．

◉ 感染症法や予防接種法など，感染症対策に関する法令の概要を理解する．

◉ さまざまな感染症の特徴をとらえ，感染症対策における看護職の役割を理解する．

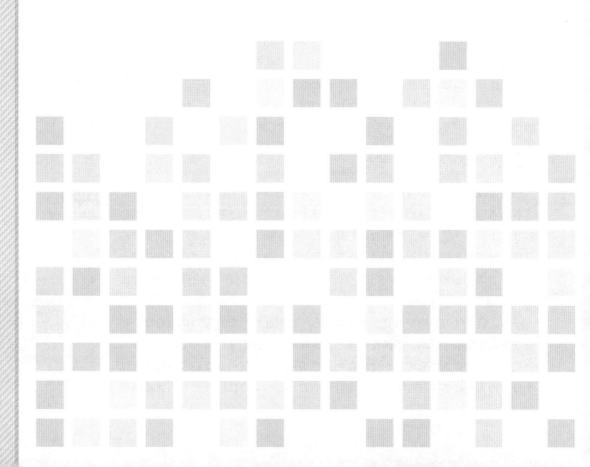

1 感染症に関する基本的な知識

1 感染症とは

　感染症の定義はさまざまである．一般的には「病原微生物などの病原体が体内に侵入して増殖し，望まれざる反応（症状）を引き起こす疾患」と定義されている．

　病原微生物は，「感染症の原因となる微生物」と言い換えることもできるが，地球上に存在する細菌やウイルスなどの微生物の大部分は感染症とは無関係である．私たちの身の回りの微生物の大部分は，人（ヒト）を含めた動物との間で互いに**共存関係**にあり，私たちは毎日，微生物の恩恵を受けながら生きている．例えば納豆は納豆菌，日本酒はコウジカビや酵母などの微生物の恩恵を得て製造されている．また，体内での栄養素の生成や吸収には，さまざまな腸内細菌の働きが欠かせない．つまり，微生物の大部分は病原性がなく，人や動物と共存関係にあるといえる．

　しかし，ごく一部の微生物は，人や動物との付き合い方が下手なために体内に入って暴れ出し，発熱や頭痛などの症状を引き起こすことがある．小さな生き物（微生物）が，それよりも大きな（あるいは高等な）生き物に侵入して増殖し，望まれざる反応を引き起こした場合を「**感染症**」と呼んでいるのである．

　また，人にとっては病原体であっても，人以外の動物には病原性のない微生物も多い．例えば腸管出血性大腸菌（O157など）は，人にとっては下痢や血便などを引き起こす病原体であるが，牛や羊には病原性のない大切な腸内細菌の一つである．

　病原体の中には，厳密にいうと微生物とはいえないものもある．例えば牛海綿状脳症（BSE）＊や人の変異型クロイツフェルト・ヤコブ病（vCJD）の病原体は，異常プリオン＊というタンパク質様物質である．

2 病原体の感染と発病

　感染とは，病原体が身体に侵入した後，排除されることなく，身体の一部に定着あるいは増殖を始めた状態である．感染が成立後，さらに病原体が増殖し症状が出現した状態を，**発病**ないし**発症**という．病原体の感染から発病までの期間を**潜伏期**と呼ぶ．潜伏期は，疾患（病原体の種類）によって異なり，例えばインフルエンザでは 1 〜 3 日，麻疹（はしか）では10 〜 12日，風疹では 2 〜 3 週間とされている．

　一方，病原体の感染が成立していながら，自覚症状もなく発病に至らない状態を**不顕性感染**と呼ぶ．不顕性感染のまま病原体を長期間保有している者は，自覚的にも他覚的にも症状がないため，感染源として気付かないうちに病原体をほかの人々に感染させてしまう場合がある．このように症状がないまま病原

体を保有している者を**無症状病原体保有者**，あるいは**無症候性キャリア**という．

3 感染症成立の3要件

　感染症は，**感染源**，**感染経路**，および**感受性宿主**の3要素がそろって，はじめて成立する．したがって，3要素のいずれかを遮断することによって，感染症の予防やまん延防止を図ることができる．この3要素の区分は，絶対的なものではなく相対的なものである．例えば結核集団感染では，初発患者は感染源であるが，その初発患者も誰かから感染を受けて発病したという見方をすれば，感受性をもった個体ともいえる．また，食品媒介感染症では，原因食品が感染源ととらえることもできるし，病原体から考えれば原因食品は感染経路ということになる．

1 感染源

　感染症の原因となった病原体や，病原体の存在する病原巣，感染症発生の端緒となったものや人，原因となった飲食物などを指す．予防のための感染源対策としては，病原体の除去や死活化（洗浄，消毒，滅菌など），感染者の隔離・治療などがある．

2 感染経路

　感染源から被感染者へ病原体が移行する経路を指す．感染経路に関する一般的な分類とそれぞれの例を以下に示す．

|1| 経口感染

　病原体が口を経由して体内に侵入することで感染が成立するもの．通常は，病原体に汚染された食品や水などを介して感染するため，食品媒介感染，水系感染などの用語も使われる．消化器系の感染症の多くは経口感染であり，感染経路のもとをたどると患者の糞便中の病原体が原因であることが多いため，**糞口感染**と呼ぶこともある．経口感染の予防方法としては，食品の適切な温度管理，加熱調理，調理や飲食前の手指洗浄・消毒などが挙げられる．

|2| 飛沫感染

　インフルエンザや風邪などで咳やくしゃみをすると，気道分泌物が飛沫（しぶき）として飛び散るが，その飛沫に含まれる病原体が，口・鼻・目などの粘膜に付着して体内に侵入し感染が成立するもの．咳で飛沫が飛ぶ距離は通常1～2m以内といわれており，感染予防には身体的距離の確保とマスクの着用により飛沫感染を防ぐ方法もあるが，いわゆる「**咳エチケット**」として，咳の出る患者自身がマスクを装着し，飛沫の拡散を防ぐのが効果的である．

|3| 空気感染（飛沫核感染）

　例えば結核では，咳によって飛び散った飛沫（結核菌を含む）から水分が蒸発し，**飛沫核**（結核菌を含む残留物）が空中を浮遊する（**図13-1**）．この飛沫核を空気とともに吸入することによって感染が成立する．飛沫核のように長く空中を浮遊する微小な粒子（液体または固体）とそれを含む空気の総体をエア

ロゾルと定義すれば，空気感染は病原体を含むエアロゾルの吸入による感染経路といえる．麻疹と水痘も空気感染するとされる．新型コロナウイルス感染症（COVID-19）では，エアロゾルの吸入による集団感染が注目された．空気感染の予防には，室内の換気が重要になる．結核等の院内感染防止策としては空気感染防護用マスク（例：N95マスク）の装着が必要である．また，飛沫感染の場合と同様に，患者自身がマスク（通常のマスクでよい）を着用して咳による飛沫の発生を防ぐのが効果的である．

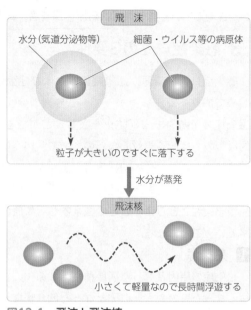

図13-1　飛沫と飛沫核

4 接触感染

　患者との接触によって感染するもの．病原体を含む患者の血液や体液が皮膚や粘膜に付着して，体内に侵入し感染が成立する**直接的な接触**と，手すりやドアノブなどから患者の体液が手に付着し，眼や鼻の粘膜を通して体内に侵入するような**間接的な接触**がある．

　伝染性膿痂疹などの皮膚疾患や流行性角結膜炎などの眼科疾患が代表的であり，病院ではMRSA*やVRE*などの薬剤耐性菌の主要な感染経路となっている．接触感染の危険性のある医療や介護処置などを行う際には，使い捨ての手袋やマスク，ゴーグルなどを着用して感染を防止する．間接的な接触の予防には，手洗い（手指の洗浄）も効果的である．性行為やキスによって感染する経路も接触感染に分類されるが，性行為あるいは性的接触によって感染する疾患は**性感染症**と呼ばれている．

5 血液感染

　血液中に含まれる病原体が，輸血や血液製剤を介して感染するもの．過去の輸血などで感染したB型・C型肝炎などが代表例である．医療現場での針刺し事故によって感染することもある．

6 昆虫（節足動物）媒介感染

　昆虫などに刺され，その刺し口などから病原体が侵入して感染が成立するもの．蚊が媒介するマラリアや日本脳炎などが代表例である．

3 感受性宿主

　感受性宿主（感受性をもった個体）とは，病原体が侵入先の宿主（人や動物）の中で増殖しやすく，その病原体による感染症が発症しやすい宿主のことである．人間がかかる感染症の感受性宿主は人（ヒト）である．例えば，感染性胃腸炎の病原体の一つであるノロウイルスの感受性宿主は人だけであり，犬や猫などは感受性がないため感染しない．この要素を遮断して感染症を予防する方法が「予防接種」であり，病原体に対する感受性宿主の免疫力を高める目的で行われる．

用語解説 *
MRSA

メチシリン耐性黄色ブドウ球菌．methicillin-resistant staphylococcus aureusの略．メチシリンをはじめとする多くの抗生物質に耐性を示す．黄色ブドウ球菌は人の常在菌の一つであり，健康な人の鼻腔や皮膚などからも検出されることがある．免疫（抵抗力）の衰えた患者などが感染すると，化膿性疾患や肺炎，敗血症などを引き起こす．

用語解説 *
VRE

バンコマイシン耐性腸球菌．vancomycin resistant enterococciの略．強力な抗生物質バンコマイシンにも耐性をもつ．

4 感染症の流行

　特定の感染症がある一定の地域（集団内）で多発する状態を**流行（エピデ
ミック）**と呼ぶ．流行の範囲や規模などの違いから，**地方流行（エンデミッ
ク）**および**世界的大流行（パンデミック）**という用語も使われる．エンデミッ
クは，限られた地域内で常在的にある疾患が流行を繰り返す状態を指し，パン
デミックは流行の範囲が特定の国や地域を越えて地球規模に及ぶ場合を指す．
近年のパンデミックの例としては，2009（平成21）年の新型インフルエンザ
（A/H1N1）がある．

　感染症の流行に関連して最近は，アウトブレイク（outbreak），クラスター
（cluster）といった用語を目にすることが多くなった．**アウトブレイク**は，一
般的に「集団発生（または集団感染）」と訳され，「一定期間内に，特定の集団
内で，感染症の患者または感染者が通常予測されるよりも多く発生した状態」
のことを指す．ただし，アウトブレイクには「勃発，突然の発生」という和訳
もあるように，「危険性は高いが通常は発生のない感染症が突然発生した状態」
を意味する場合もある．これは，人びとの健康を脅かす重大な感染症の場合
は，1例の発生でもアウトブレイクとみなすものであり，新型インフルエン
ザや（未知の）重大な感染症が出現した場合にも適用される．

　日本で2020（令和2）年にCOVID-19の流行が拡大した際には，クラス
ター対策の重要性が指摘された．**クラスター**という用語は，感染症対策では
「感染者集団」と訳されることが多い．クラスターが小規模のうちに適切な対
策をとらなければ，連続的な感染が発生し（感染連鎖の継続），大規模な感染
者集団（メガクラスター）につながりかねない．このため，クラスターの発生
が疑われる初期の段階から積極的疫学調査により感染者の接触者の把握と検
査，および追跡（検査結果が陰性でも一定期間の健康観察）を徹底することに
より，さらなる感染の拡大や新たなクラスターの発生（クラスターの連鎖）を
防ぐという一連の取り組みを**クラスター対策**と呼び，全国の保健所が中心的な
役割を担った．

　最近の感染症の流行には，地球温暖化や高速交通網の発達（それによる人の
移動の高速化と国際化）なども，大きな影響を及ぼしている．例えば，主に熱
帯・亜熱帯で流行するデング熱の媒介蚊の一種（例：ヒトスジシマカ）は，温
暖化とともに日本国内での生息域が拡大しており，国内でも流行防止対策
（例：媒介蚊対策や予防方法の啓発）の重要性が高まっている．また，2009年
の新型インフルエンザのパンデミックや2014年のエボラ出血熱のアウトブレ
イク，および2020年のCOVID-19のパンデミックが証明したように，国際的
な航空網の発達により，重大な感染症がごく短期間に世界各国に拡大しやすい
時代を迎えている．

plus α

**エボラ出血熱の
アウトブレイク**

感染力が強く，致死率の
高いエボラ出血熱は，
1970年代からアフリカ
西部や中央部で感染例が
報告されていた．2014
年，ギニア，リベリアな
どアフリカ西部でアウト
ブレイクを起こして感染
が拡大し，ヨーロッパ，
アメリカでも患者が見つ
かった．2018年にはコ
ンゴ民主共和国でもアウ
トブレイクが起き，
2019年6月には隣国ウ
ガンダ共和国にも感染が
拡大．WHOは，この事
態が「国際的に懸念され
る公衆衛生上の緊急事態」
に該当すると宣言した．

5 薬剤耐性菌とワンヘルス

　抗菌薬の長期使用や不適切な使用などを背景として，薬に対する細菌側の抵抗力が高くなり，薬が効かなくなることがある．このように抗菌薬への耐性を獲得した細菌（**薬剤耐性菌**）は世界的に増加しているが，その一方で新たな抗菌薬の開発は減少傾向にあり，薬剤耐性（antimicrobial resistance：**AMR**）対策は国際的な重要課題となった．そこで2015年5月のWHO総会では，AMR対策に関するグローバル・アクション・プランが採択され，加盟各国には2年以内にAMR対策に関する国家行動計画を策定することが求められた．これを受け，日本でも2016（平成28）年4月の関係閣僚会議で「薬剤耐性（AMR）対策アクションプラン」が決定され，これに基づき厚生労働省および関係省庁が連携して対策を推進している．

　抗菌薬は，医療目的だけではなく畜産業，水産業，農業など幅広い分野で使用されている．とりわけ畜産業では，感染症の治療のほか，家畜の発育促進の目的で飼料に抗菌薬を混ぜて用いられるなど，薬剤耐性菌の発生リスクが高いとされてきた．

　また，薬剤耐性菌による環境汚染も懸念されている．例えば動物の排泄物に薬剤耐性菌が含まれていると，耐性菌による水系汚染や農産物の汚染につながり，それが食卓にのぼった魚や野菜を介して人体に入り，健康に影響を及ぼす可能性がある．

　グローバル化や世界的な人口増加，あるいは地球温暖化などが進む中，環境，食料，感染症など，人類共通のさまざまな課題が浮上してきた．これらの課題を克服するためには，"One World, One Health"（地球上のすべての生物は一つの世界に生きていて，人間と家畜と野生動物の健康は一つ）の観点から，分野横断的なアプローチが求められている．AMR対策でも同様であり，「人，家畜，野生動物そして環境それぞれの健康は一つにつながっている」[3]というOne Health（**ワンヘルス**）の観点から，人，動物，環境の衛生に関わる専門職（医師，獣医師，薬剤師，環境や生態学の研究者など）および医療・農畜産業・環境などの関係機関が連携を密にして取り組むことが求められている．

plus α

抗菌薬の不適切な使用

余った抗菌薬の流用，必要以上に幅広い菌に効く抗菌薬の使用，不十分な量や期間の服薬などで，体内の菌のバランスが崩れてしまい，薬剤耐性をもっている菌が過剰に増殖してしまったり，死滅しきらなかった菌が薬剤耐性を獲得してしまったりすることが薬剤耐性菌発生の一因となる．十分な服薬指導や啓発活動で，抗菌薬の不適切な使用を防ぐことが重要である．

2 感染症対策のシステム

1 感染症の予防及び感染症の患者に対する医療に関する法律（感染症法）

　明治維新後，海外との交流や都市への人口集中が顕著になったことから，1897（明治30）年に伝染病予防法が制定された．伝染病予防法は，患者の隔離が中心で，環境衛生基盤が未整備の状況下に感染症のまん延防止を図ろうと

したものであった．しかし，その後1世紀が経過し，新たな感染症の出現や医療の進歩に法律の規定がそぐわない面が目立ってきた．

1998（平成10）年，感染症患者の人権尊重などの規定も盛り込む形で伝染病予防法が抜本的に改正されるとともに，性病予防法および後天性免疫不全症候群の予防に関する法律（エイズ予防法）を統合した新しい法律として**感染症法**が成立し，1999（平成11）年に施行された．

感染症法に基づき，国および地方公共団体は，感染症に関する正しい知識の普及，感染症の発生動向に関する情報の収集・分析・提供，研究の推進，検査能力の向上，予防に係る人材の養成と資質向上を図るとともに，患者の人権を尊重しつつ，感染症患者に対して適切な医療を提供するために必要な措置を講ずるよう努める義務がある．医師をはじめとする医療関係者や獣医師は，国および地方公共団体の施策に協力し，感染症の予防に寄与しなければならない．

さらに2006（平成18）年には**結核予防法***を廃止・統合する形で感染症法が改正され，2007（平成19）年4月に施行された．これにより結核は，二類感染症に分類され，指定医療機関への入院勧告を含めた医療体制が規定されるとともに，結核の接触者健康診断などの施策の大部分も感染症法を根拠に実施されることになった．結核の予防接種（BCG接種）については，2006（平成18）年度までは結核予防法を根拠としていたが，2007（平成19）年度からはほかの感染症の予防接種と同様に，**予防接種法**に基づき実施されている．

1 感染症の類型

感染症は，感染症法によって，一類～五類，新型インフルエンザ等感染症（新型インフルエンザおよび再興型インフルエンザなど），指定感染症，および新感染症に分類されている（**表13-1**）．

2 届出

一類～四類感染症または新型インフルエンザ等感染症の患者および無症状病原体保有者，あるいは新感染症の疑いのある患者を診断した医師は，患者の氏名，年齢，性別，住所（所在地）などを直ちに最寄りの保健所長を経由して都道府県知事（保健所設置市の市長，特別区の区長，五類も同様）に届け出なければならない．

五類感染症については，全数報告疾患と定点報告疾患に区分されている．**全数報告疾患**（麻疹，風疹，侵襲性髄膜炎菌感染症，後天性免疫不全症候群，梅毒，百日咳など24疾患）については，これを診断した医師に対して全例の届け出を求めるものであるが，疾患によって患者の個人情報の範囲と届出時期が異なる．全数報告疾患のうち，麻疹，風疹，侵襲性髄膜炎菌感染症については，患者の氏名，住所（所在地）などの個人情報を含めて，診断後直ちに，保健所長経由で都道府県知事に届け出なければならない．これら3疾患については，患者の接触者の調査（風疹では，患者の家族や職場の同僚に妊婦がいた場合の早期対応）あるいは接触者に対する緊急の予防措置（麻疹では発病予防

コンテンツが視聴できます（p.2参照）

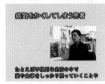

●エイズの理解〈動画〉

表13-1　感染症法に基づく感染症の類型と主な感染症

分類	性格	感染症	主な対応・措置	医療体制
一類感染症	感染力，罹患した場合の重篤性等に基づく総合的な観点からみた危険性が極めて高い感染症	エボラ出血熱，クリミア・コンゴ出血熱，ペスト，マールブルグ病，ラッサ熱，痘瘡（天然痘），南米出血熱	・原則入院 ・消毒等の対物措置（例外的に，建物への措置，通行制限等の措置も適用対象とする）	特定感染症指定医療機関，第一種感染症指定医療機関（都道府県知事が指定，各都道府県に1カ所）
二類感染症	感染力，罹患した場合の重篤性等に基づく総合的な観点からみた危険性が高い感染症	急性灰白髄炎，ジフテリア，重症急性呼吸器症候群（病原体がベータコロナウイルス属SARSコロナウイルスであるものに限る），結核，鳥インフルエンザ（H5N1およびH7N9），中東呼吸器症候群（病原体がベータコロナウイルス属MERSコロナウイルスであるものに限る）	・状況に応じて入院 ・消毒等の対物措置	特定感染症指定医療機関，第一種感染症指定医療機関，第二種感染症指定医療機関（都道府県知事が指定）
三類感染症	感染力，罹患した場合の重篤性等に基づく総合的な観点からみた危険性は高くないが，特定の職業への就業によって感染症の集団発生を起こし得る感染症	腸管出血性大腸菌感染症，コレラ，細菌性赤痢，腸チフス，パラチフス	・特定職種への就業制限 ・消毒等の対物措置	一般の医療機関
四類感染症	人から人への感染はほとんどないが，動物，飲食物等の物件を介して感染するため，動物や物件の消毒，廃棄などの措置が必要となる感染症	E型肝炎，A型肝炎，黄熱，Q熱，狂犬病，炭疽，鳥インフルエンザ（H5N1，H7N9を除く），ボツリヌス症，マラリア，野兎病，その他政令で定めるもの（政令で34疾患を規定）	・動物の措置を含む消毒等の対物措置	一般の医療機関
五類感染症	国が感染症発生動向調査を行い，その結果等に基づいて必要な情報を一般国民や医療関係者に提供・公開していくことによって，発生・拡大を防止すべき感染症	インフルエンザ（鳥インフルエンザおよび新型インフルエンザ等感染症を除く），ウイルス性肝炎（E型・A型を除く），クリプトスポリジウム症，後天性免疫不全症候群，性器クラミジア感染症，梅毒，麻疹，メチシリン耐性黄色ブドウ球菌感染症，その他厚生労働省令で定めるもの（厚生労働省令で39疾患を規定）	・感染症発生状況の収集，分析とその結果の公開，提供	一般の医療機関

＊2023年11月現在の類型と該当感染症を示した．類型としては上記のほかに，「新型インフルエンザ等感染症」「指定感染症」および「新感染症」がある．新型コロナウイルス感染症（SARS-CoV-2による）は2021年12月に新型インフルエンザ等感染症の一つとして位置付けられた．2023年5月8日から五類感染症に変更された

目的のワクチン接種，侵襲性髄膜炎菌感染症では抗菌薬の予防内服）が重要とされているからである．その他の全数報告疾患については，患者の年齢，性別などを，診断後7日以内に，保健所長経由で都道府県知事に届出を行うこととされている．

一方，**定点報告疾患**（インフルエンザ，感染性胃腸炎，流行性耳下腺炎など）については，一定の基準に従って選定された医療機関（定点医療機関）から週報または月報として定期的に報告を求めるものであり，各疾患の発生動向が分析されている．

3 入院勧告，入院措置

一類感染症，二類感染症，新型インフルエンザ等感染症，指定感染症（一類〜二類感染症に準じた予防措置が必要とされた場合），および新感染症（一類感染症と同様の扱いを想定）については，その感染拡大を防止するために入院の必要があると判断されたときは，当該感染症の患者に対して都道府県知事

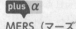

plus α

MERS（マーズ）

中東呼吸器症候群のこと．2012年に中東で発生が報告されて以来，中東地域に居住あるいは渡航歴のある者からの患者報告が続いており，感染者のほか，ヒトコブラクダとの濃厚接触が感染リスクと考えられている．MERSコロナウイルスを原因とし，重症急性呼吸器症候群（SARS）に似た重症肺炎を起こす．

（保健所設置市の市長，特別区の区長も含む）は，感染症指定医療機関への入院を勧告する（**入院勧告**）．この勧告に従わないときは，強制的に入院させることができる（**入院措置**）．

この入院は人権制限的な対策であるため，初回の入院勧告（措置）の期間は72時間を限度とする．入院期間の延長が必要と認められるときは，保健所に設置されている「感染症の診査に関する協議会*」の意見を聴いて，10日間を限度に入院勧告（従わない場合は入院措置）を行う．ただし結核では，入院勧告の延長の場合は30日間を，入院措置では10日間を限度とする．さらに延長が必要な場合は，その都度協議会の意見を聴いた上で，入院勧告（措置）を継続する．

2 検疫所の役割

検疫（quarantine）とは，特定の感染症または国内に常在しない感染症の病原体の国内侵入を防止するため，海港および空港で人や動植物，食品などの検査を行い，必要な措置をとることをいう．14世紀にヨーロッパを中心にペスト（黒死病）が大流行したとき，イタリアの港において，到着した外国船の乗客がペストにかかっていないことを確認するため，船ごと40日間，海上に停泊・隔離し，ペストが発生しなければ入国させるという方法をとったことに由来しており，「40」を意味するイタリア語のQuarantinaが語源となっている．

厚生労働省所管の**検疫所**は，全国に13カ所の本所（成田国際空港，関西国際空港，および全国の主要な海港に設置）のほか，全国各地の空港・海港に支所と出張所を設け，検疫法，感染症法や食品衛生法などに基づき，入国者や輸入食品に対する検疫業務を行っている．具体的には，海外からの入国者に対して，サーモグラフィーによる体温の確認や有症者の診察・健康相談等を行い，**検疫感染症***の有無を入国前に確認しているほか，発見された有症者等については，渡航状況などに応じて医師による診察と検査を行っている．

また，感染症予防策として検疫所では，黄熱の予防接種も実施している．アフリカや南米で発生の多い黄熱の流行地域に入国する場合には，黄熱の予防接種証明書の提示を求められることがあり，旅行前に事前に黄熱の予防接種が必要となる．

前述の通り，世界的な高速交通網の整備や，訪日外国人および海外渡航する日本人の増加などにより，人々の健康を脅かす感染症が日本国内に侵入する可能性が高まっており，空港・海港で「水際対策」を行う検疫所の役割がますます重要となっている．

3 保健所の役割

感染症法に基づき厚生労働大臣が定めた「感染症の予防の総合的な推進を図るための基本的な指針」において，保健所は「地域における感染症対策の中核

用語解説*
感染症の診査に関する協議会

保健所に設置される（複数の保健所で一つの協議会を設置する場合もある）．委員は，感染症指定医療機関の医師，指定医療機関以外の医師（感染症の医療に関し学識経験のある者），法律に関し学識経験のある者などの中から選ばれた3人以上で構成されるが，その半数以上は医師でなければならない．結核患者に対する入院勧告などに関する診査案件の割合が高いので，医師には結核の専門医を加えた委員構成となっていることが多い．

用語解説*
検疫感染症

検疫法により検疫の対象とされている感染症．具体的には下記のとおり（2022年3月現在）
・感染症法に基づく一類感染症（7疾患すべて）
・二類感染症のうち，鳥インフルエンザ（H5N1，H7N9），中東呼吸器症候群（MERS）
・四類感染症のうち，デング熱，チクングニア熱，マラリア，ジカウイルス感染症
・新型インフルエンザ等感染症

的機関」と位置付けられている．感染症のまん延を防止するため，保健所では保健所長（原則として医師）や保健師などの専門職を中心に，感染源・感染経路の究明および被感染者探索のための積極的疫学調査や健康診断などを行っている．

　保健師は，患者の家庭や受診先（あるいは入院中）の病院などを訪問し，患者の治療支援（不安に関する相談などを含む）を行うとともに，感染症の診断までの経緯や患者の接触者などの情報を収集する．調査の結果，必要があれば患者の自宅や立ち入り先の消毒の指導などを行う．また，患者発生届の受理や入院勧告（措置）などの事務も保健所が行う．感染症の集団発生や大規模な流行などの際にも，保健所は地域の健康危機管理センターとして第一線の対応に当たる．

4 医療機関等の役割

　感染症発生時の公衆衛生的な対応は，患者を診断した医師が保健所へ発生を届け出た時点から始まる．特に一類～四類感染症の患者を診断した医療機関では，速やかに管轄の保健所に連絡をとるとともに，必要ならば保健所と相談しながら消毒や患者の転院（一類，二類感染症の場合は感染症指定医療機関などへの入院）などの対応に当たる．感染症発生時に，患者の自宅や利用施設などの消毒，あるいは感染症媒介動物の駆除（例：デング熱発生時の蚊の駆除）が必要と判断された場合は，保健所または保健所の指示を受けた市町村が消毒や駆除を行う．

5 感染症患者の看護と保健活動

　人々の健康を守る対策には，個人衛生的な側面と公衆衛生的な側面がある．感染症対策においては，その両立が特に重要である．個人の生命を守るという観点からは，感染症に罹患した患者の治療が順調に進むように支援し，看護することが重要である．一方，公衆衛生あるいは社会防衛の観点からは，いかにして感染症のまん延を防ぐかということが課題になる．

　医療現場では感染源，被感染者などと区別しがちだが，感染源とされた患者も被感染者の一人（感染の連鎖の中の一人）である．感染症患者の看護および保健活動にあたっては，感染症の患者の人権尊重とまん延防止の両立を常に念頭に置きながら，以下の予防策などを実践する必要がある．

❶**標準予防策（スタンダードプリコーション）の徹底**　病原体によっては，看護師，医師などの医療従事者を介して感染が拡大することがある．また，家庭内では家族を介した感染症拡大がしばしばみられる．手洗い（手指の洗浄・消毒）の励行をはじめ，居室を分け接触を避けるなどの標準予防策を徹底すること，また，看護師自らを守ることはもちろん，患者への感染拡大を防止する．

plus α
家族への対応

飛沫感染や空気感染を主な感染経路とする感染症（新型コロナウイルス感染症やインフルエンザなど）の患者が自宅療養を行う場合，家庭内感染を防ぐために，家族に対して以下の注意点を説明する．
①できれば部屋を分ける（食事や就寝は別室で）
②患者の世話は限られた人で行う
③定期的に換気する
④マスクをつける
⑤こまめに手を洗う
⑥手で触れる共用部分（ドアノブなど）を清拭・消毒する
⑦タオルなどは共有しない
⑧家族も体温測定など健康観察を行う

❷**正しい知識の習得**　エイズ予防に関連して「知識という名のワクチン」という標語があるように，正しい知識をもつことが感染予防の第一歩である．不必要に過大な予防策をとると患者に不愉快な思いをさせるであろう．逆に予防策が不十分であれば，感染を拡大させてしまう．それぞれの感染症に正しい知識をもって，適切な対応を行わなければならない．

6 予防接種

　予防接種は，病原体の毒力を弱めたり，死滅させたり，病原体や毒素の一部を精製するなどして予防接種製剤（**ワクチン***）をつくり，それを注射や経口投与などで接種して，特定の病気に対する抵抗力（免疫）をつくることである．「感受性宿主」をターゲットとした予防策であり，各種の病原体に対する免疫をもたない者（感受性者）に対して実施される．

　日本での予防接種は，法的側面から次のように分けられる．

❶**法定接種**　予防接種法に基づいて行われる予防接種．疾患ごとに同法の政令で定めた期間（年齢）に接種するため，「**定期接種**」ともいう．その実施主体は市町村であり，市町村広報誌や対象者への個別通知により，予防接種に関する情報（対象ワクチンの接種時期や方法，場所，注意事項など）を提供するとともに，接種費用に対する公費助成（全額または一部助成）が行われている．

❷**任意接種**　予防接種法に規定されていない疾患の予防接種．基本的に費用は自己負担となるが，自治体によって助成される場合もある．

　予防接種法では，対象疾患をA類疾病（主に重篤な疾患の予防や集団予防に重点，接種は努力義務）と，B類疾病（主に個人予防に重点，努力義務なし）に分類している．A類疾病は，主に小児期に定期接種を行う疾患であり，B類疾病には特に高齢者への予防接種が推奨される2疾患を定めている（**表13-2**）．

　予防接種法に定めのある予防接種であっても，同法の政令等に規定された年齢・方法以外で接種された場合は，任意接種として扱われる．法定接種（定期接種）と任意接種の大きな違いは，予防接種によって健康被害が発生した場合の被害補償の方式にある．

　法定接種は，個人防衛を主眼としつつも，個人防衛の積み重ねにより公衆衛生の向上および増進を目的に行われるもの（社会防衛の視点あり）で，接種によって生じた健康被害は社会で責任をもつとの考え方に立脚しており，補償は予防接種法に基づいて行われる．一方，任意接種はもっぱら個人の健康を守るために，被接種者と医療機関との契約によって行われるものと考えられるため，健康被害が生じたときは通常の診療行為によって生じた健康被害と同様に，接種を担当した医師・医療機関の過失がない場合には，医薬品副作用被害救済制度による補償が行われる．

用語解説*

ワクチン

ワクチン（vaccine）および予防接種（vaccination）という用語は，18世紀にエドワード・ジェンナーが天然痘を予防するために，天然痘ウイルスの近縁種である牛痘ウイルス（variolae vaccinae）を人に接種したことに由来する．

表13-2　日本で実施されている予防接種の対象疾患と使用ワクチン

予防接種法に基づく定期接種（対象年齢は政令で規定）			左記以外の予防接種（任意接種）
分　類	疾患名	使用されるワクチン	主な疾患名
A類疾病	結核	BCGワクチン	流行性耳下腺炎（おたふくかぜ） A型肝炎 狂犬病 黄熱 髄膜炎菌感染症 ※定期接種対象疾患であっても，政令で定められた年齢以外でワクチンの接種を受ける場合は，任意接種扱いとなる．
	麻疹（M）	麻疹ワクチン，風疹ワクチン，MR混合ワクチン	
	風疹（R）		
	ジフテリア（D）	DPT-IPV四種混合ワクチン DPT三種混合ワクチン DT二種混合ワクチン IPV（不活化ポリオ）ワクチン	
	百日咳（P）		
	破傷風（T）		
	急性灰白髄炎（IPV）		
	Hib感染症	Hibワクチン	
	肺炎球菌感染症（小児）	肺炎球菌（13価結合型）ワクチン	
	日本脳炎	日本脳炎ワクチン	
	HPV感染症	HPV（2価，4価）ワクチン	
	水痘	水痘ワクチン	
	B型肝炎	B型肝炎ワクチン	
	ロタウイルス感染症	ロタウイルスワクチン（1価，5価）	
B類疾病	インフルエンザ（高齢者）	インフルエンザワクチン	
	肺炎球菌感染症（高齢者）	肺炎球菌（23価多糖体）ワクチン	

＊新型コロナウイルス感染症のワクチンは，予防接種法に基づく「定期接種」ではなく，同法に基づく「臨時接種」の特例として，5歳以上を対象に実施されている．
2023年11月現在で記載．

3 主な感染症の特徴と近年の動向

1 結　核

　結核の歴史は古く，エジプトのミイラにも結核性脊椎炎（脊椎カリエス）の痕跡があることが確認されている．また，医学の父といわれる古代ギリシャのヒポクラテスも肺結核について触れている．日本では，明治以降の産業革命による人口集中に伴ってまん延し，死亡率も高かったため「亡国病（国を滅ぼす病気）」とも呼ばれた．

　現在も年間1万人以上の結核患者が新たに発生しているが，結核罹患率（人口10万人当たりの新登録患者数）は2021（令和3）年には9.2，2022年には8.2となり，ようやく日本も結核の「**低まん延国**」の仲間入りを果たした（**図13-2**）．国内での結核の疫学的特徴としては，高齢者への偏在（高齢患者の割合が高い），大都市への偏在（東京や大阪など大都市の罹患率が高い），結核発病の危

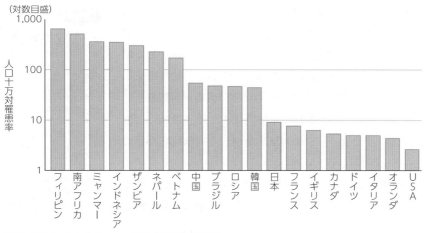

（対数目盛）

図13-2　世界各国の結核罹患率（WHO推計）

WHO：Global tuberculosis report 2022（2021年の推計値）
日本は厚生労働省「結核登録者情報調査」による（2021年＝9.2）

険因子（糖尿病，悪性腫瘍，慢性腎不全，免疫抑制剤治療など）を有する者への偏在，および在日外国人（外国出生者）の結核患者の増加などが挙げられる．

　結核の病原体は**結核菌**（*M.tuberculosis*）である．感染経路は空気感染であり，結核菌を含む飛沫の水分が蒸発してできた飛沫核を空気とともに肺の奥（肺胞）まで吸い込むことにより感染する．感染しても発病するのは10人に1～2人程度である．結核菌は発育が非常に遅い菌なので，発病する場合でも潜伏期間が長く，BCG既接種者では感染後4カ月以降2年以内の発病（**初感染発病**）が多い（BCG未接種の乳幼児が感染した場合は，比較的早期に発病することも珍しくなく，粟粒結核*や結核性髄膜炎*などの重症型となるリスクが高い）．免疫の働きなどで初感染発病が抑えられたものの，数年から数十年経過して合併症や加齢などにより免疫力が低下したときに，肺の中に休眠状態で潜んでいた結核菌が活動を再開し発病する場合（**既感染発病，内因性再燃**）もある．国内の高齢結核患者の多くは，青春期に感染歴があり，内因性再燃により発病したものと推定される．

　結核の発病予防策としては，**BCG接種**と**潜在性結核感染症***（latent tuberculosis infection：**LTBI**）**の治療**の二つがある．BCGは，予防接種法に基づき満1歳未満（標準は生後5カ月以降8カ月未満）の乳児を対象に定期接種が行われている．LTBIの治療は，以前は「化学予防」と呼ばれたもので，結核患者との接触歴および**インターフェロンγ遊離試験***や**ツベルクリン反応検査***の結果から「結核感染あり」と診断され，かつ，胸部X線検査などで結核発病所見を認めない者に対して，抗結核薬による治療を行い，発病を積極的に防ぐ方法である．通常は，INH（イソニアジド）という抗結核薬を6カ月または9カ月間，あるいはINHとRFP（リファンピシン）の2剤併用で3カ月または4カ月間服薬する．

用語解説*
粟粒結核
結核性髄膜炎

粟粒結核：大量の小さな病巣ができる結核．結核菌が血液にのって全身に広がり，全身の臓器で発症しうる．通常の肺結核と比べ，重症化しやすい．
結核性髄膜炎：結核菌が脳や髄膜に及んだことで起こる．通常の髄膜炎より進行は緩徐であるが致死率は高く，後遺症が残る可能性も高い．

用語解説*
潜在性結核感染症

結核菌の感染を受けており，かつ，結核発病（活動性結核への進展）のリスクが高いと推定される状態．免疫学的方法（IGRA，またはツベルクリン反応検査）により「結核感染あり」と判定され，かつ，臨床的に明らかな発病所見を認めないことをもって潜在性結核感染症と診断し，結核患者との最近の接触歴が明らかな場合には，発病予防のための治療の対象となる．

用語解説*
**インターフェロンγ
遊離試験**

interferon-gamma release assays（IGRA）．結核感染の有無を診断するための血液検査の方法の一つ．国内では現在，クォンティフェロン®TBゴールドプラス（QFT検査），およびT-スポット®TB（T-SPOT検査）の2種類が保険適用となっている．BCG接種および大多数の非結核性抗酸菌感染の影響を受けないため，結核患者の接触者健康診断（接触者健診）における基本的な検査として用いられている．

結核の感染源・感染経路対策として，感染性患者に対する入院勧告（結核病床への入院）や就業制限の制度がある．しかし，結核は標準的な化学療法が開始されると早期に感染性が消失するのが一般的であり，感染性を問題にした場合の入院の意義は2週間〜1カ月程度しかないといわれている．結核病床への入院（いわゆる隔離）よりも，標準的な化学療法のほうが感染源対策としての効果が大きいといえる．標準的な化学療法は4種類（または3種類）の抗結核薬を併用した方法で開始され，6〜9カ月間実施される（糖尿病などの合併症がある場合は，さらに3カ月延長）．

WHOは，「発見した喀痰塗抹陽性結核患者の85％以上を治す」という目標を掲げ，それを達成するための世界標準の方法として**DOTS戦略***を提唱した．DOTS（directly observed treatment short-course）は「直接監視下（直接服薬確認）短期化学療法」などと訳される．しかし本来の意味は，治療の前提となる精度の高い診断や薬剤の確保および治療の評価までを含む総合戦略であり，「直接服薬確認治療を主軸とする結核制圧戦略」のことである．

日本では，2003（平成15）年に厚生労働省から「**日本版21世紀型DOTS戦略（日本版DOTS戦略）**」の推進体系が示された．2011（平成23）年と2016（平成28）年に一部改正があり，医療を必要とする全結核患者および潜在性結核感染症の者を対象としたDOTSが全国の保健所を中核機関として実施されている．日本版DOTS戦略は，入院中の患者への「院内DOTS」，退院後または通院中の患者を対象とした「地域DOTS」，個別患者の服薬支援計画を検討する「DOTSカンファレンス」，および治療成績の評価を行う「コホート検討会」などを構成要素とする．

地域DOTSでは，結核患者を「A：原則毎日の服薬確認」，「B：週1〜2回以上の服薬確認」，「C：月1〜2回以上の服薬確認」の3タイプに分け，患者の服薬中断リスクなどを個々の患者ごとに評価し，リスクに応じた服薬支援頻度（A〜Cのいずれか）を決定する方式で実施されている．DOTS戦略は，「**人と人とがつながって人を治す**」という考え方を基本としており，地域DOTSにおいては保健所の保健師が調整役となって，患者ごとに地域の服薬支援者（保健師，訪問看護師，ホームヘルパー，民生委員，薬局薬剤師など）を決めるなど，多職種連携による治療支援が行われている．

2 インフルエンザ

インフルエンザにはさまざまな種類があり，感染症法の類型では，毎年冬季に流行する季節性インフルエンザは五類（定点報告疾患），特定の鳥インフルエンザ（H5N1とH7N9に限る）は二類，それ以外の鳥インフルエンザは四類に分類されている．このほか，新型インフルエンザの発生を想定して，感染症法では一類〜五類とは別に「新型インフルエンザ等感染症」という類型が定められている．

1 季節性インフルエンザ

季節性インフルエンザは世界各地で毎年流行し，特に温帯地域では，冬季（北半球では1～2月ごろ，南半球では7～8月ごろ）に流行のピークがみられる．

人が感染する**インフルエンザウイルス**にはA，B，Cの三つの型があり，毎年のように流行を繰り返すのはA型とB型である．特にA型は抗原性が変異しやすく，非常に大きな流行を引き起こすことがある．発熱，悪寒，筋肉痛などの激しい症状が突然起こるのが特徴で，肺炎や脳炎などの合併症を起こすと死に至ることもあり，「たかが風邪」といった油断は禁物である．ワクチンの発病阻止効果は確実ではないが，重症化を防ぐ効果は期待できる．発症初期に抗インフルエンザ薬による治療を開始することで，発熱などの症状の早期緩和が期待できる．

季節性インフルエンザは，学校や保育園などでの集団発生のほか，病院や高齢者施設などでの院内・施設内感染もしばしば問題となる．感染経路としては飛沫感染のほか，鼻咽頭分泌物などを介した接触感染もあるので，標準予防策の徹底が必要である．

B型はヒトの間でのみ感染するといわれている．これに対してA型は，鳥や豚など多くの動物の間でも感染がみられ，10年～数十年に1回程度，抗原性に大きな変異（不連続変異）が起こり世界的大流行を引き起こしてきた．今後も，鳥インフルエンザウイルスなどの変異による新型インフルエンザの発生が懸念されている．

2 新型インフルエンザ

インフルエンザは代表的な**人獣共通感染症**（人と動物の共通感染症）である．鳥や豚などの間で感染あるいは保持されていたインフルエンザウイルスが，遺伝子の変異によって，人の体内で増えることができるように変化し，人から人へと効率よく感染するようになったウイルスを新型インフルエンザウイルスと呼ぶ．このウイルスが人に感染して起こる疾患が「**新型インフルエンザ**」である．これは，季節性インフルエンザとは抗原性（ウイルス表面のタンパク構造）が大きく異なるインフルエンザであって，世界中の人々が免疫を獲得していないことから，世界的大流行（パンデミック）が起き，人々の健康や社会経済活動に重大な被害をもたらす恐れがある．このため，新型インフルエンザ対策は，通常の感染症対策の枠を超えた**国家の危機管理**として対応する必要がある．

2009（平成21）年に発生した新型インフルエンザ（A/H1N1）は，感染力が強いものの，多くの感染者は軽症のまま回復する（低病原性）という特徴があった．病原性が未知の時期には，高病原性を想定した水際対策（検疫）や一律的で広範囲な学校休業などが実施されたため，対策の硬直性などが指摘された．このときの危機管理対応の課題を踏まえて，2012（平成24）年5月には

新型インフルエンザ等対策特別措置法（新型インフル特措法）が制定され，2013（平成25）年4月に施行された．

　新型インフル特措法は，新型インフルエンザ等（新感染症を含む）への対策を強化することにより，国民の生命と健康を保護し，生活や経済への影響を最小にすることを目的として制定された．特措法に基づき国および都道府県などは，新型インフルエンザの発生段階に応じた対策などを盛り込んだ「行動計画」を策定した．この行動計画には，医療関係機関，電力，輸送などの公共的事業を行う機関を「指定公共機関」として指定し，対策への協力と事業継続を要請することや，指定公共機関等の社会機能維持者には，一般住民に先立つ予防接種（特定接種）の実施などが盛り込まれている．新型インフルエンザの発生当初は，病原性に関する情報が限られると推定されるので，病原性が低いことが判明していない限り，基本的には高病原性に準拠した対策が計画されている．実際には，発生した新型インフルエンザの病原性や感染性の高さ，潜伏期などの科学的知見に基づき，国が「基本的対処方針」を示すので，その内容を踏まえて対応することになる．

　現在，新型インフルエンザウイルスへの変異が心配なものとして，**鳥インフルエンザウイルス**（A型の中の二つの亜型：H5N1およびH7N9）などがある．この二つの亜型の鳥インフルエンザは，中国などで毎年のように人への感染例が報告されており，日本でも人への感染が確認された場合は，二類感染症としての届出が必要であり，入院勧告などの措置が行われる．現時点では，人から人へと効率的に感染が広がる兆候は確認されていないが，WHOなどの専門機関や研究機関が連携して監視を継続しており，日本でも新型インフルエンザの出現に備えた**プレパンデミックワクチン**＊の備蓄などが進められている．

用語解説＊
プレパンデミックワクチン

新型インフルエンザが発生する前の段階で，パンデミック（世界的大流行）を引き起こす可能性のあるインフルエンザウイルスのタイプ（A型の中の亜型）を予想し，その亜型（例：H5N1）のウイルスをもとに製造・備蓄されているワクチン．これに対して「パンデミックワクチン」は，新型インフルエンザの発生後に，患者検体から分離された新型インフルエンザウイルスをもとに製造されるワクチンである．発生後にワクチンの開発・製造が開始されることから，大流行前の使用は困難が予想されるため，プレパンデミックワクチンが備蓄されている．

3 エイズ・HIV感染症

　HIV感染症は，1981年にアメリカで初めて報告されたが，現在では世界のほとんどの国で患者の発生が報告されている．病原体の**HIV**（ヒト免疫不全ウイルス）は，主に血液などの体液を介して，あるいは性行為（性的接触）により感染する．進行して免疫不全の症状が現れた状態を**エイズ**（後天性免疫不全症候群；AIDS）という．通常の日常生活では，感染は成立しない．抗HIV薬の3〜4剤併用療法が有効であり，近年は数種類の成分が1錠に含まれた合剤の開発・普及により，1日1回1錠内服での治療も可能になったため，発病の阻止と感染者の生活の質の向上に効果を上げている．

　HIV感染の予防のために，全国の保健所ではHIV検査を匿名かつ無料で実施しているほか，相談，カウンセリング，健康教育などを行い，ほかの性感染症の予防および啓発にも努めている．

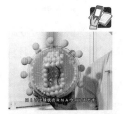

●ヒト免疫不全ウイルス HIV
（human immunodeficiency virus）〈動画〉

4 感染性胃腸炎・食中毒

感染性胃腸炎は，ウイルス（ノロウイルス，ロタウイルスなど）や細菌（病原性大腸菌など）などの微生物の感染を原因とする胃腸炎の総称で，急に発症する腹痛（新生児や乳児では不明のことも多い），嘔吐，下痢などの症状を特徴とし，感染症法による五類感染症に分類される．近年，日本ではノロウイルスによる感染性胃腸炎の報告が最も多く，給食や飲食店での食事などを原因として感染性胃腸炎が発生した場合は，**食中毒**としての対応も必要となる．

1 ノロウイルス

ノロウイルスは，感染性胃腸炎と食中毒を引き起こす代表的な病原体である．嘔吐や下痢などの急性胃腸炎症状を起こすが，その多くは数日の経過で自然に回復する．患者から排泄された糞便中のノロウイルスは，下水処理場での浄化処理をかいくぐって一部が河川に排出され，海で牡蠣（かき）などの二枚貝類の中で濃縮される．これらの貝類を人が生のまま，あるいは十分加熱しないで食べると感染し，患者の糞便とともにウイルスが排泄されるというサイクルを繰り返す．

患者の吐物には1g当たり約10万個，発症初期の糞便には1g当たり約10億個のノロウイルスが含まれているが，このウイルスの感染力はとても強く，10～100個程度が口に入るだけで感染してしまう．このため，汚染された貝類を調理した手指やまな板などから，生食用の食材に汚染が広がって食中毒の原因となる場合もある．また，病院や施設などにおいて，ノロウイルスによる胃腸炎患者の吐物や便などを処理する際の標準予防策や接触感染防止策が不十分なために，院内・施設内感染に発展した例もある．

|1| 感染予防

感染防止策の基本は，**手洗いの励行**と**食品の十分な加熱**である．患者の吐物など，ウイルスを含む汚染物の処理にも注意が必要である．ノロウイルスは，消毒薬に対する抵抗性もあり，逆性石けんやアルコールでは効果が期待できない．飲用水に含まれるレベルの低濃度の塩素や60℃程度の熱にも抵抗性を示すので，次亜塩素酸ナトリウムによる消毒または85℃以上で1分間以上の加熱が必要とされる．保健所では，このような知識を飲食店や給食施設などの食品衛生関係者に周知するとともに，保育園や高齢者施設などに対しては保健師が出向いて研修を行うなど，感染防止策に努めている．

2 細菌

感染性胃腸炎の原因となる細菌としては，腸炎ビブリオ，病原性大腸菌（腸管出血性大腸菌を含む），サルモネラ，カンピロバクターなどがある．これらは食中毒の代表的な原因菌でもあり，特に夏には細菌性の食中毒の発生が多い．

|1| 腸管出血性大腸菌

病原性大腸菌の中でも，ベロ毒素（vero toxin：VT）を産生する菌が**腸管**

出血性大腸菌*である。強い毒素によって腸管出血（血便）を伴う大腸炎を発症し、さらに**溶血性尿毒症症候群**（hemolytic uremic syndrome：HUS）や脳症などの重篤な合併症を引き起こすことがある。腸管出血性大腸菌感染症は、感染症法による三類感染症であり、人から人への感染も珍しくない。この場合の感染経路も経口感染であるが、患者の糞便（菌を大量に含む）やこれに汚染されたものに触れた後、手洗いを十分にしないで調理した場合などに発生し、食中毒の患者からその家族へ、二次感染により感染を広げた事例がしばしばみられる。日本では1996（平成8）年の夏から秋にかけて、西日本を中心に学校給食に起因する**腸管出血性大腸菌O157**による大規模な食中毒が続発した。

③ 保健所の対応

　ウイルス性でも細菌性でも感染性胃腸炎は、感染症と食中毒という二つの顔をもっている。そこで保健所では、例えば「下痢を伴う胃腸炎症状の者が同じ高齢者施設で10人以上出ている」という情報を最初に感染症担当課が探知した場合でも、感染症と食中毒の両方を念頭に置き、初動から感染症担当課と食中毒（食品衛生）担当課が連携して、疫学調査や摂食状況調査を行っている。発生施設が高齢者施設の場合は高齢福祉（または介護保険）担当課、保育所の場合は児童福祉担当課の職員が同行して、調査や対策を進めるのが一般的である。

5 ウイルス性肝炎

① 原因ウイルスと特徴

　経口感染の経路をとるA型、E型と、主に血液感染であるB型、C型などがある。このうち現在、予防接種用のワクチンがあるのはA型とB型だけである。

　ウイルス性肝炎のうち、慢性肝炎から肝硬変、肝癌へと移行する可能性があるのはB型とC型である。日本には**B型肝炎ウイルス**（HBV）のキャリアが110〜140万人、**C型肝炎ウイルス**（HCV）のキャリアが190〜230万人存在すると推計されている。近年の肝癌の9割以上は、この二つの肝炎ウイルスの持続感染が原因であり、特にHCVによるものが8割、HBVが1割強を占めると推定されている。その意味で、B型およびC型肝炎対策は、予防面では感染症対策としての重要性を保持しつつ、治療および患者支援の視点からは、がん対策あるいは難治性疾患対策に位置付けることができる。

② 肝炎対策基本法

　ウイルス性肝炎の治療支援としては、ウイルス排除に効果的な抗ウイルス療法にかかる薬剤（抗ウイルス薬、核酸アナログ製剤など）が高額であることから、2008（平成20）年からはHBVおよびHCVによる肝疾患患者を対象に、抗ウイルス療法に対する医療費助成が開始された。さらに、ウイルス性肝炎対策を総合的に推進するため**肝炎対策基本法**が成立し、2010（平成22）年1月

用語解説 *
腸管出血性大腸菌

ベロ毒素（志賀毒素とも呼ばれる）を産生する病原性大腸菌。菌の表面にあるO（オー）抗原という菌体抗原のタイプによって分類され、O157を代表として、O26、O103、O111など多くの種類がある。牛（特に子牛）では保菌率が高く、腸管内に生息しているが牛は無症状である。

plus α
堺市学童集団下痢症

1996年に大阪府堺市で小学生を中心とする大規模な食中毒が発生した。学校給食によるO157の感染であり、児童・教職員が感染したのち、その家族などへの二次感染が生じ、1万人以上の患者が報告された。

から施行されている.

肝炎対策基本法に基づく施策としては，感染者を早期に発見し，肝炎患者などが安心して治療を受けられる社会の構築を目指して，国，地方公共団体および医療保険者などの連携により各種施策が展開されている．このうち感染者の早期発見については，本人の自覚なしに感染している可能性があるので，すべての国民が少なくとも1回は肝炎ウイルス検査を受けるよう周知するとともに，検査の個別勧奨や出張型検診などによる検査体制の充実が求められている.

治療面では，患者の経済的負担軽減のための抗ウイルス療法に係る肝炎医療費助成などの諸制度を周知するとともに，各都道府県に設置された肝疾患診療連携拠点病院と専門医療機関およびかかりつけ医が協働するしくみの構築により適切な医療を確保することとしている.

6 麻疹・風疹

感染症法による五類感染症には，麻疹（はしか），風疹，手足口病*，水痘（みずぼうそう），突発性発疹，伝染性紅斑（りんご病）など，発疹を主症状とする急性感染症が多い．いずれも子どもに多い感染症であるが，麻疹と風疹については近年，成人でも予防接種による免疫が十分でない年齢層を中心に罹患者が目立つため，両疾患とも感染症法に基づく「特定感染症予防指針」（厚生労働省告示）が示され，予防対策の強化が求められている.

1 病態

麻疹は，麻疹ウイルスによる急性の全身感染症で，発熱，発疹，咳，結膜充血など症状は多彩である．空気感染（飛沫核感染）のほか，飛沫感染，接触感染など，さまざまな経路で感染が成立するため感染力が非常に強い．感染症の中では重篤な疾患であり，かつては肺炎などの合併症により死に至ることもあった．このため「命定め」ともいわれ，子どもが無事に育つかどうかの分かれ目になる病気とされていた.

風疹は，風疹ウイルスによる急性感染症で，発疹，リンパ節の腫れ（耳の後ろや首のまわり），発熱の三つの症状が特徴的である．基本的には重篤化することなく回復する疾患であるが，妊娠3カ月以内の妊婦が風疹ウイルスに感染すると胎児に感染し，先天性心疾患・白内障・難聴などの重篤な合併症（**先天性風疹症候群**）を引き起こすことがある.

2 対策の変遷

両疾患ともワクチンによる予防効果が高いため，近年は危機意識が薄れつつあった．しかし，特に麻疹については，ワクチン未接種者の間で小さな流行を繰り返していたほか，1回接種歴のある者でも獲得した免疫レベルが低下して感染してしまう例も報告されるようになった．そこで2006（平成18）年度からワクチン（麻疹と風疹の混合ワクチン：**MRワクチン**）を2回接種するよ

用語解説 *
手足口病

口の中や手足に水疱性の発疹が出る急性ウイルス性感染症．夏に幼児を中心に流行する．病原ウイルスは，コクサッキーA16，エンテロウイルス71など．基本的に軽症の疾患であるが，まれに急性脳炎や髄膜炎などを合併することもある.

うに制度改正が行われた．具体的には，1回目を生後12 ～ 24カ月の間のできるだけ早い時期（1歳になったらすぐ接種するように啓発）に，2回目を小学1年生になる1年前から就学までの間に接種する制度となった．

　ところが2007（平成19）年に，ワクチン接種率が低かった世代を中心に麻疹の大きな流行が起こり，大学，高校などで休校が相次ぐこととなった．これを受けて2008（平成20）年4月から，中学1年生および高校3年生にも毎年公費でMRワクチンの接種を行うことにし，2013（平成25）年3月まで継続された．その効果もあり，国内での麻疹の流行は激減したが，2013年以降は麻疹・風疹ともに海外からの**輸入例**（海外の流行地に渡航して感染し帰国後に発病した例）が増加し，輸入例とともに入ってきた麻疹・風疹ウイルスが国内で流行する兆候もみられた．中でも風疹については，2013年だけでも1万4千人以上の患者が報告され，この流行の影響で，2012年10月～ 2014年10月に45人の先天性風疹症候群の患者が報告された．

　このような状況を踏まえ，麻疹・風疹については今後も2回のワクチン接種率を高めるとともに，海外渡航者に対する予防接種歴の確認（必要に応じて渡航前の追加接種），および感染リスクのある者（麻疹または風疹の罹患歴がなく，かつ，2回の予防接種歴がない者）に対するワクチン接種が推奨されている．

7 新型コロナウイルス感染症（COVID-19）

■1 重症肺炎を引き起こす三つのコロナウイルス

　人に日常的に感染するコロナウイルスは，古くから4種類が知られており，いわゆるかぜの原因ウイルスとして一般的なものである．21世紀に入ってから，この4種類とは別に，動物から感染したと推定される2種類のコロナウイルスによる新型重症肺炎が相次いで出現した．2002年に中国広東省で発生し，2002年11月～ 2003年7月に30を超える国や地域に感染が拡大した**重症急性呼吸器症候群**（SARS），および2012年9月にサウジアラビアで初めて患者が報告されて以降，中東諸国のほかヨーロッパなどでも断続的に患者が発生している**中東呼吸器症候群**（MERS）である．

　そして，三つ目の新型重症肺炎として，2019年12月の中国武漢市での集団感染に端を発する**新型コロナウイルス感染症**（COVID-19）が発生した．COVID-19は短期間に世界へ拡大し，WHOは2020年3月11日にパンデミック（世界的大流行）を宣言した．2023年3月までに世界で感染が確認された人は6億7,000万人超，死亡者も約690万人に達し，SARSやMERSとは感染伝播の特徴や病原性などが明らかに異なる感染症といえる．

■2 COVID-19に関する国内の動向

　日本でも2020年1月中旬から患者の報告が続き，同年2月1日からは感染症法による「指定感染症」と位置付け，二類感染症に準じた対策（感染者には

原則として入院勧告など）が実施された．さらに2021年2月13日からは，感染症法における法的位置付けが「指定感染症」から「新型インフルエンザ等感染症」に変更された（新型インフルエンザ等の「等」の一つとして位置付けられた）．さらに2023年5月8日には，「五類感染症」に変更された．

日本では，2020年4月をピークとする第1波以降2023年6月までに8回にわたる感染拡大の波があった．ウイルス変異株の続発などにより，第5波から第8波へと回を追うごとに感染の波が大きくなる傾向を認め，医療提供体制や保健所機能の逼迫（ひっぱく）が問題となった．

2021年2月17日からは予防ワクチン（新型コロナワクチン）の接種が，優先度（医療従事者→高齢者→基礎疾患を有する人→その他）を定めて順次実施された．同年11月には全人口に占めるワクチン接種者数の割合が75％を超え，これが流行の収束や重症化予防に寄与したとされている．

3 ウイルスの特徴

COVID-19の原因ウイルス（SARSの原因ウイルスと近似しており，SARS-CoV-2と命名）は変異しやすく，感染・伝播性の増加や抗原性の変化（ワクチンの効果に影響）が懸念される変異株が続発し，パンデミックの収束の困難要因となっている．

2023年6月現在の知見では，COVID-19には次のような特徴がある．感染者から咳や会話などの際に排出されたウイルスを含むエアロゾル（長く空中を浮遊する微小な液体または固体の粒子とそれを含む空気の総体）の吸入が主要な感染経路とされている．発症（発熱などの症状出現）の約2日前から感染性があること，および発症から間もない時期に感染性が高いことが大きな特徴である．感染者が無症状または軽症で比較的元気に行動している時期にウイルスを多く排出することが市中感染を拡大する原因となっており，SARSやMERS（発症後に重症化してからウイルスを多く排出）とは異なる特徴をもつ．潜伏期は1～14日間であり，感染後5日程度で発症することが多い．ただし，日本の第6波以降のウイルス変異株（オミクロン株）では，潜伏期が2～3日（7日以内に発症することが多い）とされた．

4 生活への影響

COVID-19の感染経路を要約する表現として「三つの密」（密閉空間・密集場所・密接場面）が周知され，これを回避することを基本とした「新しい生活様式」が提案された．すなわち，身体的距離（人と人との距離）を1m以上（できれば2m）確保し，こまめな換気を行い，発熱・咳などの症状がなくてもマスクを着用するなどの新しい生活様式の普及が図られた．

また，飲食店やホテル，観光施設など各種の業界団体別に感染予防のためのガイドラインが示され，それに基づく対策の強化が求められた．しかしながら，COVID-19のパンデミックの長期化により，飲食業，宿泊業および旅行・観光業はもとより多くの業界が甚大な打撃を受けたほか，大学等での対面授業

plus α
COVID-19の類型変更

COVID-19の感染力は強いが，第6波から第8波へと推移する中で感染者の重症度は低下していった．そのため，法律に基づく入院勧告や外出自粛などの人権制限的な措置を，多くの軽症患者を含めて一律に適用可能な状態にしておくことは適当ではないとして，2023年5月8日から感染症法上の分類が「五類感染症」に変更された．

plus α
コロナウイルス（SARS-CoV-2）

直径約100nmの球形のウイルス．電子顕微鏡で見ると表面に突起を認め，形が王冠に似ていることから，ギリシャ語で王冠を意味する"corona"が名前に付けられた．家畜や野生動物など世界中の多くの動物に感染し，さまざまな疾患を引き起こす人獣（人畜）共通感染症の原因ウイルスの一つ．人と家畜や野生動物との関係の中でウイルスが変異し，次なる新型コロナウイルスが出現する可能性がある．

plus α
身体的距離と社会的距離

COVID-19の予防策の一つとして，ソーシャルディスタンス（social distance；社会的距離）という用語が注目された．社会的距離の確保といった場合は，心理的な（こころの）距離をあけるイメージを含んでいるが，感染拡大で不安が多い中では，こころの距離はむしろ縮めるべきであり，感染予防のために本当に必要なのは身体的な距離（physical distance）の確保であるとの考え方から，政府の「新しい生活様式」の啓発資料では，「身体的距離」という用語が使用された．

の休止（オンライン授業の常態化），病院・高齢者施設等での面会禁止の長期化，がん検診の受診控えによるがん発見の遅れなど，企業活動や国民の生活に幅広い影響を及ぼした．

■ 引用・参考文献

1) 岡部信彦ほか編著. 感染症予防必携. 第3版, 日本公衆衛生協会, 2015.
2) 尾崎米厚ほか. アウトブレイクの危機管理. 第2版, 医学書院, 2012.
3) 日本食肉消費総合センター. One World One Health：人, 家畜, 野生動物そして環境それぞれの「健康」は1つにつながっています. 日本食肉消費総合センター, 2016.
4) 日本結核病学会編. 結核診療ガイド. 南江堂, 2018.
5) 診療の手引き検討委員会. 新型コロナウイルス感染症（COVID-19）診療の手引き. 第10.0版, 厚生労働省, 2023.

重要用語

病原微生物	空気感染（飛沫核感染）	検疫感染症
共存関係	接触感染	ワクチン
感染症	性感染症	BCG接種
潜伏期	エピデミック	潜在性結核感染症
不顕性感染	エンデミック	DOTS戦略
無症状病原体保有者	パンデミック	人獣共通感染症
無症候性キャリア	アウトブレイク	新型インフルエンザ等対策特別措置法
感染源	クラスター	プレパンデミックワクチン
感染経路	薬剤耐性菌	食中毒
感受性宿主	ワンヘルス	肝炎対策基本法
経口感染	感染症法	先天性風疹症候群
糞口感染	予防接種法	MRワクチン
飛沫感染	検疫	新型コロナウイルス感染症 (COVID-19)

14 学校保健

学習目標

- 学校保健行政の概要について学ぶ.
- 学校保健に関わる基本的法令について理解する.
- 学校保健における養護教諭の役割を理解する.
- 各発達段階に応じた児童生徒への保健指導と健康支援のありかたについて理解する.

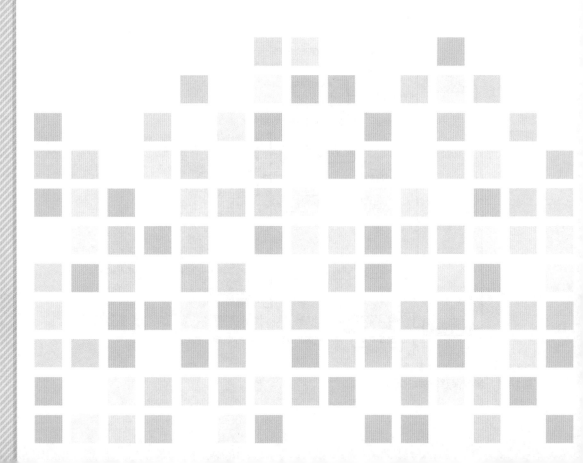

1 児童生徒期の健康状態

1 はじめに

1 学校保健とは

　学校に通う子どもたちと教職員の保健を取り扱う分野を**学校保健**という．学校教育法1条で定める学校とは，幼稚園，小学校，中学校，義務教育学校*，高等学校，中等教育学校*，特別支援学校，高等専門学校および大学である．学校において教育を受ける対象者を幼稚園では幼児，小学校，義務教育学校の前期課程では児童，中学校，義務教育学校の後期課程，高等学校，中等教育学校，その他の学校では生徒，大学・大学院および高等専門学校では学生と呼ぶ．

2 学校保健の領域

　学校保健を構成する領域は，大別すると保健教育と保健管理からなり，これらを学校保健委員会に代表される保健組織活動が支える形をとっている（**図14-1**）．**保健教育**は，各教科〔体育（小学校），保健体育（中学校），生活科，家庭科，技術・家庭科，道徳科など〕，総合的な学習の時間，特別活動（学級活動，ホームルーム活動，学校行事，児童会活動，生徒会活動，クラブ活動）と，保健室における個別指導や，日常の学校生活での指導からなる．**保健管理**は，心身と生活を管理する対人管理と，学校環境を管理する対物管理からなる．対人管理の中の心身の管理には健康診断や健康相談，そして学校保健安全法により定められる保健指導等が含まれる．生活の管理には健康生活の実

> **用語解説** *
> **義務教育学校**
> 小学校課程から中学校課程まで，義務教育を一貫して行う学校．学校教育法の改正により2016年に新設された学校制度．早期カリキュラムを導入したり，小学校段階から教科担任制を取り入れたり，設置者により柔軟に運用がなされている．

> **用語解説** *
> **中等教育学校**
> 中高一貫教育を行う学校．1998年の学校教育法の改正により新設された学校制度で，中学生の課程を前期課程，高校生の課程を後期課程と呼び，第1～6学年までの6年間である．

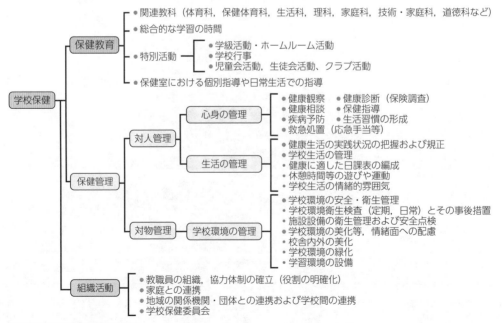

平成29年度学校保健全国連絡協議会．

図14-1　学校保健の領域構造

践状況の把握および規正，学校生活の管理が含まれる．

３ 学校保健の従事者

　学校保健に携わる要員としては，校長，副校長，教頭，主幹教諭，保健主事，養護教諭，栄養教諭，一般教諭が常勤の職員として挙げられる．このほかに専門職として学校医（医師），学校歯科医（歯科医師），学校薬剤師，学校栄養職員（栄養士）がいる．このうち学校医，学校歯科医，学校薬剤師はほとんどの場合，非常勤職員である．なお，保健主事（保健主任）には，教諭または養護教諭が充てられ，学校保健と学校教育全体の調整，学校安全計画の立案など学校における保健や安全についてのまとめ役を務める．

２ 児童生徒期の健康状態

１ 身体発育の現状と推移

　児童・生徒の発育の状況については，**学校保健統計**という統計調査が毎年度行われ，文部科学省から各年度末に「学校保健統計調査報告書」として発表されている．この調査は「児童・生徒および幼児の発育と健康状態を明らかにし，学校保健行政上の基礎資料を得ること」を目的として，毎年１回，全国の幼稚園，小・中・高等学校から標本抽出された調査実施校を対象に，定期健康診断にて実施される身体計測や疾病・異常について集計されたものである．定期的に測定されたデータは本人にとって有用な資料であることはもちろん，国レベルや都道府県レベルといった集団での発育状態の傾向を知ることもでき，資料としての価値は極めて高い．

###｜１｜身長（図14-2）

　身長については，全国平均値でみると男女とも1948（昭和23）年度以降一貫して増加傾向が続いていたが，1994（平成６）年度から2001（平成13）年度あたりにピークを迎え，その後はおおむね横ばい傾向を示している．これらの年次推移から判断すると，そろそろ日本人の身長の伸びは頭打ちになりつつ

定期健康診断の検査項目

①身長・体重
②栄養状態
③脊柱および胸郭の疾病・異常の有無，四肢の状態（大学では省略可）
④視力・聴力（大学では省略可）
⑤眼の疾病・異常の有無
⑥耳鼻咽頭疾患・皮膚疾患の有無
⑦歯および口腔の疾病・異常の有無（大学では省略可）
⑧結核の有無〔小学校，中学校は全学年で実施．高等学校（中等教育学校の後

期課程，特別支援学校の高等部を含む），高等専門学校，大学の第一学年で実施〕
⑨心臓の疾病・異常の有無（心電図検査は小学校，中学校，高等学校の第一学年で実施．その他の学年は省略可）
⑩尿（幼稚園は尿糖を省略可．大学では尿検査を省略可）
⑪その他の疾病・異常の有無
　上記の他に胸囲，肺活量，背筋力，握力等の機能を，検査の項目に加えることができる．

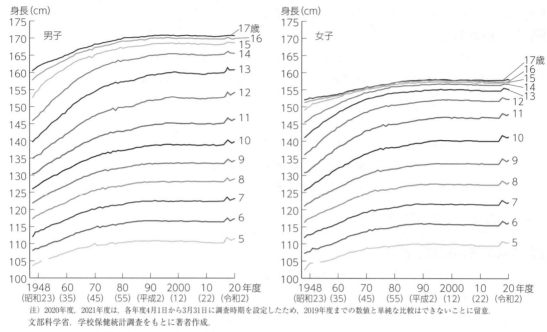

注) 2020年度，2021年度は，各年度4月1日から3月31日に調査時期を設定したため，2019年度までの数値と単純な比較はできないことに留意．
文部科学省．学校保健統計調査をもとに著者作成．

図14-2　児童・生徒の身長平均値の年次推移

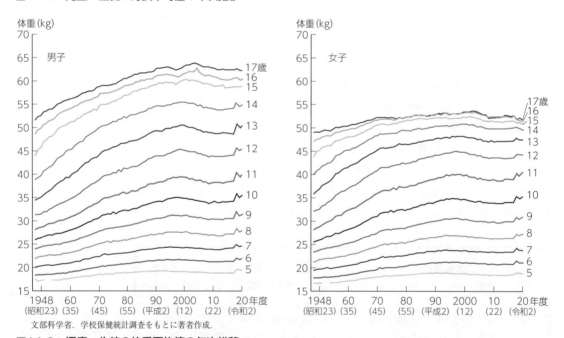

文部科学省．学校保健統計調査をもとに著者作成．

図14-3　児童・生徒の体重平均値の年次推移

あると考えられる．

　2001年度生まれ〔2019（令和元）年度の17歳〕の男子の年間発育量を求め，年齢別に比較すると，11歳時および12歳時に発育量が著しくなって，11歳時に最大となっている．同様に女子をみると，2001年度生まれの17歳の世代は，9歳時および10歳時に発育量が著しくなっており，10歳時に最大の発育

量を示している．男女間で比較すると，女子のほうが男子より発育量が最大となる時期は1歳早くなっていた．また，この発育量を30歳上の親の世代〔1971（昭和46）年度生まれ〕と比較すると，男子では発育量が最大となる時期は親の世代より1歳早くなっていた．女子では親の世代と同じ10歳となっている．

|2| 体重（図14-3）

体重については，2019年度には，男子では7・8歳および10～17歳で，前年度の同年齢よりわずかに増加，5・6・9歳で前年度と同じ数値となっていた．女子では，5・8・10歳および12～17歳で前年度の同年齢よりわずかに増加し，11歳では前年度の同年齢よりわずかに減少している．6・7・9歳では前年度と同じ数値となっている．男女とも1948年度以降一貫して増加傾向が続いていたが，1998（平成10）年度から2006（平成18）年度あたりにピークを迎え，その後はおおむね横ばい，もしくは減少傾向を示している．

2 疾病および異常の現状と推移

2021年度の定期健康診断を通じて把握される児童・生徒の健康状態について，簡単に概要を説明する．

疾病・異常を被患率*別等でみると，幼稚園，小学校においては「むし歯（う歯）」の者の割合が最も高く，次いで「裸眼視力1.0未満の者」の順となっていた．中学校，高等学校においては「裸眼視力1.0未満の者」が最も高く，次いで「むし歯（う歯）」の順となっている．

|1| むし歯（う歯）

う歯の者の割合の推移は，幼稚園は1970（昭和45）年度，小学校，中学校および高等学校では昭和50年代半ばをピークに以降は減少傾向にある．また，「未処置歯のある者」の割合は，1948年度の調査開始以降，すべての学校段階で過去最低となっている．

|2| 肥満・痩身

日本学校保健会『児童生徒等の健康診断マニュアル』（平成27年度改訂版）から性・年齢別の身長別標準体重を求め，実測値と身長別標準体重の差を身長別標準体重で割って100を乗じた値を肥満度（過体重度）とし，肥満度が20％以上の者を**肥満傾向児**と定義する．2019年度の全国値で肥満傾向児の出現率は，前年度と比較すると，男子については16歳を除いた各年齢，女子については6歳および15歳を除いた各年齢で増加している．

同様に，肥満度−20％以下を**痩身傾向児**と定義すると，2019（令和元）年度の全国値で，痩身傾向児の出現率は，前年度と比較すると，男子については7～10歳，および16歳の各年齢で，女子は5～9歳，11・14・16歳の各年齢で減少している．このように身長と体重からみた体格の"ゆがみ"は肥満だけでなく"やせ"もあり，後者では男女でその動向に相違があることが注目さ

用語解説*＊

被患率

被患率とは，健康診断受診者のうち疾病・異常該当者の占める割合を示す．学校の健康診断は確定診断を行う場ではないので，このような独自の指標を用いる．概念的には有病率に近い．

れる.

|3| 学齢期以降にも影響する疾病や異常

学齢期以降にも悪影響を及ぼす恐れのある疾病や異常としては，腎臓疾患，糖尿病，肥満，脊柱側弯症，精神障害がある．近視やう歯もこれに該当する．

また，学齢期以後に発症し，生活習慣の影響が関係すると思われる疾病や異常として，いわゆる**生活習慣病**と呼ばれる高血圧症，脳卒中，虚血性心疾患などが挙げられる．これらの中には発症が若年で認められる例も時にあるが，むしろ発症に至るまでの準備段階が小児期に始まっているとして，それらの危険因子を除去・軽減し，**生活習慣病を予防する**ことの重要性が学校教育の中で取り上げられるようになってきている．すなわち，生涯を見通した健康を考える観点から，学齢期からの望ましい生活習慣の確立のため，食・運動・休養などに関する健康教育の展開が注目されるようになってきたのである．

|4| 死因

死亡率からみると，小学生から高校生の時期は，一生のうちでも最も低率である．主たる死因は，**悪性新生物**，不慮の事故，自殺，心疾患である．15歳以上（〜39歳）になると自殺が死因の第1位となる．

plus α
年齢階級別の死因の順
〔2019(令和元)年〕

1〜4歳：①先天奇形など，②不慮の事故，③悪性新生物
5〜9歳：①悪性新生物，②不慮の事故，③先天奇形など
10〜14歳：①悪性新生物，②自殺，③不慮の事故
15〜19歳：①自殺，②不慮の事故，③悪性新生物

2 学校保健の概要

1 学校保健の目的

学校保健とは，学校という教育の場において展開される保健活動であるが，その目的とするところは，次の3点に要約される．

①幼児・児童・生徒・学生（以下，児童生徒など）および教職員の健康の保持増進を図ること．

②集団教育としての学校教育活動に必要な保健安全的配慮を行うこと．

③自ら健康の保持増進を図ることができるような能力を育成すること．

このような目的を達成するための学校保健活動に備わる特徴としては，次の3点に要約できよう．

①対象となる児童生徒などの年代が発育・発達の途上にあること．

②個別の対応以外に集団としての健康を取り扱う側面（公衆衛生活動の一つとして）があること．

③教育の場で展開される活動であること．

健康の保持増進は，学校教育を円滑に推進するための条件ではなく，学習指導要領の総則に示されるとおり，むしろ**学校教育の目的の主要部分**を形成するものである．

2 学校保健行政の内容（保健・安全・体育・給食）

　学校保健に関する中央行政組織としては，文部科学省内の初等中等教育局に設置された**健康教育・食育課**がある．また，総合教育政策局に男女共同参画共生社会学習・安全課が設置されている．文部科学省組織令および同組織規則により所掌事務をつかさどっている．また，スポーツ庁には政策課学校体育室や健康スポーツ課が置かれている．

　文部科学省組織令に示された健康教育・食育課の所掌事務は，以下の通りである．

①文部科学省の所掌事務に係る健康教育の振興および食育の推進に関する基本的な施策の企画および立案ならびに調整に関すること．

②学校保健および学校給食に関すること〔学校における保健教育の基準の設定に関すること，初等中等教育の基準（教材ならびに学級編制および教職員定数に係るものに限る）の設定に関することおよび公立の学校の給食施設の整備に関することを除く〕．

③公立学校の学校医，学校歯科医および学校薬剤師の公務災害補償に関すること．

　総合教育政策局男女共同参画共生社会学習・安全課には，安全教育推進室が設置され学校安全に関する事務をつかさどっている．

　一方，地方行政組織では，都道府県および政令指定都市は「地方教育行政の組織及び運営に関する法律」に基づいて**教育委員会**＊を置き，委員会規則によって内部組織を置いている．学校保健課，健康教育課，保健給食課，保健体育課など名称は都道府県などの実情によって異なっている．

3 保健教育

　各教科における体験を重視した活動，好ましい人間関係の育成，個に応じた指導方法の工夫，家庭・地域との連携，海外からの帰国児童生徒への適切な指導，エイズ予防など，新たな健康問題に関する教育などの課題が検討されている．また，児童に生きる力を育むことを目指し，創意工夫を生かした特色ある教育活動を展開する中で，基礎的・基本的な知識および技能を確実に習得させ，これらを活用して課題を解決するために必要な思考力，判断力，表現力その他の能力を育むとともに，主体的に学習に取り組む態度を養い，個性を生かす教育の充実に努めなければならない．

　近年，**健康教育**という用語が学校保健において用いられるようになってきた．日本医師会学校保健委員会は，健康教育について，次のように提案している．「健康教育には，学習や指導からなる保健教育をはじめ，保健管理活動の一部，さらには安全や給食における教育的活動など，さまざまな機会が含まれる」．

用語解説＊
教育委員会

都道府県，市町村における首長から独立した教育行政機関．教育・文化・スポーツ等の事務を管理・執行する．1948年，教育委員会法の制定に基づいて設立された．2014年の「地方教育行政の組織及び運営に関する法律」の改正により，地方教育行政における責任体制の明確化，迅速な危機管理体制の構築，地方公共団体の長との連携強化，国の関与の見直しが図られた．

plus α
自立，協働，創造

第2期教育振興基本計画（2013年）の策定に向けた基本的な考え方に示された，教育で重視すべきキーワードである．第3期教育振興基本計画（2018年）においても，この理念を引き継ぎ，人材育成に反映しつつ，一人ひとりが豊かで安心して暮らせる社会の実現や，社会の持続的な成長・発展を目指すこととした．2023年に閣議決定された第4期計画では，2040年以降の社会を見据えた教育政策のコンセプトとして「持続可能な社会の創り手の育成」および「日本社会に根差したウェルビーイングの向上」を掲げている．

4 保健管理
（健康診断・事後措置・健康相談・保健指導・感染症予防）

保健管理には**図14-1**（➡p.266参照）に示すように複数の内容が含まれるが，その中でも健康診断とその事後措置，健康相談，保健指導はその主要な内容を構成している．また疾病予防については生活習慣病予防や感染症予防，こころの健康などが含まれる．以下，感染症予防から順を追って説明する．

衛生環境の改善，化学療法（薬物療法）を主体とする治療技術の進歩，予防接種の普及などにより，1951（昭和26）年以降，感染症による小児死亡は激減し，一般に児童生徒の罹患する感染症は軽症化した．

しかし，この年齢層における感染症の発生頻度は減少していない．すなわち，感染症法に規定される一類および二類感染症のような，強い感染力を有し罹患した場合に重篤となる複数の感染症は，日本国内ではほとんど発生しなかったが，五類感染症である流行性耳下腺炎（おたふくかぜ），インフルエンザ，手足口病，咽頭結膜熱，急性出血性結膜炎などの学校内における流行は，今日においてもたびたび報告されている．また，三類感染症である**腸管出血性大腸菌感染症**のように，給食などを通じて児童生徒などに感染し，生命と健康への脅威となるような感染症が改めて問題となった．

したがって，全体の傾向としては軽症化したとはいうものの，2020（令和2）年1月に指定感染症とされた**新型コロナウイルス感染症（COVID-19）**が短期間に世界に広がったように，新たな急性感染症の流行とそれらに対する予防には今後とも注意を払う必要がある．

1 ウイルス感染症（➡p.256～264参照）

感染状態が長期にわたって続き，重大な健康障害を及ぼす**ウイルス感染症**として，近年，B型肝炎，C型肝炎，エイズ（HIV感染症），新型コロナウイルス感染症（COVID-19）が注目されている．

日本赤十字社によると，初回献血者のHBs抗原*陽性率は年々減少しており，2006（平成18）年10月から2007（平成19）年9月での初回献血者のうち，16～20歳のHBs抗原陽性率は0.042％であった．これは，全体（16～69歳）が0.229％であることと比べても明らかに低い．予防対策の成果は明らかであるが，引き続き，予防接種において注射器は個別に（一針一筒）用いることや，出血の際の処置法の徹底など，また，学校生活においても他人の血液には直接触れることのないよう注意するなど，慎重な予防対策を講ずる必要がある．

1981年に発見されてから約35年間で世界規模で急増した**HIV**については，日本においても感染者が増加傾向にあり，感染防止対策に努力が払われる必要がある．エイズのまん延を防ぐため，若い時期からHIV感染症についての正しい知識を普及させることが極めて重要であり，学校保健の領域でも小・中・

用語解説*
HBs抗原

B型肝炎ウイルスの表面を構成するタンパクの抗原で，検査上の意義はB型肝炎ウイルスに感染しているか否かを知ることである．

高等学校教師用指導資料や高校生向けの教材などが作成され，配布するなどの施策がとられている．また，中学校・高等学校の保健体育において，エイズおよびHIV感染について正しい知識と予防について教えることになっている．

2019年12月に中国湖北省武漢市で肺炎患者の集団発生が報じられてから，その原因が新型コロナウイルス（SARS-CoV-2）であることが判明し，さらに武漢市の封鎖などの強力な対策にもかかわらず，本ウイルスの感染拡大が短期間に世界に及んだ．世界保健機関（WHO）は公衆衛生上の緊急事態であることを2020年1月30日に宣言した．日本でも1月16日に第1例となる患者が報告された．新型コロナウイルスについては，感染しても症状の出ていない不顕性感染者から他の人への感染が起こること，感染した人の中で特に高齢者や基礎疾患を有する場合に重い肺炎にかかることなどの特徴から，世界中の人々に対する健康上の脅威となった．なお，SARS-CoV-2によって起こる感染症をCOVID-19と表記する．

2021年の段階では，日本国内で学校外から本ウイルスに感染した人により持ち込まれた場合以外に，学校で感染拡大が起こることは比較的少なかったと考えられる．学校で感染が問題となった例では，教職員が感染した場合や家庭において大人から児童生徒等に感染が起こり，学校に持ち込まれた場合などがあった．これらの場合も濃厚接触者を追跡して検査を行い，陽性者には隔離・入院等の措置をとり，感染者を生じた学校では，おおむね2週間程度の休校措置をとるなどの対応により鎮静化を図ってきた．本ウイルスについては，変異株が比較的短期間に生ずる傾向がみられ，2022年にはオミクロン株の流行拡大に伴い，10歳未満の集団においても感染者が増加することが観察された．今後とも感染動向に注意して見守る必要がある．

2 結核（➡p.254参照）

慢性感染症である結核については，小中学生の発生は極めて少なくなっている．1999（平成11）年には「結核緊急事態宣言」が出されたが，年齢階級別の罹患率は高齢者が高く，2022（令和4）年の新規登録患者全体における70歳以上の占める割合は約65％，60歳以上では約74％となっている．ただし，高校生における結核発生の頻度は小中学生の4〜7倍と推定され，近年，高校での結核集団感染も時にみられている．高校生および大学生においては，1年次における間接X線撮影による集団検診を続ける必要がある．

小中学校における結核予防対策については，2003（平成15）年度から，従来各第1学年にて実施していた**ツベルクリン反応検査，BCG接種**を廃止し，全学年対象に質問紙調査（保健調査）と学校医の診察による高リスク者の発見，および教育委員会内に設置する結核対策委員会による審査からなるシステムに変更された．さらに2012（平成24）年度から，小中学校においては問診を一般の保健調査に含めてもよいこととし，「家族等の結核罹患歴」「高まん延国での居住歴」について，もれなく調査確認することとなった．

plus α

新型コロナウイルス感染による出席停止

2023年5月8日からは感染症法の位置付けが5類感染症となり，学校保健安全法上の位置付けも第一種の感染症から第二種の感染症に変わった．これに伴い，出席停止の期間の基準は「発症した後5日を経過し，かつ，症状が軽快した後1日を経過するまで」となった．

3 感染症に対する学校の対応

　1998（平成10）年の伝染病予防法に代わる感染症法の公布に関連し，1999（平成11）年4月，**学校保健法施行規則**が改正され，学校において予防すべき伝染病（学校伝染病）の取り扱いが変更された．2009（平成21）年に，学校保健法が一部改正され，**学校保健安全法**となり，学校伝染病から，**学校感染症**（学校において予防すべき感染症）と名称が変更された．

　学校での感染症流行予防は，集団生活を営みながら教育を実施する場として，望ましい学校環境を維持する上で，また児童生徒が健康な状態で教育を受けるためにも重要である．感染症の伝播を予防するためには，感染症患者が病原体を多量に排泄し，他人に容易に感染させる状態にある期間は集団の場に入ることを避けなければならない．また，健康が回復するまで治療を受けるなどの対策が講じられる必要もある．

　こうした点に関して，学校保健安全法では**出席停止**という措置を設けている．出席停止の期間は，感染様式と疾患の特性を考慮して，それぞれの疾患について，感染する程度，病原体が排泄されている期間を基準としている（表14-1）．

　なお，2003（平成15）年11月に施行された（改正）感染症法では，類型の見直しなどが行われた．一類から五類までの感染症と新型インフルエンザ等感染症，指定感染症，新感染症（➡p.250 表13-1参照）のうち，感染症法の一類と二類感染症（結核を除く）が学校において予防すべき感染症の**第一種**に相当し，出席停止の期間の基準としては「治癒するまで」となっている．

　第二種の感染症は主として飛沫感染する感染症で，児童生徒などの罹患が多

plus α
臨時休業（学校閉鎖等）

学校感染症の集団感染に対する措置としては，学校保健安全法20条で，「学校の設置者は，感染症の予防上必要があるときは，臨時に，学校の全部又は一部の休業を行うことができる」としている．対象の感染症については，学校保健安全法施行規則に定められている．欠席率が通常時の欠席率より急激に増加する，罹患者が急激に多くなる等というときに，その状況と地域におけるその感染症の流行状況等を考慮し，決定される．その規模により学級閉鎖，学年閉鎖，学校閉鎖が選択される．

plus α
学校感染症と出席停止

学校は集団生活の場であり，感染症が発生すると感染が拡大しやすく教育活動にも大きな影響を及ぼす．そのため学校保健安全法では，感染症の予防のため出席停止等の措置を講じることとされている．また学校保健安全法施行令では，校長が出席停止の指示を行うこと等が規定されている．校長はこのほか，消毒その他適当な処置をするものとするとされている．

表14-1　学校において予防すべき感染症〔2020年11月13日公布，2021年4月1日施行〕

	対象疾病		出席停止期間の基準
第一種	エボラ出血熱　痘そう　南米出血熱　マールブルグ病　ペスト　ラッサ熱　急性灰白髄炎　ジフテリア　クリミア・コンゴ出血熱　鳥インフルエンザ（H5N1，H7N9）　特定鳥インフルエンザ　重症急性呼吸器症候群　〔病原体がSARS（サーズ）コロナウイルスであるものに限る〕　中東呼吸器症候群　〔病原体がMERS（マーズ）コロナウイルスであるものに限る〕　新型インフルエンザ等感染症（新型コロナウイルス感染症）　指定感染症　新感染症		治癒するまで
第二種	インフルエンザ〔鳥インフルエンザ（H5N1，H7N9）を除く〕		発症した後5日を経過し，かつ，解熱した後2日（幼児にあっては3日）を経過するまで
	百日咳		特有の咳が消失するまで，または5日間の適正な抗菌性物質製剤による治療が終了するまで
	麻疹		解熱した後3日を経過するまで
	流行性耳下腺炎		耳下腺，顎下腺，または舌下腺の腫脹が発現した後5日を経過し，かつ，全身状態が良好になるまで
	風疹		発しんが消失するまで
	水痘		すべての発しんが痂皮化するまで
	咽頭結膜熱		主要症状が消退した後2日を経過するまで
	結核　髄膜炎菌性髄膜炎		病状により学校医その他の医師において感染の恐れがないと認めるまで
第三種	コレラ　細菌性赤痢　腸管出血性大腸菌感染症　腸チフス	パラチフス　流行性角結膜炎　急性出血性結膜炎　その他の感染症	病状により学校医その他の医師において感染の恐れがないと認めるまで

く，学校において流行を広げる可能性が高いものである．各疾病ごとに出席停止期間の基準が決められている．

　第三種の感染症は，感染症のうち学校教育活動を通じ学校において流行を広げる可能性があるものであり，内容としては三類感染症と二つの眼科的疾患，およびその他の感染症である．出席停止期間の基準は，共通して「病状により学校医その他の医師において感染の恐れがないと認めるまで」となっている．

４　感染症以外の疾病・異常の予防

　感染症以外の疾病・異常の予防としては，腎疾患，糖尿病，循環器疾患，アトピー性皮膚炎や気管支喘息，食物アレルギーなどのアレルギー疾患，視力障害，歯科保健について課題が挙げられている．

　すなわち，腎疾患や糖尿病の早期発見・治療のための学校検尿の実施，定期健康診断における心臓検診の精度向上のための心電図・心音図検査の導入，突然死予防に関連する川崎病にかかった学童の管理の問題，アレルギー疾患罹患時の生活指導，給食に関わる食物アレルギーなどの諸問題への対処，児童生徒の裸眼視力が低下している者の割合が高い現状における視機能についての正しい知識の普及・啓発と，近視の予防・治療についての適切な指導や管理，健全

plus α

川崎病による突然死

川崎病とは，主に東アジアなどで乳幼児期に起こる原因不明の疾患で，川崎富作博士により1962年に初めて報告され，近年も患者数が増え続けている．高熱，眼球の充血，口腔の発赤・腫れ，発疹など六つの特徴がみられる．全身の血管壁に炎症が起き，特に心臓の冠動脈に動脈瘤ができることがある．その場合は川崎病の症状自体が治まった後も心筋梗塞など突然死の危険が残るため，後天性疾患として学校で情報共有を行う．

歯育成，歯周疾患の予防，咬合・咀嚼機能の育成などが具体的内容である．

なお，2003（平成15）年度より，健康診断において全員が受ける検査としての色覚検査は廃止となったが，一度も色覚について検査を受ける機会がないことで，生まれつき色覚異常のある人が自身の色覚の違いに気付かず進学や就職で問題が生じるケースもあることから，指導上色づかいなどに疑問が生ずる場合などでは，任意で色覚検査を行うことは可能である．

5 こころの健康

児童・生徒のこころの健康，心理的問題は現代日本の学校保健あるいは学校教育において大きな問題であり，解決すべき多くの課題がある．これらの中には，なんらかの理由で学校集団に参加できず登校を嫌がったり，または全く登校できなくなったりする**不登校**あるいは**登校拒否**と呼ばれる状態や摂食障害などが大きな位置を占め，さらに教育的観点からは**いじめ**（内容としては，「冷やかし，からかい」「仲間はずれ」「暴力」「言葉の脅かし」など）や**校内暴力**（内容としては「対教師暴力」「生徒間暴力」「学校施設・設備などの器物損傷」など）も含めることができよう．

不登校については，1970（昭和45）年代半ばから増加傾向がみられ，特に中学校における増加が著しい．文部科学省の資料によれば，全国の不登校児童生徒数（50日以上）は，1975（昭和50）年度に小学校2,830人，中学校7,704人であったのに対し，1990（平成2）年度には小学校8,014人，中学校40,223人，1998（平成10）年度では小学校20,724人，中学校85,942人となっている．

1991（平成3）年度からは30日以上の欠席者についても統計がとられ始めた．不登校児童生徒数（30日以上）と全児童生徒数に対する割合（カッコ内）は，**図14-4**に示すとおりである．1991年度が小学校12,645人（0.14%），中学校54,172人（1.04%）であったのに対し，2020（令和2）年度は小学校

plus α

色覚異常と職業

色覚異常と検査で判定される人には，ほとんど正常と変わらないほど軽いものから，赤，緑，黄の区別ができないほど強いものまで幅がある．この程度を判定し，職業の適性を判定することは簡単ではない．医学的にさまざまな検査を行い，色覚異常の程度を判定することが行われている．職業の中でも列車，飛行機，船などの操縦士では，色覚異常によって就職が制限される場合がある．

plus α

幼児・児童・生徒のこころの健康と地域行政の連携

子どものこころの健康に関する問題は，高度経済成長期ごろから現在まで続いている．学校と地域の行政等諸機関との連携を促進する取り組みも，各地で進められてきた．一例として，平成26年度からは「学校・家庭・地域の連携協力推進事業」として「スクールヘルスリーダー派遣」を含む，学校・家庭・地域の連携協力によるさまざまな教育支援活動が展開されている．

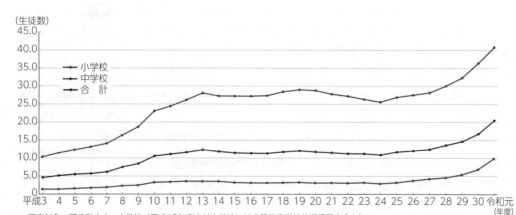

＊調査対象：国公私立小・中学校（平成18年度より中学校には中等教育学校前期課程を含む）．
文部科学省．児童生徒の問題行動・不登校等生徒指導上の諸課題に関する調査．

図14-4　不登校児童生徒の割合の推移（1,000人当たりの不登校児童生徒数）

63,350人（1.0%），中学校132,777人（4.1%）と中学校で率が高い．

　長期的にみると，特に中学校での不登校の増加が顕著であることが注目される．不登校は学校，家庭，社会などのさまざまな要因が複雑に絡み合って生じている現象であると思われる．したがって，個々の状況に応じた専門医療機関，相談機関などの専門家の援助・指導，養護教諭，担任，スクールカウンセラーその他の教職員と家族の連携により，**保健室登校***と呼ばれる独特の登校形態をとるなどの方策が講じられている．このような保健室登校の形態をとる児童生徒は，かなりの学校において日常的にみられる様態となっている．

用語解説*
保健室登校

常時保健室にいるか，特定の授業以外の時間は，主として保健室にいる状態をいう．

5 学校環境衛生と安全

1 学校環境衛生

　学校環境衛生については学校保健安全法において，換気，採光，照明，保温を適切に行い，清潔を保つなどの努力義務が定められ，さらに環境衛生検査，保健安全計画の実施義務が定められている．現場では学校薬剤師などが対応している．また，学校環境を管理するための基準として，日常点検，定期検査，臨時検査，事後措置などについて，1992（平成4）年6月に体育局長通知として項目が示された．

　これらの内容に関し，学問の進歩や技術開発の状況に対応すべく検討が行われ，2002（平成14）年2月には，**シックハウス症候群**（➡p.331参照）に関する室内空気中化学物質濃度などを加えた学校環境衛生の基準改正が行われた．2009（平成21）年4月には学校保健安全法の規定に基づく**学校環境衛生基準**が施行され，以前より強制力のある基準となった．

　この基準の内容としては，教室等の環境に関わる基準（照度および照明環境，騒音および騒音レベル，教室などの空気），飲料水等の水質および施設・設備に関わる基準，学校の清潔，ネズミ，衛生害虫等および教室等の備品に関わる基準，水泳プールに関わる基準などが挙げられている．

2 学校安全

　学校の安全に関しては，学校保健安全法で安全点検を含む**学校安全計画**を立てて実施することが義務付けられている．また，施設および設備の点検を適切に行い，必要に応じて修繕するなど危険を防止するための措置を講じ，安全な環境の維持を図らなければならないことも定められている．これに基づき，学校の建物，遊具，その他施設の安全点検が行われ，危険箇所の明示，施設設備の修繕などの措置がとられている．これらは児童生徒を取り巻く環境を安全に保つための活動であり，**安全管理**と呼ばれている．

　以上のほか，児童生徒が自分自身や環境に存在するさまざまな危険を制御して，安全に行動できるようにすることを目標とする教育活動（**安全教育**），学校・家庭・地域・関係諸機関と連携した**安全組織活動**もあり，学校における安全を確保するためには，これら三つの活動を充実させることが大切である．

plus α
学校保健安全法 学校安全計画の策定

〔27条〕学校においては，児童生徒等の安全の確保を図るため，当該学校の施設及び設備の安全点検，児童生徒等に対する通学を含めた学校生活その他の日常生活における安全に関する指導，職員の研修その他学校における安全に関する事項について計画を策定し，これを実施しなければならない．

6 学校給食

日本の学校給食は1889（明治22）年，山形県鶴岡町私立忠愛小学校で貧困児童を対象にし，昼食を与えたことに始まるとされる．1954（昭和29）年に学校給食法が施行され，教育の一環としての給食が当初は小学校において，その後中学校や夜間課程を置く高等学校においても実施されるようになった．

近年，核家族化や少子化など社会状況が変化し，朝食をとらないこと，一人で食べること（孤食）などが，子どもの心身の発達や健康との関係で問題とされ，食文化の継承や食に関する習慣の形成についての教育に関心が集まった．それらを受け，2005（平成17）年に**食育基本法**が制定・施行された．学校給食についても**食育**の推進を重視する方向で見直され，2009（平成21）年，半世紀ぶりに**学校給食法**が改正された．主な改正点は，①学校給食の目的が「食生活改善」から「食育の推進」に変化したこと（第1条），②**栄養教諭**の役割を法制化したこと（第10条），③学校給食の実施基準や衛生管理基準を法制化したこと（第8，9条）などである．

①については，学校給食の教育的要素がさらに強まり，学校給食を活用した食に関する指導の充実が図られたといえる．②については，2005年に新たに誕生した栄養教諭の役割について，学校給食において摂取する食品と健康の保持増進との関連性について指導すること，食物アレルギーなど食に関して特別な配慮を要する子どもへの個別的な指導を行うこと，その他，学校給食を活用した食に関する実践的な指導を行うことなどが条文に明記された．③については，国により学校給食基準（学校給食の栄養量や内容等の基準）と学校給食衛生管理基準（施設・設備や衛生面・管理面の基準）が定められ，基準が満たされない場合，校長または共同調理場の長は，速やかに改善措置を講じることなどが定められた．

7 養護教諭の役割

学校教育法第28条には「養護教諭は児童の養護をつかさどる」との規定がある．**養護教諭**は，専門的立場からすべての児童生徒の保健および環境衛生の実態を的確に把握し，疾病や情緒障害，体力，栄養に関する問題など心身の健康に問題をもつ児童生徒の個別の指導に当たる．また，健康な児童生徒についても健康の増進に関する指導だけでなく，一般教員の行う日常の教育活動にも積極的に協力する役割をもつ（昭和47年12月保健体育審議会答申）．

さらに，養護教諭の新たな役割について，1997（平成9）年9月の答申では次のように述べられている．「近年の心の健康問題等の深刻化に伴い，学校におけるカウンセリング等の機能の充実が求められるようになってきている．この中で，養護教諭は，児童生徒の身体的不調の背景にいじめなどの心の健康問題が関わっているといったサインにいち早く気付くことのできる立場にあ

plus α

**養護教諭と
スクールカウンセラー**

養護教諭は，学校において他の教職員と連携を取りながら健康相談や日常の健康観察を通じて児童生徒等の心身の状態を把握し，健康上の問題があると認めるときには遅滞なく必要な保健指導を行う（学校保健安全法第9条）．
スクールカウンセラー（SC）は，1990年代から学校においていじめの深刻化や不登校児童の増加など，児童生徒の心理に関わるさまざまな問題が生じたことを背景に，臨床心理学の知識と経験を有する専門家として積極的に配置されてきた．養護教諭とSCはそれぞれの立場と役割を踏まえ，連携を取りながら業務に当たることが大切である．

り，養護教諭のヘルスカウンセリング（健康相談活動）が一層重要な役割をもってきている．養護教諭の行うヘルスカウンセリングは，養護教諭の職務の特質や保健室の機能を十分に生かし，児童生徒のさまざまな訴えに対して，常に心的な要因や背景を念頭に置いて，心身の観察，問題の背景の分析，解決のための支援，関係者との連携など，心や体の両面への対応を行う健康相談活動である」．

また，教育職員免許法の改正により，兼職発令を受けることにより保健の教科を担任することが可能となっている．さらに，学校保健安全法においては，養護教諭を中心として関係教職員等と連携した組織的な保健指導の充実を明記しており，養護教諭の役割が一層重視されるようになった．このように，一般教員とは免許法上の位置付けが異なるが故に，専門性が十分発揮しづらかった面が少しずつ改善されてきている．

コラム　学校で働く看護師

看護師の有資格者が，学校で職務に従事する場合がある．私立の小・中・高等学校あるいは大学の保健室では，看護師が応急手当等の保健衛生業務に従事する場合がある．これらの小・中・高等学校では当該看護師が養護教諭の免許を有している場合とそうでない場合がある．

また，特別支援学校において喀痰の吸引や経管栄養，気管切開部の衛生管理等の医行為を看護師が行う場合があり，これを医療的ケアと称する．医療的ケアは法律で定義されている用語ではない．近年，特別支援学校に通う児童生徒に病状が重度の者の割合が増加

し，医療的ケアのニーズは高まってきている．したがって，看護師が主な医療的ケアの担い手として学校で執務する例が増えてきている．

医師や看護師等の免許をもたない者は，反復継続する意思をもって医行為を行うことは原則できないが，2012（平成24）年度の法制度改正により看護師等の免許がなくても，痰の吸引など五つの特定行為に限り，研修を修了し都道府県知事に認定された場合には，「認定特定行為業務従事者」として一定の条件の下で実施できることになった．

コラム　養護教諭になるには

養護教諭として働くためには，養護教諭の免許状を取得する必要がある．大学の養護教諭養成課程のある教育・保健・看護系学科などを卒業することで養護教諭一種免許が取得できる．また，短大・専門学校で養護教諭養成課程のある教育・保健・看護系学科などを卒業することで，養護教諭二種免許が取得できる．さらに，一種免許取得者では，大学院修士課程修了にて養護教諭専修免許を取得できる．

そのほか，保健師免許を基礎資格として養護教諭二種免許を取得できる．ただし，保健師免許取得後10年以上経過している場合には，養護教諭に関する免許

状更新講習を受けた上での申請となる．

大学入学資格を有し看護師免許を有するか，看護師国家試験受験資格を有する者は，養護教諭特別別科が設置された大学に入学し，1年の課程を卒業すると養護教諭一種免許を取得できる．

養護教諭二種免許取得者が一種免許を取得するためには，一定の実務経験に加え，大学等で実施している認定講習または通信教育放送大学の科目履修による単位取得等を経て，都道府県に申請する．

このようにして免許を取得した後，教員採用試験に合格すれば養護教諭として働くことができる．

8 健康相談

　学校保健安全法8条には「学校においては，児童生徒等の心身の健康に関し，健康相談を行うものとする」とあり，これが**健康相談**の根拠となっている．また，同9条には「養護教諭その他の職員は，相互に連携して，健康相談又は児童生徒等の健康状態の日常的な観察により，児童生徒等の心身の状況を把握し，健康上の問題があると認めるときは，遅滞なく，当該児童生徒等に対して必要な指導を行うとともに，必要に応じ，その保護者（注釈略）に対して必要な助言を行うものとする」とあり，健康相談と健康観察を活用して保健指導を行うことが述べられている．

　2009年の法改正から健康相談の主体が「養護教諭その他の職員」となり，健康相談に従事する学校保健職種が拡大した．このことは，学校保健安全法施行規則24条の学校薬剤師*の職務執行の準則4項に，新たに「法8条の健康相談に従事すること」が加えられたことからもうかがうことができる．さらに，学校保健安全法14条にて「学校においては，前条の健康診断の結果に基づき，疾病の予防処置を行い，又は治療を指示し，並びに運動及び作業を軽減する等適切な措置をとらなければならない」と健康診断の事後措置について述べているので，広い意味での事後措置の中にも健康相談が含まれていると解釈することが可能である．

　健康相談は，話を聞いて健康管理について専門的立場から適切な助言および指導を行うので，健康教育的側面と保健管理的側面の両方を兼ね備えている．あくまでも相談に来た個人を対象とする相談であって，**プライバシーの保持**には十分に配慮する必要がある．また，単なる知識の伝達に終わらずに，健康相談を通して児童生徒が自らの健康上の課題を考え，解決に向けて努力するきっかけとなることが望ましい．

9 保健組織活動

　学校では学級，学年，学校全体として，あるいは児童または生徒，教職員，保護者それぞれに保健に関する組織的な活動が展開されている．例えば，児童保健委員会，教職員の保健部会，PTA厚生部などである．これらの中で，最も包括的かつ代表的な保健組織活動が，**学校保健委員会**あるいは学校保健安全委員会である．

　安全や災害への対処も含め，保健・安全に関する実践力を高めるためには，学校が家庭や地域と連携して取り組む必要がある．校内や家庭，地域において，それぞれ取り組むべき活動があるが，それらを結ぶ場としては学校保健委員会が重要である．個々の学校あるいは地域において課題を設定し，それについて関係者が一堂に会して話し合い，共通理解を得ておくことは，その後の個々の活動にとっても重要である．毎学期1回開催することが理想であるが，

用語解説 *

学校薬剤師

薬剤師の資格をもち，学校環境衛生に関する検査および指導・助言，健康相談，保健指導，学校で使用する医薬品，毒物・劇物ならびに保健管理に必要な用具や材料の管理に関して必要な指導・助言を行い，これらに関する試験，検査，鑑定を行うことなどにも従事している．薬局や病院の薬剤師との違いは，環境衛生に関する役割が大きいこと，また教育現場で活動するため，学校教育に関する理解や児童生徒と接するのに適切な人間性などが求められることである．

少なくとも1年に1回は開催するなど，活動を継続することに意義がある．現状では，年1回として小学校で70〜80％程度の開催率であり，中学校，高等学校と上がるにつれ開催率が低下している．

　今日，子どもたちの健康・安全をめぐる施策としては，学校，家庭，地域の連携の下，各地域や学校の特徴を生かしながら，組織的に円滑な実施を行うことが大切であるとされている．

> **コラム**　　**地域全体で学校保健に取り組む**

　近年，一部の地域では都市化が進み，一方で過疎化が進む地域もあり，少子高齢化が進展する中，児童生徒等を取り巻く社会環境は大きく変化している．また，価値観やライフスタイルの多様化を背景に，人々の地域とのつながりが希薄化するなどの変化も起こっている．学校においては，いじめや不登校，特別な配慮や支援が必要な児童生徒等が増加しており，取り組まねばならない課題が多い．教職員の業務は増え，長時間労働が深刻な状況になっている．このような状況で，児童生徒等の健康や安全をめぐる取り組みについて，学校だけの力で対処することには限界があり，家庭や地域との連携が必要である．学校保健安全法においても，中央教育審議会での審議を踏まえ，この考え方を取り入れている．

　各地域においても，地域の団体と学校および行政が情報を共有しながら，さまざまな連携・協働の実践を進めているところが出てきている．その内容は「民生委員と連携し，一人暮らしの老人に花の鉢をプレゼントし交流する」「地域の人々とともに中学校，保育園と連携し，地震・土砂災害時の防災訓練を実施する」（石川県の例）等々多岐にわたり，工夫を凝らしながら実践されている．

参考文献
石川県教育委員会. 地域と家庭が連携・協働した実践事例集. 2018.

■ 引用・参考文献

1) 文部科学省生涯学習政策局政策課調査統計企画室. 令和4年度学校保健統計調査報告書. 2023.

2) 日本学校保健会編. 学校保健の動向：令和5年度版. 日本学校保健会, 2023.

🖈 重要用語

学校保健	学校感染症	安全管理
保健教育	出席停止	安全教育
保健管理	不登校	安全組織活動
学校保健統計	登校拒否	食育基本法
肥満傾向児	いじめ	食育
痩身傾向児	校内暴力	栄養教諭
教育委員会	保健室登校	養護教諭
健康教育	学校環境衛生基準	健康相談
学校保健安全法	学校安全計画	学校保健委員会

◆ 学習参考文献

> ❶ 衞藤隆，植田誠治編. 学校保健マニュアル. 改訂10版. 南山堂，2022.
>
> ❷ 厚生労働統計協会編. 国民衛生の動向・厚生の指標. 2023/2024，70（9）増刊.

15 産業保健

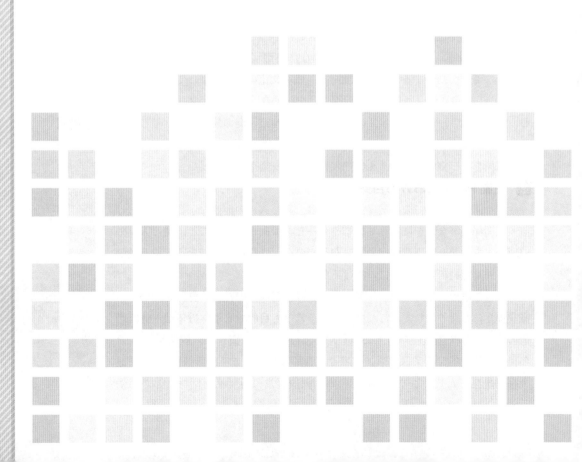

1 産業保健の目的と特徴

1 産業保健の目的

1 労働安全衛生法における目的

労働安全衛生法（以下，安衛法）の第1条に労働者の安全と健康を確保するとともに，快適な職場環境の形成を促進するとの目的の記載があり，事業者に職場環境や作業条件を適切に維持する義務を課し，労働者には事業者に協力する義務を課している．

2 国際機関における目的

ILO（国際労働機関）とWHO（世界保健機関）の合同委員会報告書（1950年採択，1995年改訂）は，**産業保健**の目的について，「すべての労働者の身体的，精神的および社会的な健康を最高度に維持増進させ，労働条件に起因する健康障害を防止し，健康に不利な諸条件から労働者を保護し，職場に生理学的および心理学的特徴に適合する働く人々を配置し，健康を維持すること，すなわち，仕事の人間への適応と人間の仕事への適応を図ること」とし，さらに，「健康で安全な職場を創造するための労働組織，職場文化を開発することで企業風土や円滑な運営を促進し，企業の生産性を向上させること」と定義している．ここでいう職場文化とは，使用者・労働者が共有し得る価値観をもち，協同して行動することを意味し，企業における経営システム，人事方針，参加原則，教育方針，品質管理に実際に反映されることである．

また，目的を達成するための重要な産業保健活動として，①労働者の健康と労働能力の維持増進，②安全で健康的な作業環境と生産性の確保，③健康で安全な職場を創造するための労働組織，職場文化の開発を挙げている．

近年，ILOやISO（国際標準化機構）は自律的なリスクアセスメントを推進し，WHOはワーカーズヘルスの概念を掲げて産業保健の枠組みを活用した保健政策の普及を目指している．また，ILOの2022年総会で，「労働における基本的原則および権利に関するILO宣言」に労働安全衛生が入った．

3 企業や団体における目的

企業や団体にとっての産業保健の目的は，働く人々の健康および組織における人間関係の健全さを推進して事業やサービスの向上を図ること，働く人々の健康障害を予防し医療費負担や関連費用の減少，疾病休業の減少，就業意欲の向上，作業能力の発揮などにつなげることである．

また，法令違反や労災事故・障害の発生は企業などの社会的責任を問われ，操業停止にもなりかねず，これを回避することも目的である．近年は，健康増進の取り組みを生産性の向上につながる「投資」と位置付け，**健康経営**®＊と名付け，積極的に産業保健活動に取り組む団体や企業を「健康経営銘柄」「健康経営優良法人」として認定している．健康経営®は，「活き活きとした労働

plus α

労働安全衛生法

第1条（目的）　この法律は，労働基準法（昭和二十二年法律第四十九号）と相まつて，労働災害の防止のための危害防止基準の確立，責任体制の明確化及び自主的活動の促進の措置を講ずる等その防止に関する総合的計画的な対策を推進することにより職場における労働者の安全と健康を確保するとともに，快適な職場環境の形成を促進することを目的とする．

用語解説 ＊

健康経営®

アメリカの経営心理学者ロバート・ローゼンがその著書 "The Healthy Company" で提唱した概念で，従業員の健康に配慮した経営手法をいう．従業員の健康維持・増進は，医療費の適正化や生産性の向上，さらには企業イメージの向上につながり，その取り組みに必要な経費は単なる「コスト」ではなく，将来に向けた「投資」であるととらえ，健康管理を経営的視点から戦略的に取り組むこととしている（「健康経営®」は，NPO法人健康経営研究会の登録商標）．

生活」を事業者と労働者が自主的に目指していくことであるといえる.

2 産業保健の特徴

1 法令の規定は最低基準

産業保健の目的を達成するために行う産業保健活動は,法令により詳細に規定されている.実際に産業保健活動を展開する場合,事業は自由に企画してよいものではなく,規定された基準を満たした上で,当該事業場にふさわしい活動を創意工夫し,効率的に展開することになる.

2 産業保健は事業者責任で実施

安衛法に基づく産業保健活動は,**事業者の責任**で実施すべきものであり,重大な法令違反は書類送検され起訴されることがある.この場合には,企業の経済活動も打撃を受けることがある.なお,事業者とは会社や法人側の立場の人で,中小企業では社長,大企業では課長等以上の管理職を指す.

健康診断の実施やその結果の記録,受診した労働者への通知は刑事罰付きの義務であり,労働者の健診の受診や健診結果に基づく就業上の措置の実施は罰則のない義務である.健診結果に基づく保健指導は事業者の努力義務となっている.

3 安全・健康配慮義務

安全・健康配慮義務は,**労働契約法**の第5条に,「使用者は,労働契約に伴い,労働者がその生命,身体等の安全を確保しつつ労働することができるよう,必要な配慮をするものとする」と規定している.なお,「生命,身体等の安全」には心身の健康も含み,「必要な配慮」は一律に定まるものではなく,使用者に特定の措置を求めるものではない.労働者の職種,労務内容,労務提供場所などの具体的な状況に応じて,必要な配慮が求められるとしている.

また,労働安全衛生法第3条や第62条に基づき,かつては職業起因性の疾患の予防が中心であったが,近年では労働者にとって過重な業務やハラスメント,いじめが続き,メンタルヘルス不調等の体調の悪化がみられる場合に,必要に応じて労働者の心身の健康へ,これまで以上にきめ細やかに配慮すべきことが事業者の責務として求められている.

4 経営への影響

産業保健活動は,企業や団体の業種,作業環境だけでなく,経営者の倫理観,財務体質,出資者,顧客,労働者気質などによっても異なる.経済のグローバル化,外注化に伴い,企業の合併,分社化,倒産も生じ,終身雇用の労働者は削減されてパート,派遣,有期雇用などの非正規労働者が極めて多くなっている.その結果,雇用の不安定化と労働密度の上昇を招き,労働者に精神的なストレスと身体的なストレスが生じやすくなっている.

また,企業の社会的責任である**CSR**(corporate social responsibility)とも密接に関与しており,経営における安全衛生体制が社会に対しての責任を

plus α

労働安全衛生法第3条

事業者は,単にこの法律で定める労働災害の防止のための最低基準を守るだけでなく,快適な職場環境の実現と労働条件の改善を通じて職場における労働者の安全と健康を確保するようにしなければならない.

plus α

労働安全衛生法第62条

事業者は,中高年齢者その他労働災害の防止上その就業に当たって特に配慮を必要とする者については,これらの者の心身の条件に応じて適正な配置を行うように努めなければならない.

負う時代になっている．例えば，安全な製品を市場に提供したり，有害なものを環境に排出しないことなどを指す．

5 ダイバーシティの推進と配慮

ダイバーシティとは，多様な人材を積極的に活用するという考え方である．労働現場では，高齢者，女性，障がい者，外国人，性的マイノリティを示す**LGBTQ***についての配慮が必要である．

中でも，近年，定年延長や定年後の再雇用で60歳を過ぎても働く人が増えている．60歳を過ぎると持病をもつ人が増え，感覚機能や運動機能，生理機能や記憶力は低下するが，長年の知識や経験の蓄積により技術の熟練度，組織への帰属意識，思考力や洞察力はむしろ高くなる．こうした高年齢労働者の特性を活かし安全に働ける環境づくりとして，産業保健では，作業面の照度を上げるなどの職場環境の改善や作業のスピードを落とすなどの作業改善で，機能の補完を図る対処が求められる．

また，「**障害者の雇用の促進等に関する法律（障害者雇用促進法）**」では，45.5人以上の従業員を雇用する民間企業の場合，障害者を2.2％以上雇用することが義務付けられ，障害者雇用推進者の選任が努力義務となった．国・地方公共団体等の法定雇用率は2.5％，都道府県等の教育委員会は2.4％であったが，2021（令和3）年3月から，それぞれ0.1％引き上げられ，従業員43.5人以上の民間企業で2.3％になった．また，特例子会社*を設立し，その子会社に障がい者を雇用した場合も，親会社や企業グループ全体に雇用していると見なして実雇用率を算定することで，国は障がい者の雇用の促進と安定を図っている．

なお，障がい者，高齢者，LGBTQの雇用では，作業環境や作業，社内規則の見直しと改善を行う必要があり，それは他の人にとっても快適な状態であって，**すべての労働者にやさしい設計（ユニバーサルデザイン）**による職場づくりとなる．

6 健康情報の取り扱い

産業保健では，労働者の**健康情報**を本人以外が取り扱うことがある．安衛法は，事業者が一定範囲で個人の健康情報を収集・保管・使用する義務を規定している．実際には，安全・健康配慮義務を徹底するために，法定外の健康情報も収集している場合が多く，法定の検査項目以外の検査の結果や生活習慣情報，診断書，健康相談の記録などの情報を取り扱う際には，雇用や労働条件で誤解・偏見・差別による不利益が本人に生じることがないよう慎重に行うべきである．

2019（平成31）年4月1日からは，事業者は，労使の協議により事業場における心身の状態の情報の適正な取り扱いを明確にした「取扱規程」を定めることとされた．

用語解説 *
LGBTQ

同性愛を表すレズビアン・ゲイ，両性愛であるバイセクシュアル，性自認と生まれもった生物学的性別が不一致であるトランスジェンダー，性自認・性的指向を模索しているクエスチョニングの頭文字をとった略称．人の性別は生物学的な性別と心理的な性別，性的指向などが組み合わさって決定されるものであり，この五つ以外にもさまざまな性別が存在する．

用語解説 *
特例子会社

企業が障がい者の雇用に特別な配慮をした子会社を設立し，一定の要件を満たす場合に，特例としてその子会社に雇用されている労働者を親会社に雇用されているものと見なす．親会社については企業，グループによる実雇用率算定も可能．障害に配慮した仕事の確保や適切な人材（専門スタッフや専任の指導員の配置等）を確保しやすくして，障がい者の雇用の促進や安定を図っている．2020年6月現在，542社が認定を受けている．

❼ 健康保険組合や協会けんぽの保健事業との関わり

被用者保険といわれる健康保険組合や全国健康保険協会（協会けんぽ），国民健康保険組合などは，健康保険法第150条に基づき医療費の給付のほかに，特定健康診査・特定保健指導や健康相談・保健指導，健診などの保健事業を被保険者らに提供しており，事業者の健康管理活動との連携が欠かせない．

協会けんぽや健康保険組合は，保健師等を雇用し，事業所を訪問しての特定保健指導や保健指導，健康教育，人間ドックなどを実施するなど独自の健康増進活動を推進している．また，特定保健指導を外部の保健指導機関に委託実施している健保組合が多く，健保組合の保健師等や企業の産業保健スタッフとの情報交換が課題である．

2015年度からは，内閣府が進める新成長戦略に基づき，診療報酬明細書や健診データをビッグデータとして分析し，企業と健保組合が連携・協同・共同（**コラボヘルス**）する保健事業の取り組みが始まった．2018年度からは，従業員等の健康づくりに対して企業と健保組合が連携するツールとして，**健康スコアリングレポート**を各健保組合に通知している．

2 労働衛生関係法令の概要

1 労働衛生行政の歴史と現状

日本では，明治時代は国策として「富国強兵」が推進され，生産性のみが重視された．その結果，紡績工場に集められた農村の子女は劣悪な労働条件の中で長時間働き，結核を発症し，療養のため帰郷したことにより全国にまん延することとなった．また，鉱業界では多くの労働者が硅肺*に苦しめられた．このような状況の中で，1911（明治44）年に若年者を働かせることを禁止し労働時間を制限する工場法が成立したが，施行は1916（大正5）年であった．その後も，第二次世界大戦中は非常事態として「戦力増強」が最優先課題になり，無視された．

第二次世界大戦終結後，1946（昭和21）年の日本国憲法の公布に基づいて，翌年，**労働基準法**が制定された．この労働基準法には労働者の生命と健康を守るための「安全・衛生」に関する章が設けられ，有害業務を規制し労働者を保護する，労働衛生行政が始まった．

労働衛生行政は国が直轄する体制になっており，厚生労働省労働基準局安全衛生部が担当し，47都道府県の労働局，および全国332カ所に設置された**労働基準監督署**が国の機関として直接担当する全国斉一行政であり，地域保健法が都道府県，市町村での裁量があることとは大きく異なる．法令違反に対しては，司法警察権を有する労働基準監督署の労働基準監督官が必要により事業場に立ち入り，行政指導や是正勧告を行い，重大な法令違反については書類送検

し，起訴することがあり，大変厳しい法運用がなされている．

1972（昭和47）年に労働基準法から分かれて労働安全衛生法（安衛法）が制定され，安全衛生に係る法制の充実強化が図られた．安衛法の具体的な内容については労働安全衛生法施行令（政令）や，労働安全衛生規則（省令）などで規定され，詳細な規格や規定が告示で示される．また，事業者に実施を促す事項は指針として公示で，法令の解釈や行政指導上の通知は厚生労働省の労働基準局長発（基発）で都道府県労働基準局長宛の通知として示されることが多い．

現在の労働衛生行政は，従来からの職業病対策に加えて，化学物質対策，健康保持増進対策，メンタルヘルス対策，快適職場形成，産業保健活性化，治療と仕事の両立支援の各施策が実施されている（**図15-1**）[1].

また，パート，派遣社員，アルバイト，季節工，期間工，嘱託社員，契約社員，準社員，臨時社員，アソシエイトなどと呼ばれている**非正規雇用**の労働者

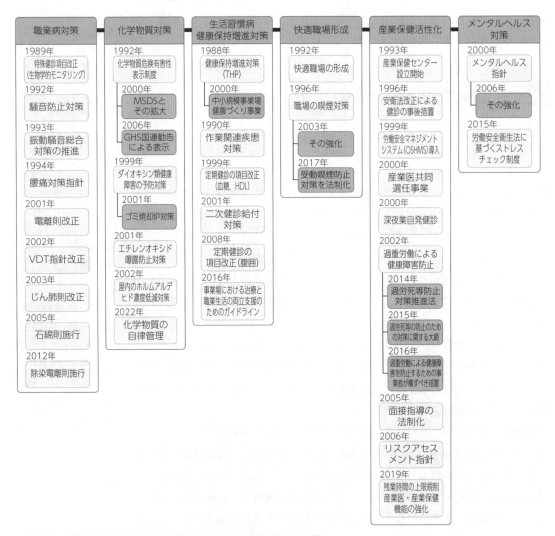

図15-1　労働衛生行政の主な施策（1988〈昭和63〉年以降）

が全労働者の約4割を占めているが，その名称にかかわらず，使用者と事実上の労使関係がある労働者には，労働衛生法令が適用される．そのほか，労働者派遣法や短時間労働者の雇用管理の改善などに関する法律（パート労働法）などに一定の労働者保護規定があるが，実際には，これらの非正規雇用の労働者には労働衛生行政の施策は及びにくい．

2 労働災害や公務災害

労働者が業務遂行中に業務に起因して生じた負傷や疾病のことを**労働災害**（**労災**）といい，公務員については公務災害という．このうち疾病を**業務上疾病**（公務員は公務上疾病）という．被災者または遺族からの申請に基づき，**労働者災害補償保険**（**労災保険**）から療養費や休業4日目以降の休業補償など，所定の保険給付が行われる．通勤途上の災害も補償の対象である．

労災の被災者数や業務上疾病者数は，1961（昭和36）年をピークに減少してきたが，1990年代後半からはほぼ一定となっている．2020（令和2）年は，休業4日以上の業務上疾病者数は15,038人で，前年の8,310人より大幅に増えたが，これは新型コロナウイルス感染症の罹患によるもの（6,041人）が含まれていることによる．疾病分類別では，負傷に起因する疾病は6,533人，そのうち腰痛（災害性腰痛）が最も多く5,582人で，業務上の負傷に起因する疾病のうち8割以上を占めている．

plus α

労働者災害補償保険法（労災保険法）

業務上災害に対しては，労働基準法に，使用者が療養補償その他の補償をしなければならないと定められている．そこで，労働者が確実に補償を受けられるように，かつ事業主の補償負担を軽減するために設けられた制度．労働者を一人でも雇用する事業主は，労災保険法の適用を受け，強制的加入により，保険料を納付することとされている．

3 労働衛生管理とリスクアセスメント，リスクマネジメント

日本における産業保健活動は，労働衛生管理という考え方を基本に進められている．労働衛生管理は，**労働衛生の3管理**といわれる**健康管理**，**作業環境管理**，**作業管理**に，**労働衛生教育**，それらを事業場の中で組織的に推進するための衛生管理体制の充実などを含む**総括管理**を加えた**5管理**である（**図15-2**）．労働衛生管理は，まず，事業者に最低基準である法令規制に従い労働衛生管理体制を構築させ，作業管理や作業環境管理を徹底して健康のリスクを低減し，健康管理で確認する，そして労働衛生保護具の取り扱いや安全な作業方法を修得する，労働衛生教育を確立することで労働災害の防止が図られるとしている．

しかし，欧米先進国では，このような法規準拠型では労働災害の防止には限界があると考え，1990年代から職場の自主対応型の産業保健活動が推進されている．日本では1999（平成11）年に，「**労働安全衛生マネジメントシステム（OSHMS）に関する指針**」が公表され，事業者が自主的に安全衛生方針を表明し，安全衛生活動に労働者の意見が反映される体制とそのための文書を整備して，リスクアセスメントの結果に基づく安全衛生活動を，計画－実施－評価－改善というPDCAサイクルで行い記録する．そして，システム監査を

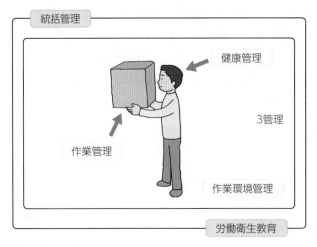

図15-2　産業保健の5管理

することで，安全衛生管理の質的な向上を目指した．

　また，2005（平成17）年の安衛法の改正で危険性または有害性等の調査およびその結果に基づく措置の実施が事業者の努力義務となり，「**危険性又は有害性等の調査等に関する指針（リスクアセスメント指針）**」が示された．**リスクアセスメント**とは，作業における危険要因から発生する安全と健康に対するリスクを評価するプロセスであり，リスクを組織的にマネジメントし，リスクが許容可能なレベル以下になるようにするプロセスを**リスクマネジメント**という．リスクアセスメント指針は，リスク低減対策として法定事項を実施することを最優先し，次の優先順位として，危険な作業の廃止・変更によるハザードの除去・低減，次いで局所排気などの工学的対策，マニュアル整備などの管理的措置，最後に個人用保護具の利用の順を推奨している．

　以上のように，事業者には労働衛生管理の推進に加えて，自主的な活動としてOSHMSを構築し，リスクアセスメントを推進することが勧奨されている．

　さらに，2022年5月に「化学物質の自律管理」に関する法令が公布され，曝露濃度の低減措置，保護具の使用，衛生委員会での付議事項の追加などが事業者に義務付けられた．

4 労働衛生管理を推進するための体制

■1 安全衛生委員会または衛生委員会（安衛法第18条・19条）

　常時50人以上の労働者を使用する事業場ごとに，**安全衛生委員会または衛生委員会**を設置し，月に1回以上開催することが義務付けられている．（安全）衛生委員会は，総括安全衛生管理者または事業の実施を統括管理する者が議長となり，衛生管理者，産業医などが委員となるが，議長以外は労使双方から各々同数の委員で構成される．

　（安全）衛生委員会では，健康保持増進対策や過重労働対策，メンタルヘル

ス対策，ストレスチェック実施計画の審議やストレスチェック実施状況，組織分析結果の報告，労働災害の原因分析と再発防止対策，健康診断の結果や作業環境の測定結果，労働衛生教育など，産業保健活動の実施に関わる事項について調査や審議を行い，議事の概要は労働者に周知する．委員会の設置が義務付けられていない事業場では，関係労働者の意見を聞く機会を設けることが求められている．

保健師等の産業保健看護職は，衛生管理者の立場やそれ以外として参加し，健康分析結果から課題の提示などを行っている．

表15-1　事業場の規模と衛生管理者

事業場の規模 （常時使用する労働者数）	衛生管理者 の数
50～200人	1人以上
201～500人	2人以上
501～1,000人	3人以上
1,001～2,000人	4人以上
2,001～3,000人	5人以上
3,001人以上	6人以上

2 産業保健スタッフ

1 総括安全衛生管理者（安衛法第10条）

常時50人以上の労働者を使用する事業場における事業の実施について，実質的に統括管理する権限や責任を有する事業場の所長や副所長などを，業種ごとに一定規模以上の事業場で**総括安全衛生管理者**として選任することが義務付けられている．総括安全衛生管理者は，事業場における安全衛生の統括管理者として労働衛生の5管理と，自主的な安全衛生活動を推進しなければならない．

2 衛生管理者（安衛法第12条）

常時50人以上の労働者を使用するすべての事業場では，原則として事業場に専属の**衛生管理者**を選任しなければならない（**表15-1**）．常時使用する労働者数が201人以上の事業場では，労働者数に応じて選任すべき衛生管理者数も増加する．また，建設業や運送業，製造業など危険な作業がある業種で常時50人以上の労働者を使用する事業場では，**安全管理者**を選任しなければならない．

衛生管理者の資格を有する者は，衛生管理者試験に合格して都道府県労働局長の免許を交付された者のほか，医師，歯科医師，薬剤師，保健師などであり，常時使用する労働者が3,000人を大幅に超えるような場合などには，衛生管理が円滑に行われるよう産業医の増員や衛生管理者の免許を有する保健師の活用などを図ることが指導されている（昭和47年9月18日基発第601号の1）．なお，保健師資格を有する者は，労働基準監督署に届け出をすれば，無試験で第1種衛生管理者を取得することができる．

衛生管理者は衛生に関する技術的事項を管理し，健康保持・障害防止対策を実施する．少なくとも毎週1回作業場などを巡視し，設備，作業方法または衛生状態に有害の恐れがあるときは，直ちに，労働者の健康障害の防止に必要な措置を講じなければならず，事業者はそのための権限を付与しなければならない〔労働安全衛生規則（以下，安衛則）第11条〕．

plus α

安全衛生優良企業公表制度

安全・健康で働きやすい職場をより増やしていくために，厚生労働省が平成27年度に創設した制度である．労働者の安全や健康を確保するための対策に積極的に取り組み，高い安全衛生水準を維持・改善している企業を安全衛生優良企業と認定し，公表している．企業は，求職者や取引先に対して安全・健康な企業というイメージをアピールでき，求職者は安全・健康な職場を選択できる．

plus α

保健師の衛生管理者としての活用

1973（昭和48）年に厚生省（現厚生労働省）から，「衛生管理者としての保健婦の活用について」（労働省労働衛生課長名内翰）が発出され，事業所の衛生管理に保健師の活用を図ることになった．

│3│産業医（安衛法第13条）

　常時50人以上の労働者を使用する事業場は，一定の要件を有する医師から**産業医**を選任し，健康管理などを行わせることとされている．常時1,000人以上を使用する事業場または常時500人以上で衛生上有害な業務に従事させている事業場は，事業場に専属の者を選任しなければならない．

　産業医は，健康診断や面接指導などの結果に基づく労働者の健康を保持するための措置や，健康障害の原因調査，再発防止対策などの提言・勧告，衛生管理者に対して指導や助言を行う．また，少なくとも毎月1回，事業者から毎月所定の情報が提供されている場合は少なくとも2カ月に1回，作業場などを巡視し，作業方法または衛生状態に有害の恐れがあるときは，直ちに労働者の健康障害の防止に必要な措置を講じなければならず，事業者はそのための権限を付与しなければならない．産業医は，労働者の健康を確保するため必要があると認めるときは，事業者に対し勧告をすることができ，事業者はそれを尊重しなければならない（安衛則第14，15条）．2018（平成30）年，働き方改革実行計画を受けて安衛法が改正され，産業医・産業保健機能の強化が図られた．

　産業医の選任を要しない50人未満の事業場については，事業者は労働者の健康管理などを行うのに必要な医学に関する知識を要する医師や保健師に，労働者の健康管理などの全部または一部を行わせるように努めなければならない（安衛法第13条の2，安衛則第15条の2）．

5 労働衛生教育

　労働者が従事する作業が健康に与える影響や健康障害を防ぐための労働衛生管理体制や作業環境管理，作業管理，健康管理を正しく理解するよう，事業者は**労働衛生教育**を実施しなければならない．すなわち，事業者は労働者を雇い入れたときや作業内容を変更したときには，機械や原材料の危険性や有害性およびこれらの取り扱い方法，安全装置や保護具の性能およびこれらの取り扱い方法，業務に関連して発生する恐れのある疾病の原因および予防方法，整理・整頓および清潔の保持，救急措置などの事項についての労働衛生教育を実施しなければならない．

　高気圧下での業務，酸素欠乏危険場所における作業，X線装置などを用いて行う透過写真撮影業務，特定粉じん作業など49業務に労働者を就かせるときは，当該業務ごとに定められた特別教育を実施し，その記録を3年間保存しなければならない．職長などに対しても現場監督者として行うべき労働者に対する指導，監督の方法や作業設備などの保守管理，災害発生時の措置，労働災害防止活動等の事項についての労働衛生教育を実施しなければならない．これらについて，保健師等の産業保健看護職は，安全部門と連携しながら実施している．

　以上のほか，事業者は危険または有害な業務に現に就いている労働者に対し

plus α
5S

整理，整頓，清掃，清潔，躾がすべてサ行から始まることから5Sと呼び，安全で効率のよい作業をする基本として，広く使われている考え方である．現在，5Sの概念は世界でも共有されている．

て，その従事する業務に関する安全または衛生のための教育を行うよう努めなければならない．メンタルヘルス研修や禁煙教室などの健康教育は各企業が独自で行い，5管理の中では健康管理に入る．その他，産業保健看護職が人事部門とともに実施する新人社員教育や管理者教育も，労働と健康についての教育という点で，労働衛生教育に含まれる．

6 作業環境管理と作業の管理

1 作業環境管理

作業環境管理は，作業環境中の物理的・化学的有害要因を排除または代替物の採用，あるいは適正な管理により，これらの因子による健康障害の発現を防止すること，およびさらに良好な作業環境に改善，維持し，より快適に作業ができるようにすることを目的とする．

職場の改善は，まず発生源対策として使用する物質を有害性の少ない物質に代替することや，反応条件を曝露（ばくろ）が減るように変更することを検討する．次に，工学的対策として密閉化や遠隔操作，ロボット化を検討し，次善策として局所排気装置の設置を検討する．また，全体換気を促進し，遮蔽（しゃへい）板の設置・床や壁の清掃，作業者を隔離，遠隔化する．そして作業者が風下にならないよう，作業位置を工夫し作業者の背後からの送風，作業マニュアルの整備を行う．それでも有害物の曝露が避けられないときには作業を交替させ，一人当たりの曝露時間を短縮する．それでもやむを得ない場合には適切な労働衛生保護具を労働者に正しく装着させる．

事業者は，有害な業務を行う屋内作業場などについて，厚生労働省が定める**作業環境測定基準**に従って定期的に作業環境測定を実施し，その結果を評価し，施設・設備の設置と整備などの措置を講じて作業環境を改善，または健康診断の実施などの措置を講じなければならない．なお，近年は個人曝露評価が見直され，2022（令和4）年3月に労働安全衛生規則等の一部改正により，化学物質の個人曝露による自律的管理の強化が示された．

粉じんや電離放射線，有機溶剤，鉛，特定化学物質（特化物）などを取り扱う作業場の一部は指定作業場と呼ばれ，**作業環境測定士**の資格を有する者が定期的に測定しなければならない．多くの事業場では，作業環境測定を専門的に行う外部の機関に依頼している．

また，一般の事務所であっても中央管理方式の空気調和設備を有する一定規模以上の建築物の場合には，快適な環境維持のために2カ月以内ごとに1回，一酸化炭素や二酸化炭素の含有率，室温，外気温，相対湿度の測定が必要である．

以上のほか，採光や照明，環境音などの一般衛生対策，心理的な視点から働きやすい職場環境にも留意する．保健師等の産業保健看護職は，産業医と共に職場巡視を実施するとともに，必要に応じて職場に出向き，安全性や快適性を確認する．

2 作業管理

作業管理は，作業方法の改善や労働時間，作業内容の適正化を図ることにより労働負担を軽減し，働きやすい条件をつくり出すことを目的とする．

一部の有害業務については，労働基準法により時間外労働時間を２時間以内に制限し，かつ妊産婦の就労を禁止している．重量物の運搬や介護・看護作業で増加傾向にある腰痛の予防対策としては，作業姿勢や作業標準，休憩・作業量，自動化・省力化などの具体的な対策が示されている．連続VDT（visual display terminals）作業では，一連続作業時間が１時間を超えないようにし，次の作業までに10〜15分の作業休止時間を設け，かつ一連続作業内で，１〜２回の小休止をとることや，高齢者や在宅ワーカー等に対する配慮事項などが指導されている．

作業管理には，有害業務に対する労働衛生保護具（保護具）の適切な使用やメンテナンスが含まれる．労働衛生保護具は構造と性能について作業に応じて適切なものを選択し，使用しなければならない．保護具を装着しての作業は負担が大きいため，作業環境や作業方法を改善し保護具が不要になる職場を作ることが大切である．

1997（平成９）年改正の**快適職場指針**は，法令などの基準を超えた高い安全衛生水準を自主的な目標として定め，その実現に向かって継続的に努力することを示し，具体的措置として作業の方法を改善するための措置および労働者の疲労を回復させるための施設・設備などについて規定している．これは，安衛法第71条の２に，事業者は快適な職場環境を形成するように努めなければならないとされていることに基づく．

3 化学物質の管理

安衛法は，労働者に健康障害を発生させる恐れのある化学物質について，健康障害の程度に応じて三つに分けて規制している（**表15-2**）．そして，**表15-2**の②，③の物質の譲渡提供時や使用時には，名称の表示や**安全データシート**（safety data sheet：SDS）の交付を義務付けている．SDSとは，化学物質の製造者が物質の一般名称，物理化学的な性質，人体への影響，取り扱い上の注意，事故発生時の措置などを記載した文書をいう．なお，2016（平成28）年からSDSの交付が義務付けられている物質については，危険性または有害性等の調査（リスクアセスメント）を実施しなければならない．

7 健康管理

健康管理は，職場環境や作業方法，作業内容，人間関係などの職場の諸因子と健康との関連を把握し，健康への影響を早期に発見，健康障害を未然に防ぎ，さらに快適な状態で就労できるようにするとともに，勤労生活全般にわたる健康支援活動を通じて，健康の保持・増進を図り，生涯健康を目指すことを

表15-2 労働安全衛生法での化学物質の規制

①製造・輸入・提供・使用を禁止している物質
②製造に許可が必要な物質
③作業環境測定などの管理が必要な物質

plus α

情報機器作業における労働衛生管理のためのガイドライン

VDT作業に従事する労働者の心身の負担を軽減するために，事業者が適切な作業環境の整備，作業の管理が行えるよう2002年に「VDT作業における労働衛生管理のためのガイドライン」として発表された．IT化が進み，VDT作業の種類・規模が増えたことを背景に2019年７月に改定され，高齢者や事務所以外の場所でVDT作業に従事する労働者に対する配慮もガイドラインに追加された．

目的とする.

事業者は，安衛法に定められた安全配慮義務のもと，**健康診断**およびその結果に基づく就業上の措置と保健指導を実施することで，労働者の健康を管理しなければならない．労働者は，自己保健義務に基づき健康診断を受診しなければならない．

1 一般健康診断から始まる健康管理

一般健康診断は，結核の早期発見を目的に始まり，1972（昭和47）年の安衛法の公布時に血圧と尿検査が追加された．1988（昭和63）年の安衛法改正時には，35歳および40歳以上のすべての労働者に血液検査や心電図検査が追加され，労働者の一般的な健康状態を把握して就業適正を確保することを主目的とするように変わった．1996（平成8）年の改正では，健康診断実施後の就業上の措置の決定や保健指導の実施が規定された．具体的な内容は，「**健康診断結果に基づき事業者が講ずべき措置に関する指針**」で示された．また，2016年2月に厚生労働省から「**事業場における治療と職業生活の両立支援のためのガイドライン**」が公表された．2人に1人ががんに罹患する時代，がんなど慢性，長期的疾患があっても，仕事が継続できるように社会的なしくみが整った．

一般定期健康診断は，雇い入れ時および1年以内ごとに1回，実施しなければならない．厚生労働省「定期健康診断結果報告」によると，2020（令和2）年の有所見率は58.5%であった．

一次健康診断の結果，血圧検査，血中脂質検査，血糖検査，肥満度の測定のすべてに軽度の異常所見が認められた場合には，労災保険制度による二次健康診断等給付として，脳血管および心臓の状態を把握するための**二次健康診断**および**特定保健指導**が無料で受けられる制度を設け，健康管理の充実を図っている．この特定保健指導は，医療保険者に義務付けられた特定保健指導とは異なる．

2 特殊健康診断

特殊健康診断は，法令に基づく有害要因に曝露される一定の労働者を対象に，定められた検査項目について実施される（**表15-3**）．特殊健康診断の結果，健康への影響が疑われる場合には二次検査などで有害要因との因果関係を十分に調査し，職場環境や作業条件を改善して健康障害の発生が繰り返されることがないように努める．

特殊健康診断を実施した事業者は，特殊健康診断ごとに，対象者数や有所見者数などを所定の様式に記載し，所轄の労働基準監督署に報告しなければならない．特殊健康診断の有所見率は，厚生労働省の「特殊健康診断結果」によると，2020（令和2）年は5.7%で，これまでで最も低い．

3 保健指導（安衛法第66条の7）

安衛法は，事業者に対し，健康診断の結果，特に心身の健康の保持に努める必要があると認める労働者に**医師または保健師による保健指導**を行うよう努め

plus α
治療と仕事の両立支援

事業者は，健康診断結果や疾病を抱えた労働者本人からの申し出を受け，治療と仕事の両立支援を行う．「事業場における治療と仕事の両立支援のためのガイドライン」（2019年改訂）は，関係者の役割，環境整備，個別の労働者への支援の進め方など，事業場における取り組みをまとめたものである．

表15-3　労働衛生法令等に基づき実施される健康診断

- 労働衛生法令に基づき事業者に実施義務のある健康診断
  - 一般健康診断（安衛法66条第1項）
    雇入れ時の健康診断（労働安全衛生規則，以下安衛則第43条）
    定期健康診断（安衛則第44条）
    特定業務従事者の健康診断（安衛則第45条）
    海外派遣労働者の健康診断（安衛則第45条の2）
    給食従業員の検便（安衛則第47条）
  - 特殊健康診断（安衛法第66条2項）
    電離放射線健康診断（電離放射線障害防止規則第56条）
    高気圧健康診断（高気圧作業安全衛生規則第38条）
    鉛健康診断（鉛中毒予防規則第53条）
    四アルキル鉛健康診断（四アルキル鉛中毒予防規則第22条）
    有機溶剤健康診断（有機溶剤中毒予防規則第29条）
    特定化学物質健康診断（特定化学物質障害予防規則第39条第1項）
    石綿健康診断（石綿障害予防規則第40条）
  - 歯科健康診断（安衛法第66条第3項）
    歯科医師による健康診断（安衛則第48条）
- じん肺法に基づき事業者に実施義務がある健康診断
    じん肺健康診断（じん肺法第3条，同第7-9条）
- 行政指導通達により勧奨されている特殊健康診断
    例：騒音ガイドラインに基づく健康診断，VDT作業者の健康診断
- 労働安全衛生法に基づくその他の健康診断
  - 都道府県労働局長による臨時の健康診断（安衛法第66条第4項）
  - 労働者からの書類提出による健康診断（安衛法第66条第5項）
  - 深夜業労働者の自発的健康診断（安衛法第66条の2）
  - 健康管理手帳による健康診断（安衛法第67条）
- 労働者災害補償保険法に基づく健康診断
  - 二次健康診断（労災保険法第26-28条）
- 保険者が実施する健康診査
    特定健康診査（高齢者の医療の確保に関する法律第18条）
- 事業所が任意に実施する健康診断
    例：復職時の健康診断，年齢階層別の健康診断

なければならないとし，労働者には受けた保健指導を利用して，その健康の保持に努めるものとする，と規定している．

　2008（平成20）年4月から始まった40～74歳の公的医療保険加入者全員を対象とした特定保健指導は，特定健康診断の結果に基づいて階層化された対象者ごとに，主にメタボリックシンドロームなどの生活習慣病の予防や重症化予防を目的として行う保健指導であり，安衛法に基づく保健指導の対象者や内容とは若干異なる．

4　健康教育（安衛法第69条）と健康の保持増進

　安衛法は，「事業者は，労働者に対する健康教育及び健康相談その他労働者の健康の保持増進を図るため必要な措置を，継続的かつ計画的に講ずるように努めなければならない」と規定している．そして，1988（昭和63）年に「事業場における労働者の健康保持増進のための指針」を示し，すべての労働者を対象に疾病予防を図るとして，若いころから継続的で計画的な健康づくりを進めて，働く人がより健康になることを目標としている．具体的措置としては，健康測定とその結果に基づく運動指導，メンタルヘルスケア，栄養指導，保健指導などがあり，それぞれに対応したスタッ

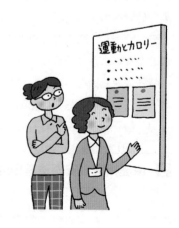

フの緊密な連携により推進することとした．この活動は，**トータル・ヘルスプロモーション・プラン**（THP）と称され，6種類の健康づくりスタッフ（産業医，運動指導担当者，運動実践担当者，心理相談担当者，産業栄養指導担当者，産業保健指導担当者）を養成した．

2021（令和3）年に改正され，医療保険者とのコラボヘルスにより，PDCAを回しながら事業場に合った健康づくりが求められている．

5 快適職場の形成（安衛法第71条の2，3）

安衛法では，事業者は，事業場における安全衛生の水準の向上を図るため，作業環境を快適な状態に維持管理するための措置や，作業方法を改善するための措置，労働者の疲労を回復するための施設や設備を設置・整備することなどの必要な措置を継続的かつ計画的に講ずることにより，**快適な職場環境**を形成するように努めなければならない．具体的には，**快適職場指針**により，快適な空気環境・温熱条件・視環境・音環境・作業空間の維持管理，作業方法を改善するための措置，精神的緊張の緩和，休憩室・更衣室・給湯設備の設置などを目標として快適な職場環境の形成を図る．

また，推進に当たり考慮すべき事項として，推進体制の整備を図ることや，労働者の意見を反映させること，心身の負担の感じ方には個人差があること，職場は潤いをもたせ，緊張をほぐすよう配慮することを挙げている．

6 メンタルヘルス対策

2012（平成24）年は，年間自殺者数が1998（平成10）年に初めて3万人を超えて以来15年ぶりに，3万人を下回った．2010（平成22）年以降10年連続で減少し，2019（令和元）年は20,169人で，これまでで最も低い数値となった．自殺者の約3分の1を労働者が占めているため，産業保健分野でのメンタルヘルス対策の推進は，自殺者を減少させていく上でも重要である．

労働者を対象とした厚生労働省健康調査では，精神的な不安や悩み，強いストレスを感じる労働者は，1997（平成9）年以降は6割に達し，2013（平成25）年は52.3％に減少した．その後，58～59％で継続したが，2020（令和2）年は前年と比べて減少し，54.2％であった．

また，精神障害等に係る労災補償の支給決定件数は，2022（令和4）年度は710件であり，これまでで一番多い．産業保健におけるメンタルヘルス対策は重要課題の一つになっている．

厚生労働省は，1999（平成11）年にはじめて心理的負荷による精神障害に係る業務上外の判断基準を示し，2020（令和2）年5月の改正で，心理的負荷評価表に**パワーハラスメント**が追加された．労働災害は「心理的負荷による精神障害の認定基準について」（2020年5月29日付基発0529第1号）に基づき判断されている．また，「労働者の心の健康の保持増進のための指針」（メンタルヘルス指針，平成27年11月改正）や「心の健康問題により休業した労働者の職場復帰支援の手引き」（平成21年3月改訂）を示し，さらにストレス

チェック制度*を創設（平成27年12月）するなどして，**職場のメンタルヘルス対策**を推進している．

　事業者は，心の健康づくり計画を策定し，事業者自らが事業場におけるメンタルヘルスケアを積極的に推進することを表明し，実施体制を確立することが重要としている．そして，①セルフケア，②上司や管理者によるケア（ラインケア），③事業場内産業保健専門職によるケア，④事業場外資源によるケアの四つのケアを推進すること，職場復帰支援プログラムを策定すること，メンタルヘルス推進担当者を選任し，人事労務管理と連携しつつ推進することとされている．メンタルヘルスケアを進めるに当たっては，健康情報の適正な取り扱いに努めることとしている．また，「ストレスチェック制度の施行を踏まえた当面のメンタルヘルス対策の推進について」（平成28年4月1日付基発0401第72号）が示され，メンタルヘルス対策の包括的かつ効果的な推進が望まれている．

　保健師等の産業保健看護職は，事業場内のメンタルヘルス支援体制を人事部門や産業医等と連携しながら構築し，なにかあればすぐに労働者の相談に応じたり，健康教育を行って労働者一人ひとりのセルフケア能力の向上を推進していく役割がある．そして，メンタルヘルス対策として最も重要なラインケアに対し，保健師等は，管理監督者が部下の変化に気付き早期発見・早期対応でき，なるべく心理的負荷の少ない職場環境改善を行えるよう，管理者教育を行っている．

7　過重労働による健康障害防止のための総合対策
（平成31年4月1日付け基発0401第41号）

　長時間残業などの**過重労働**が主因となって脳・心疾患，抑うつ状態などの健康障害の発生が増加するようになり，**過労死**や**過労自殺**として注目されている．厚生労働省は，医学的知見を踏まえ，労働者が疲労を回復することができないような長時間にわたる過重労働を排除し，労働者の健康管理を適切に実施することが重要として，労働基準法や労働安全衛生法を改正した．そして，法定時間外労働が月に80時間を超える労働者のうち医師による面接指導を希望する労働者に対し，面接指導の実施を義務付けた．ただし，研究開発業務従事者や高度プロフェッショナル制度適用者では，月100時間を超えた場合，申し出にかかわらず面接指導を行う義務がある．

　保健師等の産業保健看護職は，企業等の組織内で過重労働となっている労働者が健康管理の対象に挙がるように，人事部門と連携をしながら体制づくりを行う．一般的には，企業内の事業者側と労働組合との労使協議などで，月に何時間以上の法定時間外労働者を健康管理の対象にするかを定め，医師の面接の前段階として，保健師等の産業保健看護職が面談を行っている．医師の面接の対象は，法定時間外労働時間が月に80時間を超え，申し出があった労働者であるが，保健師等の産業保健看護職の面談では，本人の申し出がなくても必要

用語解説 *
ストレスチェック制度
労働者のメンタルヘルス不調の未然防止（一次防止）を主な目的とし，労働者自身のストレスへの気付きを促すとともに，ストレスの原因となる職場環境の改善につなげるものとされている．検査の結果は，実施者である医師，保健師等から直接本人に通知され，本人の同意なく事業者に提供されることはない．労働者50人以上の事業場では実施義務があるが，健康診断と異なり，すでに受診中の者がいることなどから，労働者個人にはストレスチェックの受診義務はない．

に応じて医師につなげる．また，医師の面談は必要ないものの，職場の労働時間の調整やサポート体制の必要などがある場合は，状況に応じ職場の管理監督者にフィードバックして対策を講じる．

8 職場巡視

産業医は少なくとも毎月1回（事業者から所定の情報が毎月提供される場合には2カ月に1回以上），衛生管理者は少なくとも毎週1回，定期的に作業場を巡視することとされているが，保健師・看護師にその規定はない．しかし，健康教育や健康相談，保健指導は対象者個人の作業態様を含む労働生活を把握して実施するものであり，また労働衛生の年次計画や長期計画の策定に際しても作業場の把握が欠かせず，保健師・看護師にとっては職場巡視は欠かせない業務である．そこで，保健師・看護師は産業医や衛生管理者に同行して労働者が働く現場の状況をよく知り，取り扱っている化学物質やその取り扱い方法，その際の姿勢なども含めて，把握することが必要である．また，常時行われている作業だけでなく，修理作業や保全作業，清掃作業，廃棄作業などの非定常作業についても，リスクの有無の視点から巡視する必要がある．

職場巡視後は，安全衛生委員会などで議論し，問題点については対策を講ずる必要がある．ハインリッヒの法則*にあるように，日ごろの作業においてのヒヤリ・ハットをそのままにしていると重大な災害が起こるといわれている．リスクアセスメント，リスクコミュニケーション，リスクマネジメントを確実に行うことが重要である．

8 小規模事業場への産業保健支援対策

小規模事業場は，産業医や保健師・看護師などの専門職を抱えることは経済的に難しく，産業保健サービスが行き届いていないと指摘されている．

そこで，国は50人未満の小規模事業場の事業者や小規模事業場で働く労働者を対象に，一般定期健康診断後の保健指導や医師による就業区分判定のための意見聴取，長時間労働者への医師面接指導，健康相談などの産業保健サービスを無料で提供する**産業保健総合支援センター地域窓口**（通称：**地域産業保健センター**）を設置している．また，2014（平成26）年度からは，事業場からの要望に応じて，事業場を訪問し，助言および労働者に対するセミナーも行っている．地域産業保健センターの活動は，全国47都道府県に設置されている**産業保健総合支援センター**が支援している．

都道府県や二次医療圏ごとに設置されている**地域・職域連携推進協議会***も，事業の一環として，小規模事業所に対して健診受診率の向上やメンタルヘルス対策に関する情報提供，出前方式の健康教育などの保健サービスを提供している．

用語解説 *

ハインリッヒの法則
（Heinrich's law）

労働災害における経験則の一つ．一つの重大事故の背後には29の軽微な事故があり，その背景には300の異常（ヒヤリ・ハット）が存在するというもの．

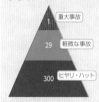

用語解説 *

地域・職域連携
推進協議会

健康づくりのための健康情報を共有し，保健事業を共同実施するとともに保健事業の実施に要する社会資源を相互に有効活用し，生涯を通じた継続的な保健サービスの提供体制を整備する目的で組織された．保健所や精神保健福祉センター等の地域保健関係機関と事業所，労働基準監督署，商工会議所等の職域保健関係機関，医師会，看護協会，薬剤師会，栄養士会等の関係機関で構成されている．

3 職業性疾病の概要

1 職業性疾病と作業関連疾患の概念

　職業性疾病（職業病）とは，職場環境や作業条件が主要な原因となって発症する疾病をいい，じん肺や騒音性難聴，石綿による肺癌・中皮腫などがある．

　作業関連疾患とは，1976（昭和51）年にWHOが提唱した概念で，「疾病の発症，増悪に関与する数多くの要因の一つとして，作業（作業態様，作業環境，作業条件など）に関連した要因が考えられる疾患の総称」と定義されている．日本では，特に，過重労働と脳・心疾患，過重労働・心的負荷・セクシュアルハラスメントと精神障害・自殺との関係が取り上げられている．

2 物理的要因による健康障害

1 電離放射線による障害

　電離放射線を全身に被曝した場合，放射線量が多いほど症状は重くなり，5 Svを超えるような全身被曝では1週間以内で50％以上が死亡する．被曝後数週間のうちに生じる早期障害と，数年後から認められることが多い晩期障害に分けられる．早期障害は，白内障や骨髄障害による白血球数の減少，出血や免疫力の低下による感染などがある．消化管粘膜の障害では下痢，皮膚の障害では皮膚炎や脱毛などが起こる．被曝を避けるには，線源の遮蔽，防護板，遠隔操作，被曝時間の短縮などの対策をとる．

2 騒音による障害

　85dB（A）以上の騒音に数年曝露すると，内耳の蝸牛にある有毛細胞の疲労により一過性に聴力の低下が生じ，これが回復しないと**騒音性難聴**が生じる．聴力検査をすると4,000Hzを中心とした高音域の聴力損失が最初に現れ

る．日常会話音域は500 ～ 2,000Hzであるため，早期の聴力低下は自覚され
ない．騒音曝露が持続すると4,000Hzだけでなく2,000Hz，1,000Hzにおけ
る聴力も低下し，日常会話に支障を来すようになる．また，騒音は，聴覚だけ
でなく人体へさまざまな影響を及ぼす．保護具は音質に合わせた耳栓やイヤー
マフを用いる．

3 温熱環境による障害

熱中症は，高温多湿の環境において，通気性や透湿性の低い服装で運動や作
業を行うときに生じやすい，脱水や体温上昇に伴う健康障害の総称である．

➡熱中症については，p.325用語解説参照．

寒冷で風のある作業環境では，血管収縮による血圧の上昇，手足の皮膚の凍
傷が起こる．皮膚温が18℃以下になると痛みを感じ，意識障害を生じる．

4 振動による障害

振動障害は，振動工具の振動が作業者に伝わることで引き起こされる健康障
害の総称である．従来は林業のチェーンソー使用者や鉱業の削岩機使用者に多
くみられたが，最近は建設業や製造業などにおける手持ち動力工具取扱い作業
者にも発生している．30 ～ 250Hzの振動により交感神経は緊張し，血管が収
縮するために手指の皮膚温低下や血流障害が起こり，末梢神経障害，さらに
は骨や関節の変形が起こる．振動障害者では，寒冷な環境に曝されたり，冷た
い工具に触れると手指が白くなる**レイノー現象**が出現する．これを白蝋病とい
う．全身の振動障害は，トラック，フォークリフトなどの作業で起こることが
あり，頭痛や腰痛，自律神経障害などがある．

5 筋骨格系負荷による障害

腰痛は，重量物運搬などの過度の荷重，急激な動作，長時間の同一姿勢，腰
部への寒冷刺激，不安定な作業床などの要因に，作業者の腰部の筋力不足や肥
満などの要因が加わって発症する．また，腰痛は休業4日以上を要する業務
上疾病の約6割を占め，長距離運送の運転手など運送業に従事する者に多く
みられるが，最近は介護・看護作業においても少なくない．

6 その他

以上のほか，物理的要因による健康障害には，航空機の乗組員などにみられ
る気圧の変化に伴う航空性中耳炎，潜水夫にみられる潜函病や，紫外線，赤外
線，レーザー光線などの有害光線による眼の障害，VDT作業による疲労，塵
埃による健康障害などがある．

3 化学的要因による健康障害

1 金属

高温でガス化した金属が急速に冷えると個体のヒューム（金属蒸気の凝集
物）となり，それが経気道的に吸入される．また，喫煙や食事の際に手に付着
した粉じんが経口的に体内に入ることがある．鉛のヒュームを吸い込んだり，
粉じんが口に入ったりすると，貧血や橈骨神経麻痺を起こして手が垂れてしま

う障害を生じる．クロムは金属製錬やメッキ作業の職場で使用されることが多く，ヒュームを吸入することにより特有の鼻粘膜潰瘍や鼻中隔穿孔，肺癌，鼻腔癌を生じる．

2 有機溶剤

有機溶剤は油脂などを溶かし揮発性が高い液体の特性から，経気道的および経皮的に吸収され，皮膚や粘膜の炎症，倦怠感，頭痛，めまい，麻酔作用などを引き起こす．溶剤によって標的にする臓器に違いがあり，腎，肝，造血器などに健康障害を生じる．

3 その他

以上のほか，主に5 μm以下の粉じんを経気道的に吸入すると肺に沈着し，線維増殖性変化が生じてじん肺を起こしたり，建築物の解体によって，現在は輸入・製造・販売は禁止となっているが，以前は断熱材として使用されていた**アスベスト**（石綿）を吸入すると，悪性中皮腫を発症したりする．

また，船倉や下水溝，タンクやサイロ，樽内の作業では金属が錆びたりして**酸素欠乏**が生じることがある．空気中の酸素が18％未満になると酸素欠乏から頭痛や意識障害が生じ，6％以下では一呼吸で死亡することが多い．たばこの副流煙にも含まれる**一酸化炭素**や，硫化水素などの有害ガスは酸素運搬障害を起こしたり，細胞内の酸素利用を妨げ，健康障害を来す．

4 生物学的要因による健康障害

健康障害を起こす生物学的な要因としては，細菌やウイルス，カビ，花粉，害虫などが挙げられる．感染経路としては，飛沫感染，空気感染，接触感染，媒介感染などがある．海外派遣者や出張者には，渡航先に合わせた感染症対策が必要である．特に，発展途上国に行く者には，A型肝炎ワクチンの予防接種が必要であり，屋外作業に従事する者には破傷風ワクチンの接種を行う．

5 心理社会的要因による健康障害

1 心理的負荷

仕事上の失敗や昇進への期待，人間関係のトラブル，肉親の喪失体験などのストレスが，メンタルヘルスの不調や抑うつ状態，喘息や胃・十二指腸潰瘍などの心身症を引き起こしたり，増悪させることがある．特にうつ病は，希死念慮の症状から自殺にもつながりやすいことから，早期発見・早期対応が重要である．また，働きやすい職場づくりの推進が必要で，業務の負荷の大きさや業務を調節する裁量権，上司や同僚からの支援，努力の大きさに応じた報酬等が関係すると考えられている．

労働者自身が**ストレスコーピング**（**ストレス対処法**）を身に付けるとともに，管理監督者の部下に対するマネジメント力の育成教育や，人事・労務管理者と産業保健スタッフの連携が必要である．

plus α
印刷会社における胆管癌の発症

2012（平成24）年，大阪の印刷会社において従業員17人が胆管癌を発症し，うち9人が死亡した．印刷機の洗浄用に使用していた1,2ジクロロプロパンが原因と判明し，労災認定された．産業医の選任義務を怠っていたことも後にわかった．他の印刷業でも同様の発症が認められ，現在では，当該物質は使用が禁止されている．

plus α
芳香族アミンによる膀胱癌の発症

2015年に染料や顔料の原料を製造する工場で，従業員に膀胱癌が相次ぎ発症した．製造工程では，芳香族アミンの一種で，発がん性のあるオルト-トルイジンが使用されていた．原因として作業に使用したゴム手袋を素手でオルト-トルイジンを含む有機溶剤で洗浄し，繰り返し着用していたことに伴うオルト-トルイジンの経皮吸収が懸念された．作業終了後の清掃や整理・整頓，非定型作業等が見落とされがちであることを示唆した事件である．

2 深夜勤務・交代制勤務

生体リズムを乱す深夜勤務や交代勤務，時差のある海外出張は，睡眠障害や循環器疾患，内分泌疾患，胃・十二指腸潰瘍などの一因となることがある．夜勤を連続しても生体リズムの逆転は期待できないため，交代制勤務では，夜勤の連続日数を少なくすべきである．

3 過重労働

長時間労働や過重労働は家庭生活・余暇時間の減少をもたらし，睡眠・休養時間を短縮させる．睡眠不足の結果，脳卒中や心筋梗塞（しんきんこうそく）などの循環器疾患やメンタルヘルス不調が生じたり増悪したりすることがある．

4 産業保健看護職の活動

1 産業保健看護職の歴史

明治期の産業看護職は，紡績工場や鉱山の病院で医師と共に傷病者の処置に当たっていた．足尾銅山にも医局が開設されており，看護師が雇われていた．1922（大正11）年に健康保険法が制定され，各地に診療所が開設されるとともに看護師の雇用も増加したが，その業務は従業員の傷病の治療の補助が中心であった．1933（昭和8）年には日本産業衛生協会（現日本産業衛生学会）に「労働者の肺結核予防上適当なる施設は如何」との諮問があり，日本産業衛生協会は答申の中で「保健看護婦」（予防のための役割をもつ人）の設置を勧告した．実際，1935（昭和10）年ごろから訪問看護婦，健康相談婦，家庭訪問婦などの名称で企業に看護師が採用され，従業員の健康診断や保健指導，食中毒の予防対策，衛生教育などに従事した．これをもって産業保健師活動ととらえることもある．

1941（昭和16）年に**保健婦規則**が制定され，軍需産業が成長する中で企業（工場）に保健師が採用され，次第に看護師は一般診療・救急処置など，保健師は健康管理業務へと役割が分かれていった．保健師は工場を回り，外傷現場の調査，作業環境の改善の勧告，傷病発生統計の作成などを行い災害予防に努めるほか，伝染病予防のために便所，寮，食堂の衛生状態の点検を行うなどの活動を行っていた．1947（昭和22）年に労働基準法が制定され，日本独特の衛生管理者制度が発足したが，この時の体制に保健師は入っていない．

1954（昭和29）年には日本看護協会に「産業保健婦研究会」が設置され，翌年「事業所保健婦委員会」と改称，都道府県支部にも設置され，研究・研修などの活動が始まった．1967（昭和42）年には，健康保険組合連合会が保健婦研修全国集会を開始した．1969（昭和44）年に東京で開催された国際産業保健学会では，産業保健師分科会が初めて設置され，欧米の看護職の専門性や確立された社会的地位が紹介された．この学会を契機に，日本産業衛生学会は

コンテンツが視聴できます（p.2参照）

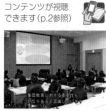

●産業看護〈動画〉

303

1983（昭和58）年に産業看護研修セミナー（のちに産業看護講座）を開始し，1995（平成７）年に産業看護職継続教育システムを整備して，1998（平成10）年には**産業看護師の登録制度**を発足させた．そして2015（平成27）年９月からは産業看護部会内の制度から学会の制度へと変更，産業保健看護専門家制度*を発足させた．事業所に勤務する保健師は，厚生労働省の衛生行政報告例（就業医療関係者）の概況によると2020（令和２）年末現在3,789人で，就業保健師の6.8％である．

2 労働衛生行政と看護職

1972（昭和47）年に労働基準法から労働安全衛生関連が独立し，労働安全衛生法が制定され，医師である衛生管理者は産業医として位置付けられたが，保健師は法律にはのらず，衛生管理者として活用されることとなった．1996（平成８）年の安衛法の改正で，「事業者は（中略）健康診断の結果，特に健康の保持に努める必要があると認める労働者に対し，医師又は保健師による保健指導を行うように努めなければならない」（第66条の７）とし，保健師が初めて法文に明示された．

その後，2006（平成18）年の安衛法改正では，法66条の９で過重労働，メンタルヘルス対策，長時間対策などの関連通知において労働者に対して保健師が面談に関わることになった．労働者の心の健康の保持増進のための指針では，保健師はメンタルヘルス推進担当者としての役割が期待されている．そして，2014（平成26）年の安衛法改正により，心理的な負担の程度を把握するための検査等（ストレスチェック制度）の実施者として医師とならび保健師が明記された（第66条の10）．また，産業医の選任が必要とされていない50人未満の事業場での保健師の活動が今後期待される．

安衛法は，看護職の選任を義務付けていないが，実際には産業医と共に労働者の健康管理に関与する専門職として認識されている．看護職は，衛生管理者として選任されている場合には事業者に実施義務が課せられている労働衛生の技術的事項を管理する立場であり，選任されていない場合には労働者に寄り添って支援する立場であることから，個別の事例や課題によって，二つの立場を使い分ける必要がある．

3 産業保健看護の定義

1969（昭和44）年に東京で開催された国際産業保健学会を契機として，産業看護の位置付け・法的身分の確立，産業看護に関する卒後教育とカリキュラム，産業看護職の質の充実と地位の向上を目指した活動が盛り上がり，以後，日本産業衛生学会産業看護研究会が中心となって検討を続け，1991（平成３）年に定義と職務を発表した．

日本産業衛生学会産業看護部会では，2005年に産業看護の定義を発表した

> **産業保健看護の定義**（日本産業衛生学会産業看護部会2022）
>
> 　産業保健看護の対象は，すべての労働者および事業者であり，個人のみならず集団・組織をも含む．その目的は，健康と労働の調和を保つことであり，ひいては労働生産性の向上および持続可能な社会を実現することである．これらの目的達成に向けて，看護学を基盤として，経営的視点を念頭に置き，かつ公平・公正な立場から事業者と労働者の自主的な取り組みを支援する．
>
> 　産業保健看護専門職は，系統的な情報収集およびアセスメントにより抽出された個人・集団・組織の健康課題を連動させながら，課題解決に向けて事業場内外と連携を図り，協働およびしくみづくりを行う．これらを通して，労働に関連する健康障害の予防，労働者の生涯にわたる自律的な健康行動の確立，労働者が健康で安全に働き続けることができる職場環境づくり，さらには職場風土の醸成に寄与するものである．

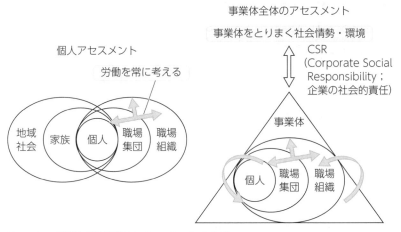

図15-3　産業保健看護のアセスメントの方法

　が，さらに2022年に**産業保健看護**の定義を発表した．そして，これを機会に，世界で使用している"Occupational Health Nursing"を「産業看護」から「産業保健看護」と訳し，それを担っている保健師の特徴の一つである1次予防を想起させる名称を使用することにした．

　産業保健看護は，労働者個人だけでなく，職場集団や企業組織全体への健康支援であることから，看護の中でも公衆衛生看護をベースとしている．そのため，保健師機能がベースとなっており，看護師であっても，第1種衛生管理者の資格を有し，集団の支援を念頭に活動を行っている．産業保健看護のアセスメントの方法を**図15-3**に示す．

　人生において労働生活は長く，国民の約半数の6千万人が労働者である．日本の経済活動を支えている人々が対象であることから，産業保健看護の果たす役割は大きい．

4 産業保健看護活動の特徴

① 勤務場所は医療機関ではなく事業場

産業保健看護職の勤務する場所は通常，事業場所属が多いため，適切な産業保健サービスの提供とともに事業活動に寄与すること，労働者が快適な就業生活を支援する視点をもつこと，組織人・社会人としての常識が必要である．

② 対象者は対象事業場で働くすべての労働者

事業場を担当することは，一部の有所見者や疾病をもつ人に限定せず，そこに働く**すべての労働者**を対象とすることである．すべての労働者に健康支援を行うために，セーフティーネットを構築するとともに，健康管理・健康増進を行う必要があることから，ハイリスクアプローチとポピュレーションアプローチを連動させながら効果的・効率的な施策を展開する．また産業保健看護職は，企業内の労働者と長い関係性の中で健康支援をしていくことから，対象者がすぐに健康行動をとらない場合でも，良い関係性を築き，ライフイベントの変化から健康を目指し前向きな行動をとる時期をとらえ，働き掛けていくことが大切である．

③ 労働者と企業の双方への支援と健康経営

産業保健は，労働者だけでなく，企業や団体といった組織も事業者の安全配慮義務を遂行するために支援の対象とする．近年，少子高齢化で不足する労働力を背景に，生産性を高めかつ健康寿命を延伸するには，早い段階からの健康の確保が重要であり，国は経営の中に戦略的に労働者の健康づくりを取り入れる健康経営の考え方を提唱している．

経済産業省は，2015年から**健康経営銘柄**や**健康経営優良法人**を認定する制度をスタートさせた．健康経営を推進する人材として産業保健師が明記されており，定年後も見据えた労働者の健康づくりを行っていく必要があるとされている．産業保健師は，労働者の健康を経営の重要な要素としてとらえ，社員の健康問題を経営側にフィードバックしながら，組織的に解決していくことが求められている．解決のための組織には，労働者組織である労働組合も含まれている．労働組合がある場合は，健康課題解決のために健康管理部門と管理職，人事部に労働組合も含め四位一体となって活動する．

④ 看護職の守秘義務

保健師・看護師は保健師助産師看護師法に基づき，業務上知り得たことを漏らしてはならない．しかし，事業者には安衛法や労働契約法により安全配慮が義務付けられており，就業上の措置と制限が必要な健康情報を得た時には，本人の同意を得るように努めた上で，産業医と連携しながら事業者に伝えなければならない．その際にも極力個人情報には配慮し，病名をそのまま伝えるのではなく状態や就労措置を伝えるなど，必要に応じて情報を加工して開示する．

plus α
保健師助産師看護師法第42条の2

保健師，看護師又は准看護師は，正当な理由がなく，その業務上知り得た人の秘密を漏らしてはならない．保健師，看護師又は准看護師でなくなった後においても，同様とする．

5 職場環境や作業条件の改善

労働者にとって1日の多くを過ごす職場環境の良し悪しは，健康だけでなくQOLに直結する．職場環境や作業条件に関する情報は，職場巡視や作業環境測定の結果，個別の面談などから収集できる．事業者と連携したり職場巡視や衛生委員会などを活用して，職場環境や作業方法，作業行動などへの介入が可能である．個々の労働者へ働き掛けながら，組織や集団を通して支援し，快適職場の形成に向けた活動を心掛ける．

6 健康と仕事のバランスに配慮

労働者は定年まで元気に仕事をすることを目標としている．産業保健の目的は健康であることと仕事の継続を両立させることであり，健康にとってリスクのある仕事をすべて排除したのでは就業適正は成り立たない．健康と仕事のバランスに配慮した判断が求められる．

2019（令和元）年4月1日から施行された働き方改革を推進するための関係法律の整備に関する法律（**働き方改革関連法**）では，多様な働き方が認められており，育児や介護をしながらでも働ける体制をとる，**テレワーク***を導入するなどして，**ワーク・ライフ・バランス**の向上を進めることが提唱されている．産業保健看護職はこれらの法をもとに，必要に応じ，就業規則を人事部門と連携しながら改正していくこともある．多様な働き方の中で，それぞれ生き生きとした労働生活が送れるよう，健康と労働の調和を図りながら，きめ細やかな健康支援を行う．

7 さまざまな立場での産業保健看護活動

産業保健に従事する看護職は企業に所属するばかりでなく，健康保険組合のように医療保険者に所属したり，健診機関に所属したりと，さまざまである．携わる業務も，医療，健康診断，保健指導・健康教育，あるいは衛生管理者として労働衛生管理全般であったりする．企業と健保組合や関連会社の産業保健担当を兼ねることもある．所属する組織の役割と，組織の中での看護職の立場を理解し，目前の業務だけでなく，必要とされる活動を俯瞰的に探り，活動する．いずれにしても，産業保健専門職の中で，産業保健看護職は労働者の最も身近な専門職として，労働者の声なき声を拾って経営側への橋渡しをし，働きやすい状況につなげていくことが重要である．

8 産業保健看護職の職務

産業保健看護職の職務は，ともすると健康管理にあると思われがちであるが，産業保健チームの一員として活動するためには，程度はともかくとして，労働衛生の5管理すべてに関わり，状況を把握しておく必要がある．また，労働者が元気で仕事に取り組めるよう，家族や私生活での健康問題なども把握し，問題解決へつなげていくことが求められる．産業保健看護職個人としては，心身共に健康であること，身だしなみが整っていること，成熟した大人であることが求められる．そのほかに，産業保健看護職として必要な能力，心構

用語解説 *
テレワーク

勤労形態の一種で，情報通信技術を活用し，時間や場所の制約を受けずに柔軟に働く形態をいう．tele（離れた所）とwork（働く）を合わせた造語．在宅勤務（work from home：WFH），モバイルワーク，リモートワークとも呼ばれる．

plus α
仕事と生活の調和憲章（ワーク・ライフ・バランス憲章）

2007年に内閣府によって策定された．仕事と生活の調和と経済成長は深く相関しており，若者が経済的に自立し，性や年齢などにかかわらず誰もが意欲と能力を発揮して労働市場に参加することは，日本の活力と成長力を高め，少子化の改善など持続可能な社会の実現にもつながる．そのような社会の実現に国民一人ひとりが積極的に取り組めるよう，官民一体となって仕事と生活の調和の必要性や目指すべき社会の姿を示すため，政労使の合意によって策定されている．

産業保健師による産業保健看護活動例：
新型コロナウイルス感染症における活動

　2020年に世界的パンデミックとなった新型コロナウイルス感染症（COVID-19）は，働く現場においても大きな変化をもたらした．その中で，産業保健師が企業の経営層，人事・労務部門，安全部門，産業医等と連携しながら行った活動には，下記のようなものが挙げられる．

総括管理
- 企業の対策会議のメンバーとして参加
- 健康部門の対策本部の体制づくり
- 感染者または疑いに対した場合のマニュアル・フロー作成
- 最新のエビデンスの情報収集
- 経営層への情報提供
- 健康危機管理体制やマニュアルの見直し
- BCP（事業継続計画）への参画
- 感染者発生において偏見が起きない風土づくり

職場環境管理
- 職場の感染リスクアセスメントとマネジメント
- 検温システムや消毒薬の設置
- 食堂や洗面所などの環境チェックと対策

作業管理
- 作業における感染リスクアセスメントとマネジメント
- 保護具の消毒方法の普及
- 勤務，出張，接待についての助言

健康管理
- 社員への予防対策等の知識の普及
- 海外駐在員の対応
- 在宅勤務者への健康管理や健康教育
- 衛生備品（マスク・消毒薬など）の確保と配布
- 社員の体調チェックの体制づくり
- 体調不良者の対応
- 家族に発生した場合の個別対応
- 保健所との連携
- 通常業務（健診など）との調整
- 消毒の仕方の教育
- 感染者対応
- 感染拡大防止対策
- 職域接種

労働衛生教育
- コロナ禍での管理者教育
- コロナ禍での新入社員教育　など

えを以下に列挙する．

|1| 産業保健看護職に求められる能力
- 産業保健看護技術：指導力，観察力，ケア能力，分析力，行動力
- 対人関係技術：協調力，伝達力，傾聴力，説得力，接遇力
- 問題解決技能：企画力，判断力，先見力，調整力，折衝力

|2| 産業保健看護職の役割を果たすための心構え
- 柔軟性・バランス感覚をもつ
- 健康問題に関して科学的な基盤に立って中立の立場を保持する
- よき社員である
- 企業人として自己開発に努めるとともに，専門職として社会の進歩や変化に柔軟な姿勢で対応できるよう，絶えず研鑽を積む
- 社員一人ひとりから信頼される関係性と専門性を有する
- 意見・批評に耳を傾ける
- 使命感をもつ

　以上，産業保健師は顕在的・潜在的問題をアセスメントしながら，労働者とその家族へのきめ細やかな健康支援と，職場集団・企業組織全体への健康支援を連動させながら行っていることがわかる．保健師は「見て・つないで・動かす」職種といわれているが，産業保健師も企業の中で，しくみや体制を構築しながら，一人ひとりに寄り添って健康支援を行う．そのためには高いコミュニケーションスキルとコミュニティーエンパワメントができる能力が求められる．

■ 引用・参考文献

1) 労働衛生のしおり．令和3年度，中央労働災害防止協会，2021.
2) 労働衛生のハンドブック．独立行政法人労働者健康福祉機構東京産業保健総合支援センター.
3) 五十嵐千代．"産業保健活動"．最新公衆衛生看護学各論2．第3版，日本看護協会出版会，2022.
4) 安衛法便覧．令和3年度版，労働調査会，2021.

重要用語

労働安全衛生法	労働衛生の3管理・5管理	健康診断結果に基づき事業者が講ずべき措置に関する指針
産業保健	労働安全衛生マネジメントシステム（OSHMS）に関する指針	トータル・ヘルスプロモーション・プラン
健康経営®		
労働契約法	危険性又は有害性等の調査等に関する指針（リスクアセスメント指針）	ストレスチェック制度
CSR（企業の社会的責任）		過重労働
ダイバーシティ	安全衛生委員会・衛生委員会	地域産業保健センター
障害者雇用促進法	総括安全衛生管理者	産業保健総合支援センター
ユニバーサルデザイン	衛生管理者	地域・職域連携推進協議会
健康情報	産業医	職業性疾病（職業病）
コラボヘルス	労働衛生教育	作業関連疾患
労働基準法	作業環境測定基準	振動障害
労働基準監督署	快適職場指針	働き方改革関連法
労働災害	安全データシート（SDS）	ワーク・ライフ・バランス
業務上疾病	健康管理	
労働者災害補償保険（労災保険）	健康診断	

◆ 学習参考文献

❶ 森晃爾編．看護職のための産業保健入門．保健文化社，2010.
　新たに産業保健分野で働く看護職向けに解説されている．

❷ 大久保利晃ほか監修．産業保健師の活動Q&A．バイオコミュニケーションズ，2021.
　産業保健師が仕事をする上でのさまざまな質問に答える内容で，実践力アップにつながる．

❸ 新版 保健師業務要覧．第4版 2022年版，日本看護協会出版会，2022.
　保健師業務の基本と産業保健分野の業務がコンパクトに学べる．

16 環境保健

学習目標

- 環境保健に対するさまざまな切り口を学ぶ.
- 食品や水道水の安全性, 有害物質の健康への影響を考え, その対策を理解する.
- 廃棄物の処理問題, 地球環境問題への視野を広げ, 課題と対策を理解する.
- 健康な暮らしを守る住まいはどのようなものかを学ぶ.
- 放射線・放射能問題など新しい環境課題とリスクコミュニケーションを理解する.

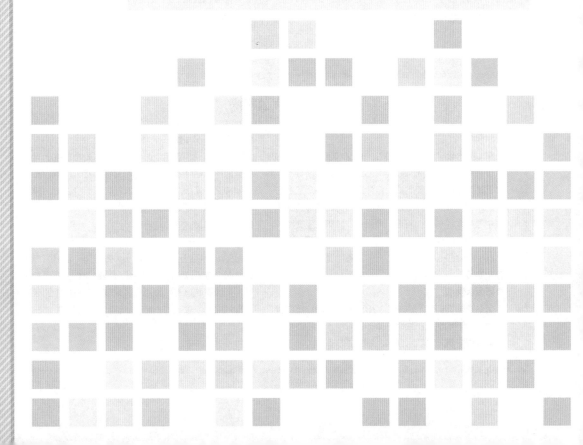

1 環境保健の総論

1 国内外の環境問題の歴史

　日本では，戦後復興時の重化学工業化の過程で1950年代後半から1970年代にかけて多くの公害事例が起こり，住民の被害も発生した．それらの中でも特定地域における特定の原因による被害の大きいものが，**水俣病**，**新潟水俣病**，**イタイイタイ病**，**四日市喘息**の**四大公害**である．四日市喘息問題を契機として，1967（昭和42）年に公害対策基本法が制定された．さらに1968（昭和43）年に大気汚染防止法，1970（昭和45）年に水質汚濁防止法が制定され，1971（昭和46）年には環境庁が設置された．

　近年，影響が人々の健康だけでなく広範囲に及び，時には地球規模で，さまざまな化学物質が環境を経由して動植物の生育などに悪影響を及ぼす**環境リスク**が注目されている．1972年のストックホルム国連人間環境会議において，「環境リスクが明確な場合には，各国は未然防止の措置を行わねばならない」と**未然防止原則**が明記された．国内では，1993（平成5）年に，環境の保全に関する施策の基本となる事項を定め，施策を総合的かつ計画的に推進し，国民の健康で文化的な生活を確保するために**環境基本法**が制定された．

2 環境保健の背景・目的

　私たちが暮らす地域社会の中で起こる身の回りの種々の病気は，感染症のように主として環境因子に起因するものから，先天性の遺伝病のように遺伝因子

plus α

環境基本法に定める典型七公害

環境基本法における「公害」とは，「環境の保全上の支障のうち，事業活動その他の人の活動に伴って生ずる相当範囲にわたる①**大気の汚染**，②**水質の汚濁**，③**土壌の汚染**，④**騒音**，⑤**振動**，⑥**地盤の沈下**及び⑦**悪臭**によって，人の健康又は生活環境に係る被害が生ずること」と定義され上記を典型七公害という．

四大公害病

●水俣病
　熊本県水俣湾周辺においてチッソ水俣工場からのメチル水銀化合物を含む廃液に汚染された海域で，食物連鎖により汚染された魚介類を摂食したことから，ハンター・ラッセル症候群を特徴とする有機水銀中毒を発症した．1956（昭和31）年に正式報告され，公害の原点といわれる．妊娠中の母親が汚染された魚介類を摂取したことによる胎児性水俣病が存在する．

●新潟水俣病
　新潟県阿賀野川下流域で1965（昭和40）年に確認され，昭和電工が原因企業として引き起こされた有機水銀中毒．第二水俣病とも呼ばれる．

●イタイイタイ病
　富山県神通川流域で，骨軟化症・骨粗鬆症と腎尿細管障害を主体とした病態を発症した公害病．三井金属神岡鉱業所から排出されたカドミウムで汚染された米の摂取が主な原因といわれている．

●四日市喘息
　三重県四日市市塩浜コンビナートを中心に，1960（昭和35）年ごろから大気汚染により引き起こされた中高年者を中心とした集団喘息障害である．気管支喘息と二酸化硫黄濃度が有意に相関を示した．

に起因するものまで多岐にわたる．がん，高血圧などの生活習慣病は，これら環境因子と遺伝因子の相互作用の中で発生していると考えられる．

本章では，これら環境因子の実態・曝露（ばくろ）状況を把握し，それらに基づく健康影響評価を行うとともに，よりよい生活環境の形成と公衆衛生の向上に努めることを理解する．

「健康日本21（第二次）」の基本的な方向性の中にも，「健康寿命の延伸と健康格差の縮小」などとともに，「健康を支え，守るための社会環境の整備」がうたわれている．

社会環境の整備が重視される背景として，個人もしくは集団の健康は，医療技術，医療保険制度や保健医療政策など保健医療分野のみならず，雇用，教育，住宅，食料，環境，経済など，さまざまな分野の政策によって大きく影響を受けており，むしろ後者の「保健医療分野以外の政策」のほうが人々の健康に大きく影響していると認識されるようになってきたことが挙げられる．これらは，**健康の社会環境モデル**（Dahlgren, G. & Whitehead, M., 1991. ➡ p.62参照）に示されるように，**健康の社会的決定要因**と呼ばれる．

近年の社会経済的状況の変化を踏まえ，地域，職業，経済力，世帯構成などによる健康状態やその要因となる生活習慣の差が報告され，こうした健康格差が今後深刻化することが危惧され「健康日本21（第二次）」においても言及された．そうした中，健康格差を解決していくための対策に関心が高まり，その糸口として注目され必要性が提唱されるようになったのが**健康影響評価**[*]（health impact assessment：HIA）である．

国内では，大規模開発などにおける環境アセスメントの手続きを定めた環境影響評価法で対象としているのは，大気，水，重金属，騒音など物理化学的な環境評価のみで，ライフスタイルや社会的健康決定要因はほとんど含まれず，健康については限定的にしか考慮されていないのが現状である．

ヘルスプロモーションをうたったオタワ憲章において，保健医療政策だけでなく，あらゆる政策機会において健康増進を考慮すべきであるという **Healthy Public Policy**（「健康な公共政策」づくり）が提唱されている．さらに発展させ，教育，住宅，開発，雇用などすべての政策分野において健康を考慮した政策形成を推進する動きとして **"Health in All Policies"**（すべての政策において健康を考慮する）ことが提言されている．あらゆる提案（政策）について，幅広い関係者（ステークホルダー[*]）が意思決定のプロセスに参加するための民主的な社会的枠組みを提供することが必要であり，HIAはHealth in All Policiesを実現するための具体的なツールとされている．

3 健康のリスク

人のさまざまな行為や活動により，人の生命の安全や健康，資産，社会経済活動，さらにはその環境（システム）に危険や障害など望ましくない結果をも

用語解説[*]
健康影響評価（HIA）

HIAとは，新たに提案された政策・施策・事業が健康にどのような影響を及ぼすかを事前に予測・評価することにより，健康の便益を促進し，かつ不利益を最小にするように政策を最適化していく一連のプロセス，方法，およびツールをいう．海外においては，大型事業だけでなく，地域開発や雇用，住宅，教育，食料などさまざまな政策分野で活用が始まっている．

用語解説[*]
ステークホルダー

ある事柄に関して，それぞれ利害をもっている人・組織．利害関係者と訳される場合もある．

たらす可能性が生じる．これを**リスク**という．

　リスクには，人の健康リスクだけでなく，動植物の生息環境に及ぼすリスク，生物多様性の保護など生態系のリスク，酸性雨による文化遺産の破壊，騒音・悪臭などによる生活妨害など生活環境のリスク，さらには地球規模の環境変化に伴うグローバルリスク，次世代が将来に被りうる次世代リスクなど，さまざまなものが含まれる．環境保健においては，これらを定量的に把握・評価する必要がある（図16-1）．

　リスクは，まだ発生していない悪影響であり，定量化においてリスクの大きさは，「**ハザード**＊（**あるものが持っている有害性**）」と「**その摂取量・曝露量**」の積で**数値化**される．例えば食品衛生において，ふぐ毒のテトロドトキシンは「ハザード」としてごく微量で死に至る非常に強力な毒性を有するが，食品加工過程で「曝露量」を減らすように管理し，リスクを小さくコントロールする

> **用語解説 ＊**
> ### ハザード
> 人，物，環境に不利益な影響を及ぼす原因となる固有の性質．物質が有する有害性をいう．ハザードには，急性毒性，慢性毒性，生殖毒性，感作性，発がん性，催奇形性など，さまざまなものがある．

①リスクの定性的な理解

> リスクの定義（環境保健の場合）：人間の生命や経済活動にとって望まない事態が発生しうる可能性

②リスクの定量的な把握＝リスク評価

> リスク：ハザード×摂取量（曝露量）
> リスクの大きさ（損失期待値）：発生確率×損失の大きさ
> リスク評価の必要性：将来発生するであろう望まない事態に対する対策を講じる際に，複数のリスクの中で優先順位を付けたり，個別のリスクの対策の前後の効果の比較を行うためには，リスクを定量的に把握する必要がある．

③リスクに対する対策＝リスク管理

> リスクの存在：現実問題としてゼロリスクはありえない．
> さまざまなリスク：個人や社会を取り巻くのは環境リスクだけではなく，事故・災害のリスク，経営のリスク，政治のリスクがある．
> リスクの動向：近年，ますます多様化，複雑化，複合化，国際化，巨額化が進み，新たなリスクも出現している．

④リスク管理の手順（サイクル）

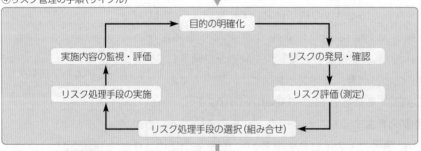

⑤リスクコミュニケーションの実施

> リスクコミュニケーションの必要性：リスク管理を個人，社会（企業）だけで負うことは膨大なコストを要する．そこで，リスクを分散させるためには，分担して負う者に対して十分な説明が必要となる．
> リスクコミュニケーションの当事者：国民，行政，事業者，NGO等すべての者がなりうる．
> リスクコミュニケーションの内容：当該リスクに関する情報のみならず，幅広い体験，知識．
> リスクコミュニケーションの目標：関係者すべてが問題を理解し，相互に信頼し，適切なリスク評価を行い，円滑なリスク管理を行うこと．

図16-1　リスクの体系図

ことで安心して食することができる.

　さまざまなリスクへの対策を実施するためには多くの環境リスクを定量化，すなわち**リスクアセスメント**を実施してリスクを評価することが必要である．リスクアセスメントの手順としては，①どのような有害性があるのか「ハザード」を特定し有害事象を同定する，②評価対象の有害事象と曝露量との関係，すなわち用量－反応関係を特定する，③どの程度の曝露があるのかを定量的に評価する曝露評価を行う，④上記から誘発されるリスクの大きさ（悪影響の程度，その発生確率）を推定評価することになる．

　リスクアセスメントで評価されたリスクの大きさに基づいて，経済的な影響や実施可能性，社会倫理的な影響など多くの要因を考慮して対策・規制を行いリスクを削減するための一連の作業を**リスクマネジメント**という．リスクマネジメントは，人々の合意や政治的判断が必要なケースがあり，主として行政や政治が担当する機能である．

　リスクマネジメントを行うに当たっては，**リスクと便益*の両面の評価**が重要である．すなわち，あることを禁止・制限することにより，利用による便益まで切り捨てられ，また新たに別のリスクが大きくなることがしばしばあり，これを**リスクトレードオフ**という．これまで経験したことのない新たなリスク要因や深刻な事故などに直面すると，リスクをゼロにする対策（ゼロリスク）を求める声が挙がる．しかし特定のリスクをゼロにしようとすると，莫大な経費を要したり，便益を放棄する必要が生じて，結果的に，全体として効率的にリスクレベルを下げることを阻害しかねない．これらを踏まえ，ステークホルダー間の理解を促すためのリスクコミュニケーションが大事になってくる．

　環境基本法においては，環境施策を推進するために，大気汚染，水質汚濁，土壌汚染，騒音に係る**環境基準**が定められている．それらは同法の16条で，「人の健康を保護し，及び生活環境を保全する上で維持されることが望ましい基準」として定められ，科学的根拠に基づいて設定された行政上の政策目標であり，政府は「総合的かつ有効適切な施策を講じることにより環境基準を確保するように努めなければならない」（**努力義務**）としている．

　公衆の日常生活に身近な生活衛生営業六法*，建築物衛生法等に関連し，これらの監視指導，および墓地埋葬あるいは死んだ動物を処理するへい獣処理場等の衛生検査をする職員として保健所には環境衛生監視員が配備され，消費者の安全確保を通じて生活衛生関係営業の信頼向上に努めている．ただし資格要件は法令で定められてはおらず，通知で基準が定められている．また立入検査，監視指導等の活動が実施されるが，近年自治体間において活動内容の格差が拡大している課題がある．

用語解説*
便益
メリット，利益，都合のよいことを指す．

用語解説*
生活衛生営業六法
生活衛生関係営業とも呼ばれる，日常生活に密着した理容業，美容業，クリーニング業，旅館業，公衆浴場業，興行場の営業に関連した各法律．それぞれの法律に基づいて構造設備等，公衆衛生上遵守すべき一定の基準が定められており，保健所への届出が必要である（市町村への事務権限の移譲も進んでいる）．

16
環境保健

1 食品安全行政の概要

食品の安全についての国民の関心は非常に高い．食品安全に関する基本となる法律としては**食品衛生法**があり，「食品の安全性の確保のために公衆衛生の見地から必要な規制その他の措置を講ずることにより，飲食に起因する衛生上の危害の発生を防止し，もって国民の健康の保護を図ること」を目的としている．また2001（平成13）年に発生した**BSE**（bovine spongiform encephalopathy；**牛海綿状脳症**）*問題や，多くの食品偽装表示問題を契機として，2003（平成15）年に**食品安全基本法**（**図16-2**）が制定された．

この法律に基づき，管理官庁から独立したリスク評価機関として**食品安全委員会**が新たに内閣府に設置された．食品安全委員会は，食品健康影響評価（リスク評価）を行い，その結果に基づき厚生労働省や農林水産省などが施策の実施（リスク管理）を行うとともに，ステークホルダー間の情報・意見交換，すなわちリスクコミュニケーションを進め，食の安全性の確保が図られることに

用語解説 *

BSE（牛海綿状脳症）

BSEはプリオン病の一種で，異常プリオン（感染性をもつタンパク粒子）が神経組織等に蓄積し長い潜伏期間ののちに発症すると脳組織がスポンジ状になり異常行動，運動失調などを呈する神経系疾患である．国内では汚染された肉骨粉の使用規制などの対応により2003年以降に出生した牛からのBSEは確認されていない．

1．基本理念（第3〜5条）
食品の安全性の確保
①国民の健康の保護が最も重要であるという基本的認識の下に取り組む．
②食品の生産から消費までの各段階において行う．
③国際的動向および国民の意見に十分配慮しつつ科学的知見に基づいて取り組む．

2．関係者の責務・役割（第6〜9条）
• 国の責務および地方公共団体の責務
• 適切な役割分担を行って食品の安全性の確保に取り組む．
• 食品関連事業者の責務
• 食品の安全性確保について，第一義的な責任を有することを認識し，適切に取り組む．
• 正確で適切な情報提供に努める．
• 国または地方公共団体等の取り組みに協力する．
• 消費者の役割
• 知識と理解を深めるとともに，施策について意見を表明するように努める．

3．基本的な方針（第11〜21条）

| リスク分析の導入（第11〜13条）
• リスク評価（食品健康影響評価）の実施
• リスク評価の結果に基づく施策の策定
• リスクコミュニケーションの促進 | （第14〜20条）
• 緊急事態への対処等
• 関係行政機関の相互の密接な連携
• 試験研究の体制整備等
• 国の内外の情報収集等
• 表示制度の適切な運用の確保等
• 教育・学習の振興等
• 環境に及ぼす影響の配慮 |

実施するための基本的事項を定める（第21条）

4．食品安全委員会の設置：リスク評価の実施等（第22〜38条）

食品安全委員会パンフレット，http://www.fsc.go.jp/sonota/pamphlet/2013/pamphlet2013_jap_8.pdf,（参照 2022-08-01）.

図16-2　食品安全基本法のポイント

なった（**図16-3**）．2009（平成21）年９月に設立された**消費者庁**も，リスク管理機関として，消費者・事業者など関係者相互間の幅広い情報や意見の交換，リスクコミュニケーションに努めている．

2 食品のリスク評価とリスク管理

東日本大震災での東京電力福島第一原子力発電所の事故から放射性物質による環境汚染が引き起こされた際には次のような対応がとられた．

厚生労働省は，事故以前に食品衛生に関して，輸入食品を除いて放射性物質の規制を設けていなかったため，2011（平成23）年３月17日に，1986年のチョルノービリ原発事故（チェルノブイリ原発事故）や1999（平成11）年の東海村におけるJCO臨界事故などの経験を踏まえ，原子力安全委員会が「原子力施設等の防災対策について」（防災指針）において定めた「飲食物摂取制限に関する指標」を，当分の間，食品衛生法に基づく暫定規制値とした．この指針値を上回る食品については，食用に供されることがないよう，地方公共団体に通知した．さらに原発事故においては，その特殊性と影響範囲が広範なことから，必要に応じて**原子力災害対策特別措置法**に基づき原子力災害対策本部長（内閣総理大臣）により直接各自治体に食品の**出荷制限**，**摂取制限**の指示が出された．

その後，食品安全委員会は，2011（平成23）年10月27日に「食品中に含まれる放射性物質の食品健康影響評価」の結果を厚生労働省へ通知した．これを受け厚生労働省では，より一層，食品の安全と安心を確保する観点から，2012（平成24）年４月，食品の国際規格を作成しているコーデックス委員会の指標などを基に食品からの曝露量が年間１mSvを超えないような**新基準値**

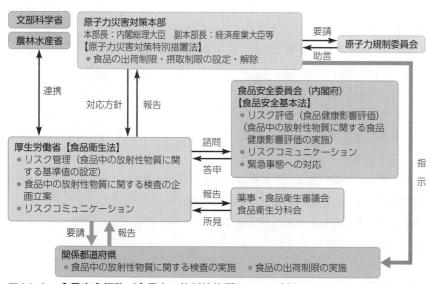

図16-3　食品安全行政（食品中の放射性物質をめぐる対応のスキームを例として）

に引き下げることにした（**図16-4**）.

　農薬や食品添加物など化学物質に関する基準値設定，規制においては次のようなステップがとられる．例えば農薬の場合，リスク評価機関の食品安全委員会において多数の文献レビューなどにより，動物実験などの結果をもとに農薬の**1日摂取許容量（ADI）**を設定する．リスク管理機関である厚生労働省では，農薬の使用方法を参考にしながら，農薬の摂取量がADIを超え

ないように残留基準値を設定する．農林水産省では，農薬の使用基準を決め，農薬を登録する．その際に，使用方法は農薬のラベルに記載される．このようにして，評価・管理が進められている．なお，摂取量の評価にはこの他，**耐容1日摂取量（TDI）***などがある．

　また，人体にとって必須元素などは摂取量が必要量に満たない場合，欠乏症を呈することがある．例えば，小児領域における各種病態や経管栄養を長期間にわたって実施した場合に，微量元素の亜鉛欠乏症により味覚異常や皮膚症状を呈することがある．

○放射性セシウムの暫定規制値※1

食品群	規制値
飲料水	200
牛乳・乳製品	200
野菜類	500
穀類	
肉・卵・魚・その他	

○放射性セシウムの新基準値※2

食品群	基準値
飲料水	10
牛乳	50
一般食品	100
乳児用食品	50

（単位：ベクレル/kg）

※1　放射性ストロンチウムを含めて規制値を設定．
※2　放射性ストロンチウム，プルトニウム等を含めて基準値を設定．

図16-4　食品の放射性物質に関する新たな基準値の設定について

plus α

1日摂取許容量（ADI）の算出

投与量を変えて発がん性試験，催奇形性試験，繁殖毒性試験など種々のエンドポイントの動物実験を行った際に，有害影響が認められなかった最大の投与量を最大無影響量，無毒性量とし，通常その投与量を安全係数（TDIの場合は不確実係数）で除することで算出する．

用語解説*

耐容1日摂取量（TDI）

農薬や食品添加物など食品の生産過程で，意図的に使用されるものの評価・規制に使用されるADIと同様の概念で，重金属，カビ毒，ダイオキシン類のように意図的に使用していないにもかかわらず，食品中に存在する汚染物質の場合は，TDI（tolerable daily intake）で表現する．

plus α

ベンチマークドーズ法

閾値のある物質の毒性評価において，NOAEL（無毒性量）に代わって，用量反応関係のデータを統計学的にフィッティングさせた数理モデルを用いて算出する方法．

3 食品衛生監視指導の実施

　日本のカロリーベースの食料自給率は，2019（令和元）年度で38％である．すなわち約6割の食品を輸入に依存している．輸入される食品については，安全性確保の観点から，輸入業者に輸入届出の義務が課せられており，届出を受け付けた厚生労働省検疫所では，食品衛生法に基づき**食品衛生監視員**が，①輸入食品監視業務，②検査業務，③検疫衛生業務を行うことによって，適法な食品等であるかを水際で監視している．

　国内においても，「食品衛生に関する監視指導の実施に関する指針」に基づき毎年度都道府県などが行う監視指導の実施に関する計画を定め，それぞれの都道府県等において食品衛生に関する監視指導が実施されている．指針の項目として，次のものが挙げられている．

①監視指導の実施に関する基本的な方向

②監視指導の実施体制等に関する事項

③都道府県等食品衛生監視指導計画の策定および監視指導の実施に関する事項

④輸入食品監視指導計画の策定および監視指導の実施に関する事項

⑤食品等事業者に対する自主的な衛生管理の実施に関する事項

⑥関係者相互間の情報および意見の交換（リスクコミュニケーション）の実施に関する事項

⑦食品衛生に係る人材の養成および資質の向上に関する事項

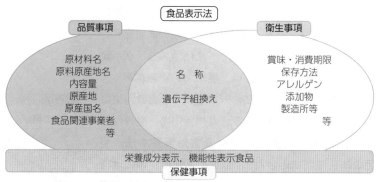

図16-5　食品表示に関する制度

plus α

健康食品

法律上の定義はなく，医薬品以外で経口的に摂取される，健康の維持・増進に特別に役立つことをうたって販売されたり，そのような効果を期待して摂られている食品全般を指す.
参考文献：厚生労働省. いわゆる「健康食品」のホームページ. https://www.mhlw.go.jp/stf/seisakunitsuite/bunya/kenkou_iryou/shokuhin/hokenkinou/index.html, (参照2023-12-22).

4 食品の表示

　従来，農林水産省所管の農林物資の規格化及び品質表示の適正化に関する法律（JAS法）に基づいていた原材料名や原産地など食品の「品質事項」に関する表示，厚生労働省所管の食品衛生法で定められていた添加物やアレルギーに関する情報等および国民の健康保護を図るために必要な食品の「衛生事項」に関する表示，健康増進法で定められていたカロリーや栄養成分の割合など国民の健康増進を図るために必要な食品の「保健事項」に関する表示に関して，別々に決定されていた食品の表示に関する基準を消費者庁に移管し，**食品表示法**に統合された．2020年4月から完全移行し，食品の表示に関する包括的，一元的な制度を創設し，食品を摂取する際の安全性および一般消費者の自主的かつ合理的な食品選択の機会の確保が図られている（**図16-5**）.

plus α

特別用途食品（特定保健用食品を除く）

乳児の発育や，妊産婦，授乳婦，嚥下困難者，病者などの健康の保持・回復などに適するという特別の用途について表示を行う食品のこと.
参考文献：消費者庁. 特別用途食品について. https://www.caa.go.jp/policies/policy/food_labeling/foods_for_special_dietary_uses/, (参照2023-12-22).

3 大気汚染

1 大気汚染の歴史

　大気汚染の歴史は，18世紀後半からの産業革命による石炭を中心とした化石燃料の急激な使用増加に始まる．20世紀に入ると重工業の発展とともに，特に都市部を中心とした大気汚染問題が深刻化した.

　1952年12月にロンドンで，高気圧に覆われ無風状態で地表の冷気が閉じ込められる逆転層が形成され，厳しい寒さが数日間続いた．暖房用の石炭消費の急増などから硫黄酸化物（二酸化硫黄）や煤塵（ばいじん）の濃度が急激に上昇し（ロンドンスモッグ），その後の2週間で約4,000人の**超過死亡**＊（excess death, excess mortality）が観察され，特に高齢者や呼吸器・循環器疾患を有する人を中心に，気管支炎などによる死亡が著しく増加した.

　一方，車社会が進んだアメリカでは，ロサンゼルスなどにおいて自動車や工場から石油燃焼により排出された窒素酸化物（二酸化窒素），揮発性有機化合

用語解説＊

超過死亡

特定の集団において，例年同時期の死亡数をもとに予測死亡数を推定し，検討したい原因の曝露による実際の死亡数（観測死亡数）から減じることで「超過死亡」を求める．季節性インフルエンザなどの感染症，その他の公衆衛生上の影響評価に利用される.

物が，大気中で太陽紫外線により化学反応しオゾン，アルデヒド類などの強い酸化力をもつ化学物質，総称して**光化学オキシダント**を生成し，目の刺激症状，呼吸器障害などを引き起こす**光化学スモッグ**が発生した．光化学スモッグが発生しやすい気象条件として，日差しが強く気温が高い，風が弱い状態がある．

　国内でも，戦後復興の高度成長期に，石油コンビナート地帯での大気汚染による四日市喘息をはじめ，戦前からの工業地帯である北九州，川崎，尼崎などで大気汚染問題が顕在化した．1967（昭和42）年に**公害対策基本法**，翌1968（昭和43）年に**大気汚染防止法**が制定され，1971（昭和46）年には環境庁が発足するなど対策が進められた．その結果，石油の低硫黄化，脱硫装置の設置などの対策がとられ，硫黄酸化物濃度は着実に低下した．

　一方，窒素酸化物については石油の燃焼により生成されるため対策が困難であったが徐々に低下した．各種排出規制などの環境対策により光化学スモッグなどの問題も沈静化しつつあった．しかし，近年再び光化学スモッグの発生頻度，濃度の増加，離島や山岳での発生が認められるなど発生の広域化などが観察されている．その背景の一部には大陸からの越境汚染なども考えられている．

plus α

IARCの発がん分類

国際がん研究機関（IARC）はヒトに対しての疫学調査や動物実験結果，その他科学的見地から発がん性を評価・公表している．グループ1は「ヒトに対する発がん性が認められるもの（carcinogezaic）」，グループ2は「ヒトに対して発がん性があると考えられるもの」で，発がん性が恐らくある（probably carcinogenic）グループ2A，発がん性が疑われる（possibly carcinogenic）2B，発がん性が分類できないグループ3，に分類している．

2 大気汚染と環境基準

　前項で示したような大気汚染物質については，人の健康を保護し生活環境を保全する上で維持することが望ましい環境基準が，環境基本法に基づき設定されている（表16-1）．なお，ダイオキシン類に関しては，ダイオキシン類対策特別措置法により設定されている．

3 PM2.5を含む粒子状物質

　PM2.5とは，大気中に浮遊する粒子径2.5μm以下の微細粒子である．工場や自動車などの燃焼工程により生成排出される一次生成粒子と，大気中で硫黄酸化物や窒素酸化物，揮発性有機化合物などが紫外線やオゾンにより化学反応し生成される二次生成粒子がある．

　PM2.5の健康影響は，アメリカでの疫学調査の結果，その濃度と呼吸器系だけでなく循環器系疾患の死亡率とも関係することが報告され，注目されるようになった．特に呼吸器系や循環器系の疾患のある者，小児や高齢者などでは，個人差が大きく感受性が高いと考えられている．

　このため，国内でも前項で示した環境基準に加え，環境省が2013（平成25）年2月に設置した「微小粒子状物質（PM2.5）に関する専門家会合」では，健康影響の出現する可能性が高くなると予測される濃度水準として，注意喚起のための暫定的な指針となる値を1日平均値70μg/m³と定めた．

表16-1　大気汚染に関わる環境基準

		環境基準	人および環境に及ぼす影響
大気汚染物質	二酸化硫黄（SO_2）	1時間値の1日平均値が0.04ppm以下であり，かつ，1時間値が0.1ppm以下であること（昭和48年5月16日告示）．	化石燃料を燃焼したときに含有する硫黄（S）が酸化されて生成される．四日市喘息等のいわゆる公害病の原因物質であるほか，酸性雨の原因物質ともなる．
	一酸化炭素（CO）	1時間値の1日平均値が10ppm以下であり，かつ，1時間値の8時間平均値が20ppm以下であること（昭和48年5月8日告示）．	自動車排ガスをはじめ，不完全燃焼により発生．ヘモグロビンとの結合能は酸素の約250倍高く，酸素を運搬する機能を阻害する（タバコ煙にも含まれる）．
	浮遊粒子状物質（SPM）	1時間値の1日平均値が0.10mg/m³以下であり，かつ，1時間値が0.20mg/m³以下であること（昭和48年5月8日告示）．	大気中に浮遊する粒子状物質であって，その粒径が10μm以下のもの．大気中に長時間滞留し，肺や気管等に沈着して呼吸器に影響を及ぼす．
	二酸化窒素（NO_2）	1時間値の1日平均値が0.04ppmから0.06ppmまでのゾーン内またはそれ以下であること（昭和53年7月11日告示）．	化石燃料の燃焼に伴い産生される．高濃度で呼吸器に影響を及ぼすほか，酸性雨および光化学オキシダントの原因物質となる．
	光化学オキシダント	1時間値が0.06ppm以下であること（昭和48年5月8日告示）．	大気中の一次汚染物質である窒素酸化物や炭化水素が，太陽紫外線により化学反応し，二次的に生成されるオゾン等の総称．いわゆる光化学スモッグの原因となり，頭痛，めまい，粘膜への刺激，呼吸器への影響を及ぼすほか，農作物等，植物への影響も観察されている．
	微小粒子状物質（PM2.5）	1年平均値が15μg/m³以下であり，かつ，1日平均値が35μg/m³以下であること（平成21年9月9日告示）．	粒径2.5μm以下の微小粒子．疫学的知見から，肺癌を含む呼吸器疾患のみならず，循環器疾患へも影響することが示されている．
有害大気汚染物質	ベンゼン	1年平均値が0.003mg/m³以下であること（平成9年2月4日告示）．	発がん性を有し，急性骨髄性白血病の原因となる．
	トリクロロエチレン	1年平均値が0.2mg/m³以下であること（平成9年2月4日告示）．	蒸気吸入による麻酔作用など神経系への影響等．発がん性も疑われる．
	テトラクロロエチレン	1年平均値が0.2mg/m³以下であること（平成9年2月4日告示）．	神経系への影響，腎障害等．発がん性も疑われる．
	ジクロロメタン	1年平均値が0.15mg/m³以下であること（平成13年4月20日告示）．	中枢神経系に対して麻酔作用．
	ダイオキシン類	1年平均値が0.6pg-TEQ/m³以下であること（平成11年12月27日告示）．	生殖毒性，催奇形性，免疫毒性，内分泌かく乱作用等．

4　土壌汚染・海洋汚染

　工業化，消費社会の拡大に伴い，人為行為に伴い放出される物質に伴う環境汚染の拡大が問題となっている．特に地球規模で見た場合に，人口増加と工業化の進展が急速に進む途上国からの放出量の増加が課題である．

1　土壌汚染

　土壌汚染対策は，①新たな土壌汚染の発生を未然に防止し，②土壌汚染の状況を把握するとともに，③土壌汚染による人の健康被害を防止すること，である，これらのうち，①の未然防止は，有害物質を含む汚水等の地下浸透防止（水質汚濁防止法），有害物質を含む廃棄物の適正処分（廃棄物処理法）等により実施されている．さらに②③を目的に**土壌汚染対策法**が2003（平成

16

環境保健

15）年施行された．この法律では，定量的なリスク評価とリスク管理の考え方が導入されている．すなわち，土壌汚染が存在すること自体でなく，土壌に含まれる有害物質が摂取される経路を明瞭にし，これを遮断することで，直ちに汚染土壌を浄化しなくてもリスクは軽減でき，健康リスクが管理できるとしている．

2 海洋汚染

プラスチックによる海洋汚染が地球規模で拡大している．深さ6千メートルを超える深海底にプラスチックごみの堆積が報告されている．海洋にはサイズが5mm以下の微細なプラスチックごみ（**マイクロプラスチック**）が漂い，誤食により海洋生物に取り込まれるだけでなく，表面に吸着した化学汚染物質が摂食されるなど，海洋生態系への影響が懸念されている．

「誰一人取り残さない」として定められた，**国連の持続可能な開発目標SDGs**においても，ターゲットの一つ（目標14.1）として「2025年までに，海洋ごみや富栄養化を含む，特に陸上活動による汚染など，あらゆる種類の海洋汚染を防止し，大幅に削減する」が掲げられている．

5 廃棄物

1 廃棄物処理の歴史

明治時代に，コレラや交易の拡大に伴い上陸したペストなど，伝染病のまん延を防ぐための公衆衛生に関連する法律として，1897（明治30）年に伝染病予防法，1900（明治33）年に下水道法などが整備された．同時に，ゴミとし尿の収集を地方行政の事務として位置付け，1900年に汚物掃除法が公布，施行された．汚物掃除法は1954（昭和29）年に清掃法に改正された．

1960年代の高度成長期には，大量消費，大量廃棄の流れとなり，ゴミ処理が社会問題化するとともに，ゴミ焼却場が公害発生源として問題視されるようになった．このような背景から，1970（昭和45）年，**廃棄物の処理及び清掃に関する法律**（**廃棄物処理法，廃掃法**）が成立し，その後も改正が行われている．この法律の目的は，廃棄物の排出抑制と処理の適正化により，生活環境の保全と公衆衛生の向上を図ることである．この法律において「廃棄物」とは，「ごみ，粗大ごみ，燃え殻，汚泥，ふん尿，廃油，廃酸，廃アルカリ，動物の死体その他の汚物又は不要物であって，固形状又は液状のもの」と定義された（第2条）．廃棄物の区分を**図16-6**に示す．なお，放射性物質およびこれによって汚染されたものについては，「放射性同位元素等の規制に関する法律」などにより規定されるため，本法の適用外である．

廃棄物の焼却処理に伴い，煤塵（ばいじん）とともにベンゾ［a］ピレンなどの多環芳香

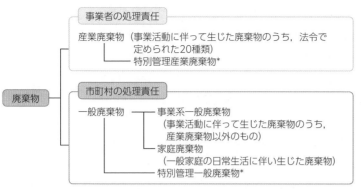

特別管理廃棄物*：PCB（ポリ塩化ビフェニル）使用部品，ごみ処理施設の集塵施設で集められた煤塵，感染性一般廃棄物など，爆発性，毒性，感染性のある廃棄物等，人の健康または生活環境に関わる被害を生ずる恐れがあるもの.

図16-6　廃棄物の区分

16

環境保健

plus α

感染性廃棄物

人が感染する，または感染するおそれがある病原体を含む（付着している），またはその可能性が考えられる廃棄物のこと.
参考文献：環境省. 廃棄物処理法に基づく感染性廃棄物処理マニュアル. https://www.env.go.jp/content/000044789.pdf,（参照2023-12-22）.

族炭化水素類，ダイオキシンなどの有機塩素系化合物の生成が懸念される．ダイオキシンに関しては，1976年にイタリアのセベソで発生した化学工場の爆発事故による環境汚染で，住民の健康被害が問題になった．その後，国内でも内分泌かく乱作用，いわゆる環境ホルモン問題から社会的な注目も高まり，環境汚染や健康影響の懸念に対し，**ダイオキシン類対策特別措置法**が1999（平成11）年に制定された.

　焼却場では900℃以上の高温で廃棄物を燃焼させ，焼却に伴い発生した高温のエネルギーを廃棄物発電に利用，排気ガスは中和処理により硫黄酸化物などを除去し，ろ過式集塵装置による煤塵の除去後，触媒脱硝装置による窒素酸化物の除去などを行うことで，ダイオキシン類の排出低減を含め，環境負荷の少ない状況で排出されるようになっている.

plus α

環境ホルモン

環境中に存在しているある種の物質が，生体内であたかもホルモンのように作用して内分泌系をかく乱することから「内分泌かく乱化学物質」として注目され，一般的には，「環境ホルモン」という用語で表現することがある.

2　リサイクルと環境保全

　現在，さまざまな化学物質が工業的に生産，使用，廃棄されている．これらの化学物質の中には，人の健康はもちろんのこと，環境にさまざまな影響を引き起こす可能性（**環境リスク**）のある物質も含まれている．従来は，個々の物質ごとに規制が実施されていたが，新規の化学物質も含め，膨大な種類の化学物質が使用される状況において，未然に汚染や事故を防止し，化学物質の排出量を抑制するために，環境汚染物質排出移動登録（pollutant release and transfer register：PRTR）が導入されてきた．日本でも1999（平成11）年，**特定化学物質の環境への排出量の把握等及び管理の改善の促進に関する法律（化管法，PRTR法）**が成立し，2001（平成13）年度から実施されている．事業者が排出抑制に努め，行政が監視指導するだけでなく，市民も自ら生活を点検し化学物質の使用量を減らし，再利用を心掛けるとともに，NGOが市民を代表して行政や事業者に環境リスクの削減を働き掛けるなど，各関係者の立

plus α

化学物質排出移動量届出制度（PRTR制度）

人の健康や生態系に有害性のある多種多様な化学物質が，どのような発生源から，どれくらい環境中に排出されたか（排出量），あるいは廃棄物に含まれて事業所の外に運び出されたか（移動量）というデータを把握し，集計し，公表するしくみとして，化学物質環境実態調査，化学物質の環境リスク評価と併せて，環境省が実施している施策.

場で協力して化学物質の排出削減に取り組んでいる．なお，2001（平成13）年に環境庁の業務を引き継ぐとともに，それまで厚生省の所管であった廃棄物部門を取り込み，リサイクル行政を一体で推進するために**環境省**が発足した．

生活環境の保全および資源の有効利用の観点から，**3R**，すなわち廃棄物などの**発生抑制**（reduce：リデュース），循環資源の**再使用**（reuse：リユース），再生資源としての**再生利用**（recycle：リサイクル）が推進されている．

政府ではこの循環型社会の構築に向けて，循環型社会形成推進基本法をはじめとし，個別のリサイクル関係法令〔資源有効利用促進法，廃棄物処理法，容器包装リサイクル法，家電リサイクル法，食品リサイクル法，建設リサイクル法，自動車リサイクル法，小型家電リサイクル法，グリーン購入法，バーゼル法（有害廃棄物の輸出入等に関する法律）〕や各種ガイドラインの整備・見直し，レアメタルリサイクルの推進を進めているが，何よりも大切なのは，国民一人ひとりが日々の生活の中で「3R」を実践し，さまざまな経済活動や社会の取り組みに浸透させ，環境に配慮した経済活動がより高く評価される社会をつくっていくことである．

廃棄物処理法および各種リサイクル法の下，ゴミ総排泄量は減少傾向にあり，2009（平成21）年度から**一人1日当たりのゴミ排出量が1kg以下**となった．

6 地球環境の問題

1 地球温暖化

近年の地球環境問題として気候変動，特に**地球温暖化**が大きな課題となっている．地球は太陽光からのエネルギーを吸収し地表面が暖められる．そのエネルギーが地表面から放射される際に，大気中に存在する水蒸気，二酸化炭素，メタン，フロン類，一酸化二窒素などが地球を覆う温室のように働き，エネルギーが大気圏外宇宙に放出される前にその一部を吸収し大気圏内の温度を維持し地球を暖める効果を**温室効果**（グリーンハウス・エフェクト）と呼び，これらのガスを**温室効果ガス**という．この効果によって，人間を含む生態系にとって住みやすい大気環境温度が維持されてきた．

経済活動の拡大により化石燃料の消費が加速度的に増加し，大量の温室効果ガスが大気中に排出され続けてきた．大気中の二酸化炭素の濃度は産業革命以前は280ppm程度といわれていた．しかし，その後急激に増加し現在では400ppmを超過している．

地球温暖化に世界的に対応するため，1988年に，世界気象機関（WMO）と国連環境計画（UNEP）によって，**気候変動に関する政府間パネル**（inter-governmental panel on climate change：IPCC）が設立された．IPCCの目的は，人為起源による気候変動，影響，適応・緩和方策について，科学的・

技術的・社会経済的な見地から包括的な評価を行うことである．1994（平成6）年に**気候変動枠組条約（地球温暖化防止条約）**が発効した．1997（平成9）年に京都で開催された気候変動枠組条約第3回締約国会議（**COP3**；地球温暖化防止京都会議）において，先進諸国が2020年までに温室効果ガス排出量を削減することを目的とした**京都議定書**が採択され，2005（平成17）年に発効した．その後，2015（平成27）年第21回締約国会議（**COP21**）において，2020年以降の温室効果ガス排出削減等のために「すべての国による取り組み」として**パリ協定**が採択され，翌年発効した．

地球温暖化に伴い，①海水の膨張，極地の氷の融解などによる**海面の上昇**，②農作物の生産性の減少などから**食糧供給問題**，③台風，集中豪雨などの**異常気象の増加**，④蚊・ダニなどの媒介動物の分布の拡大に伴うマラリア，デング熱などの**感染症の増加**，⑤熱帯化の拡大に伴う熱波の強度と頻度の増加による熱中症*の発生増加など，幅広い影響が懸念されている．

熱波の影響は，高齢者や子ども，循環器・呼吸器などの基礎疾患を有する人にとって特に深刻である．

このような温暖化に伴うさまざまな影響を防ぐためには，温室効果ガスの排出削減などにより人為的な影響を抑制する方策（緩和策）とともに，すでに起こりつつある，あるいは今後起こり得る温暖化による影響への対応（適応策）が求められる．

2 酸性雨

前項で示した大気中の二酸化炭素が純水に溶け込むとpH5.6程度になる．これよりも酸性側，したがって一般には**pH5.6以下**の雨を**酸性雨**（acid rain）という．酸性雨の原因は，化石燃料の燃焼に伴い発生する大気汚染物質である**硫黄酸化物（SOx）**や**窒素酸化物（NOx）**が大気中で酸化され，硫酸（H_2SO_4）や硝酸（HNO_3）が生成されることによる．

これら原因物質の放出は，産業活動と関連し，主として北半球での放出が多いため，被害もヨーロッパ，北米，東アジアなどに多い．また汚染物質は季節風によって運ばれるために国境を越えた越境汚染も問題となり，国際的な取り組みも必要となる．

酸性雨被害に対する国際的取り組みとして，早くから酸性雨問題が指摘された欧州で1979年に「長距離越境大気汚染条約（ジュネーブ条約）」が採択され，広域モニタリング，原因物質の排出防止技術の開発などの体制が整えられた．1983年の発効後，硫黄酸化物削減を定めたヘルシンキ議定書（1985年），オスロ議定書（1998年），窒素酸化物に関するソフィア議定書（1988年）などが定められ対策が進められている．

酸性雨被害としては，①**森林被害・砂漠化**（酸性雨が直接，樹木の表面に付着して樹勢衰退を引き起こすだけでなく，土壌の酸性化による影響もある），

用語解説 *
熱中症

高温環境下で体内の水分や電解質バランスが崩れ，調整機能が破綻し発症する障害の総称．熱痙攣や，一過性の意識障害としての熱失神，高度の脱水と循環不全により生じる熱疲労，40℃以上の過度な体温上昇を伴い，脳を含む重要臓器の機能が障害され，体温調節不全，意識障害，重症では死に至る熱射病の病態がある．熱中症予防のための指標として，国内でも，気温だけでなく，湿度，日射・輻射，風の要素を取り入れた暑さ指数（WBGT：Wet Bulb Globe Temperature；湿球黒球温度）が利用されるようになってきている．

plus α
酸性雨による人への被害

硫黄酸化物や窒素酸化物とともに大気汚染物質として放出され，あるいはそれらが光化学反応で生成する物質にホルムアルデヒド，アクロレイン（アルデヒドの一種），ギ酸，過酸化水素などの刺激性物質があり，目や皮膚への刺激症状を誘発することもある．

②**湖沼**^{こしょう} **の酸性化**とそれに伴う魚類を含めた水生生物の減少，③**文化財を含む建築物被害**（歴史的石像建造物や屋外のブロンズ像などが腐食），④**人的影響**などがある.

3 オゾン層破壊

太陽から放射されるエネルギーには紫外線も含まれる. **紫外線**はその波長により区別され，学術分野によりやや分類が異なるが，波長の長いほうからUV-A（315 ～ 400nm），UV-B（280 ～ 315nm），UV-C（100 ～ 280nm）に分けられる. 紫外線の生物への影響は波長が短いほど強いが，太陽紫外線のうち，UV-Cは成層圏の**オゾン層**で吸収されるため地表には届かない. UV-Bの一部とUV-Aが地表まで届くが，オゾン層破壊に伴い，地表に届く紫外線量の増加による健康影響，環境影響が問題となっている.

オゾン層の破壊は，**フロン類**の大気への放出による. フロン類は化学的，熱的な安定性などから夢の化学物質との高い期待をもたれ，冷媒，溶剤，消火剤などとして幅広く産業活動で使用されるようになったが，フロン類が大気中に放出されると，紫外線により分解され，塩素や臭素原子が放出されオゾンと反応し，連鎖的にオゾンが分解される. オゾン層の破壊に伴い極地上空で**オゾンホール**が観察されるようになった.

1970年代後半からオゾン層破壊が問題化すると，フロン放出に伴う環境負荷を軽減するために，オゾン層の保護のための**ウィーン条約**（1985年）やオゾン層を破壊する物質に関する**モントリオール議定書**[*]（1987年）が採択され，フロンの製造・輸入が規制され，その後も規制強化の改訂が行われている.

紫外線対策は，オーストラリアなどで早くから行われてきたが，国内でも環境省が「**紫外線環境保健マニュアル**」を発行するなど，対策が進められている. 1998（平成10）年から，乳幼児の過度の紫外線曝露を予防する観点から，母子健康手帳の「日光浴のすすめ」に関する記述が消え，「外気浴をしていますか」に変わった. 一方で，過度に日光を回避することはビタミンD不足につながるため，特に母乳栄養の場合は適度な日光浴と食事のバランスに気を付け，ビタミンD不足によるくる病の予防などに注意を要する.

> **用語解説** *
> **モントリオール議定書**
>
> オゾン層の保護を目的とする国際協力のための基本的枠組みとしてウィーン条約が締結されたが，本条約下でオゾン層を破壊する恐れのある物質を特定し，それらの物質の生産，消費および貿易を規制して，人の健康および環境を保護するために1987年にカナダで採択された議定書. 先進国だけでなく途上国も含めた規制で，これらの対策は地球温暖化防止にも直結し，世界で最も成功している環境条約ともいわれる.

7 水 道

1 水道の歴史

「水」は飲用のみならず，入浴，洗濯・洗浄，トイレ用水をはじめ，生命の維持にとって欠くことのできない存在である. ローマ時代に水道は大きく発展を遂げたが，中世になると，パリやロンドンなどの大都市では人口の著しい増加に伴って飲料水が不足し，衛生状態が悪化する状況となった.

水道水の安全性が問題となったのは，19世紀のヨーロッパにおける**コレラ**の流行であり，病原微生物に関する知見が十分でない時代に，ジョン・スノーはロンドンのコレラ感染症と飲料水の関係を疫学的に明らかにした．これらを契機に，近代水道の形態が整えられるようになった．

江戸時代，鎖国政策をとっていた日本では，江戸末期から明治初期にかけて外国との交易が活発になり，コレラなどの感染症が持ち込まれるようになった．コレラの流行は主として不衛生な飲料水に起因するものであったため，コレラの根本的対策として，近代水道の布設が政府関係者の間で強く叫ばれるようになった．特に，コレラ侵入の恐れの多い港湾都市を中心に水道布設の機運が高まり，1883（明治16）年に横浜で近代水道が初めて布設され，1900（明治33）年までに，函館，長崎，大阪，東京，広島，神戸に水道が布設された．

日本における最初の水道法制は，1890（明治23）年に制定された「水道条例」である．1957（昭和32）年には**水道法**が制定された．

水道の普及率は**図16-7**に示すとおり，1955（昭和30）年では30％台であったが，1980（昭和55）年には90％台に達した．これに伴い，コレラ，赤痢，腸チフス，パラチフスなど，水系感染症の発生を激減させることに成功した．100万人当たりの乳児死亡数も1925（大正14）年までは15万人を超えていたが，その後の近代水道の普及と相まって激減した．2020（令和2）年3月末現在，水道の利用者は1億2,618万人，**水道普及率**は98.1％の高率となった．

plusα
ジョン・スノーと疫学研究

1854年にイギリス・ロンドンでコレラの流行により死者が多発した．ジョン・スノーは死亡患者の発生を地図上にプロットし，コレラ患者発生が特定の井戸を使用する人に集中している関係性を発見し，この井戸の使用を禁止することにより患者発生が減少した．コッホによるコレラ菌が発見されるのは約30年後になる．危険因子として特定の井戸を指摘し，予防対策につなげたジョン・スノーの活動は疫学研究の始まりといわれる．

plusα
下水道普及率

高い上水道普及率の一方，下水道普及率（下水道利用人口／総人口）は，2020年度末現在80.1％である．先進国としては低い普及率であり，さらに地域格差が非常に大きく，今後も早急な整備が求められている．

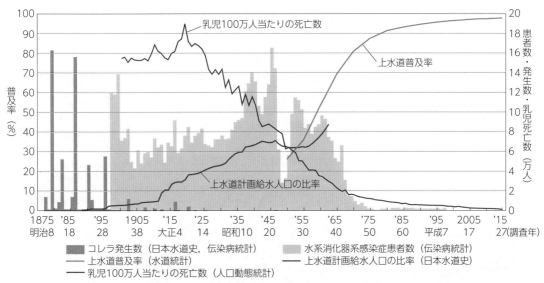

注）水系消化器系感染症患者数はコレラ，赤痢，腸チフス，パラチフスの患者数（1897年以降）
厚生労働省の資料をもとに国土交通省水資源部作成．改変．

図16-7　水道の普及率と水系感染症罹患者数，乳児死亡数の推移

2 水道とその役割

1 水道の定義

水道法において,「水道とは,導管及びその他の工作物により,水を人の飲用に適する水として供給する施設の総体をいう.ただし臨時に施設されたものを除く(第3条第1項)」としている.

2 水道の種類

水道法では,「水道事業は,原則として市町村が経営するものとし(第6条第2項)」とあり,民間企業の経営する水道はほとんどない.水道は,供給対象および供給規模,供給形態によって,水道事業(上水道事業,簡易水道事業),水道用水供給事業,専用水道,簡易専用水道に区分され,それぞれに応じた衛生規制などを定めている.

3 水道の役割

水分バランスから人が1日に必要とする生理的な水の必要量は2.5L程度である.しかしそれ以外にもトイレ,風呂,炊事・洗濯など日常生活での利用を含めた1人1日平均給水量は300Lを超える.水道の普及で感染症予防は進み,さらに利便性が求められる状況にあるが,一方で,災害や渇水時には代替水源の確保が難しくなり水道の果たすべき役割がますます重要になってきている.

4 水道施設の構成

水道システムは,河川などの水源から,水道水の原料となる原水を取水し,導水管で浄水場に送り,浄水場で飲用に適する水にまで水質変換(浄水)を行い,送水施設,配水施設を経て家庭の蛇口に給水し,不要な生活廃水を処理する.なお,管路を通じて陽圧で送水されることにより輸送途中での汚染の可能性が格段に減少した.

方式別に浄水量をみると,**浄水処理施設**には急速ろ過方式での浄水量77.4%,塩素消毒のみの方法での浄水量17.0%,緩速ろ過方式での浄水量3.2%,膜ろ過方式での浄水量2.4%となっている〔2017(平成29)年度末現在〕.

急速ろ過方式は,図16-8に示すとおり,硫酸アルミニウムなどの凝集剤を

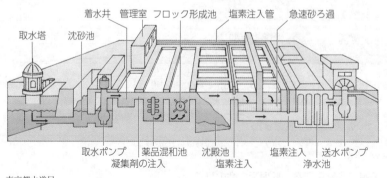

東京都水道局.

図16-8 急速ろ過方式のフロー図

plus α

緩速ろ過

19世紀に開発された水質浄化法の一つ.表面に微生物膜を有するろ過砂層にゆっくりとした速さで原水を通すことで,濁りや微生物,臭気,有機物などを効果的に除去する方法.薬品処理なく上質な水の確保ができるが,広大な用地を必要とする.

用いて水中のコロイド状粒子を凝集沈殿→砂ろ過→塩素消毒という3段階の浄水処理を行い，残在する細菌を塩素で殺菌し，細菌の二次汚染を防止するため残留塩素を保持させる方式である．日本では，遊離残留塩素濃度は給水端末において0.1mg/L以上の保持が義務付けられている．

この方式では，基本的には溶解性の汚濁物質は除去できないので，水質基準に適合した水道水を供給できなくなった浄水場，あるいは，かび臭原因物質，消毒副生成物前駆物質，**クリプトスポリジウム**など耐塩素性病原微生物などによる汚染がある原水を使用する浄水場では，標準的な急速ろ過方式に活性炭やオゾンを用いて溶存有機物を除去する**高度浄水処理設備***を付加することになる．

plus α
消毒副生成物

塩素などの消毒によって，非意図的に生成される物質のうち，人体などに対して有害と考えられる化学物質．代表的なものにトリハロメタン類がある．

用語解説*
高度浄水処理設備

代表的な高度浄水処理の方法としては，生物処理―オゾン処理―粒状活性炭処理，オゾン処理―粒状活性炭処理など二方式以上の処理技術を組み合わせている．

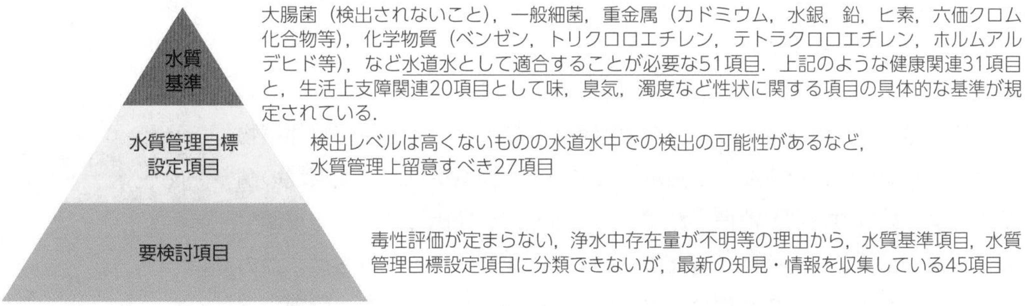

3 水道水の安全性と水質基準

水道水の安全性に関して，水道法第4条に示す**水質基準**として，①病原生物の汚染がないこと，②シアン，水銀その他の有害物質を含まないこと，③銅，鉄，フッ素，フェノールなどは許容量以下であること，④異常な酸・アルカリ性を呈さないこと，⑤異常な臭味がないこと，⑥無色透明であること，が要件として挙げられ，規模の大小を問わず，すべての水道事業者などに対して検査および遵守の義務が課せられている．

具体的な基準については，健康に関連した31項目，水道水の性状に関連した20項目が定められている．2014（平成26）年4月から「亜硝酸態窒素」が追加となり施行されている．これらのうち一般細菌と大腸菌は病原微生物などによる汚染指標であるが，それ以外の大半は化学物質に関する項目である（図16-9）．

地方分権の流れの中で，2013（平成25）年4月から，専用水道・簡易水道に係る権限が，県などからすべて市へ委譲された．その結果，保健所を設置していない市においても，水に関する行政を担うことになった．一方，近年の水系感染症発生など水道関連の健康被害は，専用水道，飲用井戸，貯水槽水道など小規模な水道を中心に，塩素消毒の不備を原因として多く発生しており，改めて適切な管理が求められる．

水質基準	大腸菌（検出されないこと），一般細菌，重金属（カドミウム，水銀，鉛，ヒ素，六価クロム化合物等），化学物質（ベンゼン，トリクロロエチレン，テトラクロロエチレン，ホルムアルデヒド等），など水道水として適合することが必要な51項目．上記のような健康関連31項目と，生活上支障関連20項目として味，臭気，濁度など性状に関する項目の具体的な基準が規定されている．
水質管理目標設定項目	検出レベルは高くないものの水道水中での検出の可能性があるなど，水質管理上留意すべき27項目
要検討項目	毒性評価が定まらない，浄水中存在量が不明等の理由から，水質基準項目，水質管理目標設定項目に分類できないが，最新の知見・情報を収集している45項目

厚生労働省ウェブサイト．水道水質基準について．を参考に作成

図16-9 新しい水質基準項目等

4 飲料水健康危機管理と法制度

水道における危機管理に対する迅速かつ的確な対応のため，緊急時連絡体制の整備，水質異常時の対応指針の策定などについて万全を期す必要がある．2012（平成24）年5月に利根川水系で，適切な処理が行われず産業廃棄物処理業者によって廃棄された原因物質が浄水処理過程で注入する塩素と反応しホルムアルデヒドを生成したため，広範囲で取水停止や断水が引き起こされる事故が発生した．

水道を取り巻くこのような状況の中，水道水の安全を確保し，おいしい水を供給するために，2013（平成25）年3月に厚生労働省は**新水道ビジョン**を策定し，統合的アプローチにより水道水質管理水準の向上を図っている．

WHO（世界保健機関）では，食品製造分野で確立されている**HACCP***の考え方を導入し，水源から給水栓に至る各段階で危害評価と危害管理を行い，安全な水の供給を確実にする水道システムを構築する「水安全計画」（water safety plan：WSP）を提唱している．厚生労働省では，原水の水質汚染事故などの未然防止を推進する観点から，都道府県，水道事業者等に対し，水安全計画の策定を推奨している．

> **用語解説***
> **HACCP**
>
> hazard analysis critical control pointの略称で，ハサップ「危害分析重要管理点」と訳される．従来の，最終製品の抜き取り検査などによる管理に代わり，原材料から最終製品に至る一連の工程において発生しうる危害を想定し，その発生を防止するために，特に重要な工程（重要管理点）を特定しHACCPプランといわれるマニュアルを作成し管理するシステム．

8 居住環境

1 室内空気質問題

先進国での生活においては，屋内で過ごす時間が約9割を占めるといわれている．したがって，住居を含めた屋内の環境の保持は環境衛生においても重要な課題である．

人は無意識のうちに呼吸をしているが，1日で体内に取り込む空気の重量は15 ～ 20kgにも達する．そのため良質な空気質の確保が求められる．

1980年代ごろより，欧米では**シックビルディング症候群***の発症が問題となったが，国内においては**建築物における衛生的環境の確保に関する法律（建築物衛生法）**に基づき，一定レベルの換気などが確保されたことなどから同症候群の発症は大きく問題視されなかった．

建築物衛生法では「建築物環境衛生管理基準」（**表16-2**）を規定し，その中では，特定建築物の所有者等は，政令で定める基準に従って当該特定建築物の維持管理をしなければならないと規定されている．同基準は，空気環境の調整，給水および排水の管理，清掃，ねずみ・昆虫などの防除に関し，環境衛生上良好な状態を維持するために必要な措置について定めている．さらに，この管理基準を遵守するため，建築物の所有者は，管理技術者を選任し，管理項目に沿った維持管理を実施する義務が課せられている．

> **plus α**
> **1日の呼吸で吸入する空気量**
>
> 安静状態で，一回換気量（約500mL），呼吸数〔15（12～15）回／分〕とすると，1日の呼吸量は0.5L/回 ×15回/分 ×60分/時間 ×24時間/日＝10,800L．すなわち約11m³，重量では最低でも約14kgに相当する空気を無意識のうちに毎日吸入し，ガス交換して呼出している．

表16-2　建築物環境衛生管理基準

項　目	基　準
浮遊粉塵の量	0.15mg/m³以下
一酸化炭素の含有率	10ppm（厚生労働省令で定める特別の事情がある建築物にあっては，厚生労働省令で定める数値）以下
二酸化炭素の含有率	1,000ppm以下
温　度	①17℃以上28℃以下 ②居室における温度を外気の温度より低くする場合は，その差を著しくしないこと．
相対湿度	40%以上70%以下
気　流	0.5m/秒以下
ホルムアルデヒドの量	0.1mg/m³（0.08ppm）以下

表16-3　室内濃度指針値

揮発性有機化合物	指針値	用途・放散源等
ホルムアルデヒド	100μg/m³（0.08ppm）	合板，パーティクルボード，接着剤，合成樹脂の原料，防腐剤，繊維の縮み防止加工剤，喫煙，石油・ガスの暖房器具などから発生し，ヒト吸入曝露における鼻咽頭粘膜への刺激を有する．
アセトアルデヒド	48μg/m³（0.03ppm）	さまざまな食物やアルコールを含むもの，喫煙，飲酒，接着剤，防腐剤など
トルエン	260μg/m³（0.07ppm）	接着剤・塗料の溶剤，希釈剤，ペンキ，印刷用インク，マニキュアなど
キシレン	200μg/m³（0.05ppm）	接着剤・塗料の溶剤，希釈剤
パラジクロロベンゼン	240μg/m³（0.04ppm）	衣類の防虫剤，トイレの芳香剤
エチルベンゼン	3,800μg/m³（0.88ppm）	接着剤・塗料の溶剤，希釈剤，燃料油に混和
スチレン	220μg/m³（0.05ppm）	ポリエステル樹脂，合成樹脂塗料（断熱材，浴室ユニット，畳心材，包装材等）
テトラデカン	330μg/m³（0.04ppm）	灯油，塗料の溶剤
クロルピリホス	1μg/m³（0.07ppb） 0.1μg/m³（0.007ppb，小児）	有機リン系の殺虫剤，防蟻剤
ダイアジノン	0.29μg/m³（0.02ppb）	殺虫剤の有効成分
フェノブカルブ	33μg/m³（3.8ppb）	水稲，野菜などの害虫駆除，防蟻剤
フタル酸ジ-n-ブチル	17μg/m³（1.5ppb）	塗料，顔料，接着剤（加工性や可塑化向上）
フタル酸ジ-2-エチルヘキシル	100μg/m³（6.3ppb）	可塑剤，PVC製品，壁紙，床材，各種フィルム，電線被覆等
総揮発性有機化合物	400μg/m³（暫定目標値）	400μg/m³（暫定目標値）

　一方で，一般住宅において**シックハウス症候群**が問題となり，1990年代後半から，関係省庁をはじめ産官学一体となった対策が実施されるようになった．厚生労働省は，汚染源および汚染実態の把握を行い，その対策の目安となる濃度指針（ガイドライン）（**表16-3**）を提示し，診断・治療法の開発などを実施してきた．国土交通省は住宅における汚染発生機序の解明，上記ガイドライン達成のための設計・換気対策技術の開発，経済産業省と農林水産省はそれ

らを適用する低汚染発散建材・換気設備機器の開発と規格制定を行い，最終的に**建築基準法**が2003（平成15）年に改正され，原則としてすべての住宅に機械換気設備の設置が義務付けられるとともに，建材からのホルムアルデヒドの放散量を規格として「F☆☆☆☆」（☆の数が多いほど放散量が少ない）などで示し，建築材料の区分と居室に係る部材への使用に対して厳しい制限が設定された．

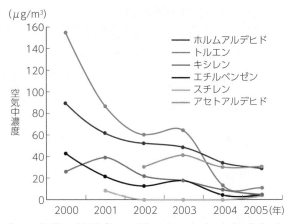

($\mu g/m^3$)

Osawa, H., Hayashi, M.. Status of the indoor air chemical pollution in Japanese houses based on the nationwide field survey from 2000 to 2005. Building and Environment 44 (7), 2009, p.1330-1336.

図16-10　国内の屋内空気質の経年変化

これら各領域の幅広い対応がとられた結果，**図16-10**に示すように屋内空気質はずいぶんと改善してきている．しかし，ガイドラインに定められなかった，その他の化学物質の濃度がむしろ増加しているとの報告などもあり，厚生労働省は2012（平成24）年9月に，改めて当該指針値の超過実態を把握し，化学物質の発生源と室内濃度との関係に係る科学的知見を踏まえた必要な室内濃度指針値の設定のありかた，それを踏まえた見直しの方針等について検討するとしてシックハウス（室内空気汚染）問題に関する検討会を再開させた．

国内では，前述のように建築物衛生法が，シックビルディング症候群の流行を予防してきたといわれているが，住宅については，欧米では住居法*を制定しているが，日本では特に定められていないという相違がある．

2　受動喫煙対策

たばこは屋内環境の汚染源の最大の要因の一つであり，今後も室内空気質確保に向けた対策が望まれるため，近年の動向について紹介する．

喫煙による健康影響は国内における健康阻害要因としては，単独では最も影響の大きいものであり，次いで高血圧などがある．能動喫煙による日本の死亡者数は，年間約13万人と推定されている（➡p.133 **図6-6**参照）．加えて受動喫煙による死亡が年間1万5千人程度と推定されている．

たばこは**たばこ事業法**の下，「たばこ産業の健全な発展を図り，もって財政収入の安定的確保及び国民経済の健全な発展に資することを目的」に販売されている．たばこ税収は，2018（平成30）年度で約2兆円であるが，一方，喫煙に伴う各種損失を推定すると，超過医療費1.77兆円，喫煙関連疾患による労働力損失2.36兆円など，合計約4.3兆円と推定されている．

喫煙対策は公衆衛生上の大きな課題であり，2003（平成15）年に施行された**健康増進法**では，第25条において**受動喫煙対策**を努力義務規程とした．国際的にはWHOでも保健分野で初めてとなる条約**たばこの規制に関する世界保**

plus α

コロナと換気

2019（令和元）年末より，新型コロナウイルス感染症（COVID-19）が世界中に広がりパンデミックを引き起こした．マスクの着用，手洗い・消毒の徹底，3密（換気の悪い「密」閉空間，多数が集まる「密」集場所，間近で会話や発声をする「密」接場面）の回避が求められた．換気の指標として室内の二酸化炭素（CO_2）濃度の測定が有効である．

用語解説*

住居法

過密居住や不適格住宅への居住を禁止する（イギリス）など，欧米では健康的な住まい方に関連する管理基準や地方自治体の責務などを定めた住居法がある．日本の建物を建てるときの基準である建築基準法とは異なる．

健機関枠組条約（FCTC）＊が2003年に採択，2005年に発効した．これを受けて2010（平成22）年２月に今後の受動喫煙防止対策の基本的な方向性等について厚生労働省健康局長通知「受動喫煙防止について」が発せられた．このような中，「健康日本21（第二次）」では成人の喫煙率減少の数値目標として2022年度喫煙率を12%と設定した．

2014（平成26）年６月に改正労働安全衛生法が成立し，**職場における受動喫煙対策**として，労働者の受動喫煙を防止するため事業者および事業場の実情に応じ適切な措置を講ずることを事業者の努力義務とするとともに，国は受動喫煙防止のための設備の設置の促進等に努めることにした．2018（平成30）年**健康増進法改正**で「望まない受動喫煙をなくす」とし，受動喫煙対策が罰則付きで義務化され，2020（令和２）年４月完全施行された．ただし既存の経営規模の小さな飲食店は，表示をすることで喫煙を可能とすることが選択できる．さらに近年国内で普及が進む「加熱式たばこ」については，健康影響のエビデンスが十分でないとして飲食等ができる喫煙室の設置を可能とするという経過措置がとられた．国内の喫煙率はいまだ先進国の中では高く，喫煙対策も遅れているといわれている．

3 家庭内事故と住環境

1 高齢者の家庭内事故

一般に家庭内は安全なものという認識が高いと思われるが，予防的な対応が必要となる典型的なものとして**家庭内事故**がある．

2018（平成30）年の人口動態統計によれば，家庭における不慮の事故死は14,984人で交通事故死の3.3倍に上る．その多くは，**表16-4**に示すように高齢者が占める．

内訳をみると，「転倒・転落」や「不慮の溺死」が多く，高齢者にとっては，住宅は必ずしも安全な環境ではないことがわかる．「転倒」では，死亡に至らないものの骨折など入院を要するようなけがも，この数字の背後に相当数存在していると思われる．

「不慮の溺死」は，諸外国との比較でも極端に多いことが知られている．その多くは「浴槽内での溺死」であり，統計上は溺死として扱われず，病死として扱われる「入浴中の急死」が相当数あると考えられている．これらの原因として，日本の住宅はセントラルヒーティングなどを使用した全館空調でなく各室の個別暖房が多いため，居室では適温が維持されているが，脱衣場や浴室は十分に暖められておらず，血管が収縮し血圧が上昇する．そのまま全身浴で入浴するために，時間とともに血管が拡張し急激に血圧が下がり意識消失とともに溺れるという，環境温度差に伴う**ヒートショック**の影響が大きいと考えられている．住宅内の温度差をなくす工夫などが求められる．

一方，夏季の高温多湿環境において，適切な空調管理を行わないことによ

用語解説 ＊
たばこの規制に関する世界保健機関枠組条約（FCTC）

たばこの消費およびたばこの煙に曝されることが健康，社会，環境および経済に及ぼす破壊的な影響から現在および将来の世代を保護することを目的とした国際保健条約で，日本は2004年に批准．受動喫煙対策，広告・販売促進・スポンサー行為の原則禁止，「マイルド」「ライト」などの表現規制，警告表示，禁煙支援，未成年者対策など幅広く規定している．

健康日本21（第三次）においても，2032（令和14）年の喫煙率の目標値を12%としている．

表16-4 家庭内の不慮の事故死〔2020（令和2）年〕

	総　数		うち65歳以上	
家庭における不慮の事故死　計	15,673	(100.0)	13,896	(88.7)
転倒・転落	2,740		2,428	(88.6)
・同一平面上での転倒	1,753		1,608	
・階段やステップでの転落・転倒	436		384	
・建物や建造物からの転落	206		132	
・その他の転倒・転落	345		304	
不慮の溺死・溺水	6,578		6,228	(94.7)
・浴槽内での溺死・溺水	6,062		5,737	
・浴槽への転落による溺死・溺水	22		21	
・その他の溺死・溺水	494		470	
煙，火および火災への曝露	749		580	(77.4)
その他の不慮の窒息	3,528		3,072	(87.1)
・胃内容物の誤嚥	470		368	
・気道閉塞を生じた食物等の誤嚥	2,509		2,276	
・気道閉塞を生じたその他の物体の誤嚥	293		257	
・その他の不慮の窒息	256		171	
熱および高温物質との接触	40		40	(100)
有害物質による不慮の中毒・曝露	326		102	(31.3)
その他の不慮の事故	1,712		1,446	
（参考）交通事故死	3,541		2,154	(60.8)

（　）内％.

厚生労働省．令和4年人口動態統計．2020.

り，屋内においても熱中症の発生が懸念される．特に高齢者は，生理的な適応能力が低下していること，自覚症状の発現が遅れることなどから注意が必要になってくる.

2 乳幼児の家庭内事故

　乳幼児の家庭内事故としては，高齢者と同様に溺死があるが，それに加えて，予防措置を講ずるものとして窒息事故や誤飲に対する配慮が求められる.
　東京消防庁管内での乳幼児の救急搬送状況によれば，2011（平成23）年から2015（平成27）年の5年間で，約46,000人の乳幼児が救急搬送され，そのうち約6,000人が窒息や誤飲などであった．窒息や誤飲で多いものとして，食品，玩具（がんぐ），たばこ，薬品などが挙げられる．家庭用品・日用雑貨の中ではボタン電池なども多く，ボタン電池が食道などで停留した場合，電流の影響により数分で重篤な潰瘍形成を来すことも多い．ボタン電池の誤飲は1歳児が最も多い.

4 健康な暮らしを守る住まいを目指して

　WHOは2018年，Housing and health guidelines（健康な住まいのガイドライン）を提示している．その内容は，風雨や日射から人間を守るシェルターとしての機能，衛生的な設備，室内空気や気候はもちろん，事故防止や生

活要求の満足，さらには広さや住宅の戸数密度，階数や団地などの居住計画まで多岐にわたってあるべき姿を描いたものとなっている．

　一方，日本の建築基準法は健康な生活の保障について，あまり多くを規定していない．住居や住み方は地域性が強く，全国一律に規制することは困難であるが，まずは建てられる住宅について，もう少し幅広い視点から健康への配慮が求められる．

　建てる場合の技術基準である建築基準法の整備だけでは，決して居住者の健康は守れない．現在の建築基準法では，人が居住してからの問題，どう住むかについては関与していない．その根拠法として欧米のような住居法の意味は大きい．

9 放射線・放射能

1 放射線・放射能の歴史

　2011（平成23）年3月11日の東北地方太平洋沖地震とその後の津波により引き起こされた東京電力福島第一原子力発電所事故により，環境中に大量の放射性物質が放出され，飲食品の放射能汚染，低線量放射線被曝に対する不安など，放射線・放射能問題が公衆衛生の課題となった．

　放射線・放射能の歴史は，**表16-5**に示すように，1895年のレントゲン博士によるX線の発見に始まり，放射能の発見など，いずれもノーベル賞につながる画期的な発見が短期間で積み重ねられた．その後瞬く間に，医学利用を含めた幅広い利用が世界中で試みられた．

　しかしその過程では，早期から放射線障害も報告されている．そのため比較的早い段階から，放射線防護について国際会議をはじめとした系統的な取り組みが開始され，1928年の国際X線ラジウム防護委員会を母体に，1950年に**国際放射線防護委員会（ICRP）**が組織された．放射線防護に関する国際機関の役割としては，原子放射線の影響に関する国連科学委員会（UNSCEAR）が科学論文をレビューし科学的知見を取りまとめ，これを受けてICRPが防護の枠組みを定め，各種勧告，ガイダンスを発行している．**国際原子力機関（IAEA）**は国際基本安全基準（BSS）などを策定し国際的な安全基準・指針の作成を行い，各国国内法令の整備に貢献している．

　このような中，1979年に**スリーマイル島原発事故**（アメリカ），1986年に**チョルノービリ原発事故（チェルノブイリ原発事故）** *（旧ソ連），さらには1999（平成11）年に国内で初めて放射線事故被曝による死亡者が発生した**東海村JCO臨界事故** *などを経験した．これらの事故のたびに国内外の法令などが整備されてきた．

用語解説 *
チョルノービリ原子力発電所事故
1986年4月26日，旧ソ連（現在のウクライナ共和国）で発生した大規模な原子力発電所事故．事故初期の消火活動等に従事した人々から，大量の放射線被曝により急性放射線症候群を発症する人が多数発生し，初期に31人が死亡した．環境中に放射性物質が大量に放出され，住民の長期避難が強いられるとともに，事故初期に放射性ヨウ素で汚染された牛乳を飲んだ小児に，その後，甲状腺がんが多発した．

用語解説 *
東海村JCO臨界事故
茨城県東海村に所在する核燃料加工施設において，1999（平成11）年9月30日に発生した．作業員3人の高線量被曝者が発生し，2人が国内で初めて被曝事故により死亡した．その他，臨界を収束させるための作業を行った関係者，および周辺住民の一部にそれぞれ放射線業務従事者および一般公衆の年間線量限度を超える被曝が発生した．

表16-5　放射線の発見と原子力防災上転機となった事故・災害等の歴史

1895年	レントゲンによるX線の発見（1901年最初のノーベル物理学賞受賞）
1896年	ベクレルによるウランの放射能の発見 　Grubbe（米）：手に皮膚炎，Edison（米）：眼痛，Daniel（米）：脱毛症，Marcuse（米）：脱毛症
1898年	キュリー夫妻によるラジウムの発見
1902年	X線による慢性潰瘍に起因する発がん
1904年	ラドンによる肺障害の報告（チェコスロバキア）
1914年〜	夜光塗料工場でのラジウム中毒（米）
1915年	「X線技術者の防護に関する勧告」（英）
1925年	第1回国際放射線会議（ロンドン）
1927年	Muller，放射線による突然変異増加を観察
1928年	国際X線ラジウム防護委員会
1945年	広島・長崎に原子爆弾投下
1950年	国際放射線防護委員会（ICRP）
1954年	ビキニ環礁水爆実験に伴う第五福竜丸被曝事件→放射線医学総合研究所設立（'57）
1955年	原子力基本法
1963年	国内初の原子力発電（東海村・動力試験炉JPDR：Japan Power Demonstration Reactor）の初発電
1968年	英国EMI社G. N. HounsfieldによってX線CT発明，72年にCT装置発表（79年ノーベル賞を受賞）
1971年	東京電力福島第一原子力発電所1号機が営業運転開始（震災後2012年4月20日付で廃止）
1979年3月	スリーマイル島原発事故→「原子力施設等の防災対策について」〈防災指針〉（'80；原子力安全委員会）
1986年4月	チョルノービリ原発事故　　　┗→「緊急時医療活動マニュアル」（'86）
1995年	阪神淡路大震災，地下鉄サリン事件，もんじゅナトリウム漏洩事故→（防災関係法体系の見直し作業開始）
1999年9月	東海村JCO臨界事故→「原子力災害特別措置法」（'99），「防災指針」改訂（'98〜'03） 「緊急被曝医療のありかたについて」（'01）
2001年9月	米国同時多発テロ→「国民保護法」（'04）（ただし核・放射能テロに関係した防災指針変更は行われない） NCRPやIAEAが核・放射能テロ対策と連動した新勧告・ガイドラインを策定 ICRP 2007年勧告
2011年3月	東日本大震災・福島原発事故→「防災基本計画」原子力災害対策編の修正公表（'12），原子力規制委員会設置（'12） 「原子力災害対策指針」策定（'12）

2 放射線・放射能の種類と単位および身の回りの放射線

　放射線を出す能力をもった物質を**放射性物質**，その性質を**放射能**という．放射性物質の量は，1秒間に1回，放射線を放出して壊変することを1**ベクレル（Bq）**で表す．以前はラジウム1gを1**キュリー（Ci）**としており，1 Ciは370億ベクレルに相当する．放射線には，電磁波の一種であるX線，γ線と，粒子線である電子線，陽子線，α線，中性子線，重粒子線などがある．これらを組織に照射させるとエネルギーが与えられるが，単位重量当たりに吸収されるエネルギーを**吸収線量**といい，**グレイ（Gy，ジュール/キログラム J/kg）**で表される．生物への影響は，放射線の種類だけでなく組織の感受性によっても異なるため，放射線防護に関連した線量概念として**実効線量**が定義され，**シーベルト（Sv）**で表される．実効線量で表現すると，放射線の種類，外部被曝・内部被曝の相違なども考慮されたものとして，同じ尺度で比較可能となる．これらの単位に，補助単位として1,000分の1のm（ミリ），百万分の1のμ（マイクロ）などをつけて表される．

　私たちは，通常の生活においても自然放射線によりわずかながら被曝している．この中には，①宇宙線，②大地放射線（大地に含まれる放射性物質からの放射線）による外部被曝，③飲食品を介した自然放射性物質による内部被

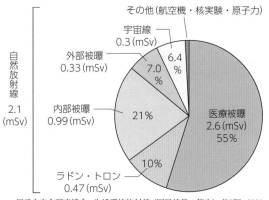

日本平均　4.69 (mSv/年)

その他 (航空機・核実験・原子力)

宇宙線
0.3 (mSv)

外部被曝
0.33 (mSv)

自然放射線
2.1 (mSv)

内部被曝
0.99 (mSv)

6.4%

7.0%

21%

医療被曝
2.6 (mSv)
55%

10%

ラドン・トロン
0.47 (mSv)

原子力安全研究協会. 生活環境放射線 (国民線量の算定). 第3版, 2020.

図16-11　日本の環境放射線 (自然放射線) と人工放射線源による被曝

曝 (主に^{40}K, ^{210}Po), ④ラドンおよびその娘核種による内部被曝などがある.

　その他, 人工放射線源による被曝としては, 医療行為に伴う**医療被曝**が大半で, CT普及率の高い日本では諸外国より高い傾向にある. これらを合計して通常, 日本人の平均として東京電力福島第一原子力発電所事故と関係なく年間4.69mSv程度の被曝がある (**図16-11**).

3　放射線の生物影響

　放射線被曝による人体への影響は, 妊娠中の母体の胎児を含め被曝した本人に認められる身体的影響 (somatic effects) と, 子どもをつくる可能性のある世代の人が生殖腺を含む被曝を受け, その後被曝した人の子孫に認められる遺伝的影響 (hereditary effects) の二つに大きく分けられる.

　さらに放射線の生体影響は, 放射線防護の観点からは, **しきい値のある確定的影響** (組織反応) と, **しきい値のない確率的影響**に分けて考えられる (**図16-12**). すなわち確定的影響は, それぞれの症状においてある一定レベルの線量までは影響の発生はないが, しきい線量を超えると組織損傷として種々の発生確率が増加し, 重篤度も高くなる. したがって, 防護の目的としては, 放射線利用に当たって線量をしきい値以下に抑え発生を防止することにある.

　多くは一度に1Svを超えるような線量を全身に被曝した際に急性障害の発生の可能性がある. 東海村JCO臨界事故においては, 2人の職員が最大20Svおよび10Sv相当の非常に高線量を被曝し, 急性放射線症候群による骨髄 (造血系) 障害, 消化管障害などを呈し, 死に至った. なお, 胎児における奇形発生などの影響に関するしきい線量は, 100 ~ 200mSvと報告されている.

　一方, 確率的影響のうち遺伝的影響は, 動物実験などでは観察されているが, 原爆被爆者のデータを含めヒトでは観察されていない. したがって, 低線量被曝での健康影響で懸念されるのは, 晩発性障害 (長期の潜伏期を経て現れ

半数致死量 (LD$_{50}$)

急性毒性の指標として, 有害化学物質などが投与された場合, 集団の半数が死亡する用量 (lethal dose, 50%). 人における放射線被曝のLD$_{50}$は積極的な治療を施さなければ3 ~ 4Svといわれる.

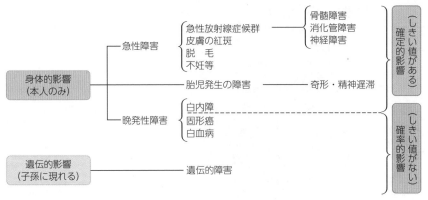

図16-12　放射線の影響の分類

る障害）としての発がんということになる．原爆被爆者の疫学調査により，高線量では明らかな発がんリスクの増加が認められているが，100～200mSv程度以下においては，対照集団と比較し有意な増加が観察されていない．しかし，放射線防護の観点からは，100mSv程度以下においても，発がんリスクは被曝線量に比例して増加するとする**しきい値なし直線モデル***（linear non-threshold：LNTモデル）に基づき対策をとることとしている．

4　飲食品中の放射性物質に関する規制

基準値とその考え方などについては，p.317を参照．事故後，各自治体などにおいて測定した食品中の放射性物質の検査結果を厚生労働省が取りまとめたデータは「食品中の放射性物質検査データ」（http://www.radioactivity-db.info/）において，産地，品目別，経時的変化を含めたグラフ化など可視化して検索が可能である．

5　放射線防護の原則とリスクコミュニケーション

ICRPは放射線防護体系として，①行為の正当化（放射線被曝を伴う行為は，それによる損失に比べて便益のほうが大きい場合でなければ行ってはならない），②防護の最適化〔経済的および社会的要因を考慮して合理的に達成できる限り被曝を抑える：ALARA（as low as reasonably achievable）の原則〕，③線量限度（職業被曝および公衆被曝における個人の線量の制限），の三つを大きく掲げている．医療被曝には線量限度が設けられていない．その理由は，①放射線被曝をした人（患者）にはっきりした利益がある（正当化），②病態は患者ごとで異なり放射線診療に必要な限度を一律に決められない，③医師・歯科医師・診療放射線技師は，放射線防護・管理について十分な知識をもっており，被曝線量を軽減するために絶えず努力をしている（最適化），という前提にある．

用語解説*
しきい値なし
直線モデル

確率的影響において，100～200mSv以下の低線量域では，疫学調査で被曝線量と発生率に明確な相関の有無は明らかでないが，安全側に評価するため，放射線防護の観点から高線量域での関係を直線で外挿しリスクの増加を仮定して管理するモデルである．

表16-6　リスク認知：客観的リスクと主観的リスクのずれ

リスクが実際より大きく見積もられる傾向がある出来事

- リスクの負担が不公平
- 非自発的（自分からやろうとしたことではない）
- 悪い影響の及ぶ範囲が広い
- 一度に多くの被害者が出る（規模が大きい）
- 次世代に影響を及ぼす
- 人為的
- 新しいタイプ
- リスクがどうやって発現するかが見えにくい

客観的リスクと主観的リスクの認知のずれは，未知なもの，子孫への影響が及ぶもの，負担が不公平なものなどに，より顕著に現れる．また受動的なものに比べ，自ら選んだものの場合には1,000倍も大きいリスクを受け入れるともいわれている．

内閣府原子力安全委員会・安全目標専門部会. 原子力は，どのくらい安全なら，十分なのか. 2002.

1 リスクコミュニケーション

東京電力福島第一原子力発電所事故後，放射線に関する**リスクコミュニケーション**の課題が議論となった．2002（平成14）年に当時の原子力安全委員会が，リスクコミュニケーションの課題をまとめている（**表16-6**）．客観的なリスクと主観的なリスクには大きなずれが生じる可能性があり，各種関係者を交えた双方向でのコミュニケーションの継続が課題である．

東京電力福島第一原子力発電所事故を受け，福島県では，原発事故後全県民を対象に県民健康調査を実施している．基本調査として行動調査から事故後4カ月の外部被曝線量推計評価，さらに詳細調査として事故時18歳以下の全県民の甲状腺検査に加えて，既存のシステムを活用した健康診断，こころの健康度・生活習慣に関する調査，妊産婦に関する調査を継続実施している．

甲状腺検査の結果については，2017年11月時点で，2011年10月から2014年3月までに約30万人が受診した先行検査において116人，2014年4月から2016年3月に実施された第1回目の本格検査において71人が悪性ないし悪性疑いとされている．これらの結果を受け，事故に伴い甲状腺癌が多発しているのではないかとの議論に対し，「県民健康調査」検討委員会では，チョルノービリ原発事故と比較し放射線被曝線量が限定的であること，同事故で多発が観察された未就学年齢層での発生はほとんど認められず，成人のがん同様に年齢とともに発見率が増加していること，県内においても地域差が認められないことなどから**過剰診断***の可能性を含め，放射線の影響と考えにくいと評価している．

一方，甲状腺癌は，必ずしも生命に影響を与えるものではない生命予後の良いがんであることや，検査に伴い不利益も発生しうることを含め，県民にわかりやすく説明し，同意を得た上で，住民の不安の解消のための見守りとして今後も検査を継続していくとしている．

国では，原子力安全委員会に代わって新たに環境省の外局として**原子力規制**

用語解説*
過剰診断

進行が極めて緩やかな病気等に対し，高感度の検査方法の導入などにより，生命を脅かすことがない病変を発見し，結果的に受診者の不利益につながるもの．がん検診においては，甲状腺癌以外に神経芽細胞腫，前立腺癌，乳癌などでも議論されている．国内でも1985年以降，生後6カ月の乳児全員に，尿中カテコールアミン代謝物の検査による神経芽細胞腫のマス・スクリーニングが実施されていたが，検診で発見される症例のかなりの部分が自然に消退することから，死亡率の低減に効果が期待されない一方，診断されることによる各種の不利益があるとして2004年に中止された．

委員会が発足した．また事故時の放射性ヨウ素による内部被曝を予防するため，安定ヨウ素剤*の予防服用と原発設置周辺自治体での事前配布などの対応が進められている．

用語解説 *

安定ヨウ素剤

原子力災害において放出された放射性ヨウ素が体内に吸収されると，甲状腺に集積し甲状腺癌などの放射線障害を引き起こす可能性がある．これを防ぐために事故時に服用される，放射能をもたないヨウ素のこと．

■ 引用・参考文献

1) 食品安全委員会. 食品安全委員会パンフレット2013.
2) 厚生労働省. 水道水質基準について. https://www.mhlw.go.jp/stf/seisakunitsuite/bunya/topics/bukyoku/kenkou/suido/kijun/index.html, (参照2023-11-30).
3) Dockery, D.W., et al. An association between air pollution and mortality in six U.S. cities. New England Journal of Medicine, 329, 1993, p.1753-59.

重要用語

四大公害	原子力災害対策特別措置法	急速ろ過方式
環境リスク	食品衛生監視員	クリプトスポリジウム
環境基本法	食品表示法	水質基準
健康の社会環境モデル	光化学スモッグ	新水道ビジョン
健康の社会的決定要因	公害対策基本法	HACCP
健康影響評価	大気汚染防止法	シックハウス症候群
Healthy Public Policy	廃棄物処理法	建築基準法
Health in All Policies	ダイオキシン類対策特別措置法	受動喫煙対策
リスクアセスメント	地球温暖化	家庭内事故
リスクマネジメント	温室効果ガス	ヒートショック
リスクトレードオフ	気候変動に関する政府間パネル	国際放射線防護委員会（ICRP）
環境基準	京都議定書	国際原子力機関（IAEA）
食品衛生法	パリ協定	医療被曝
食品安全基本法	酸性雨	リスクコミュニケーション
食品安全委員会	オゾン層破壊	原子力規制委員会
消費者庁	モントリオール議定書	

◆ 学習参考文献

❶ 高野健人ほか編. 社会医学事典. 朝倉書店, 2002.

❷ 厚生労働統計協会編. 国民衛生の動向・厚生の指標. 2023/2024, 70（9）増刊.

17 国際保健

学習目標

- 日本と諸外国の医療保健制度の違いについて理解する.
- 国際保健の定義と歴史を理解する.
- これまで行われた地球規模での取り組みと残された健康課題について理解する.
- SDGsなど今後の国際保健が目指す健康な世界のあり方と,身近な取り組みを学ぶ.

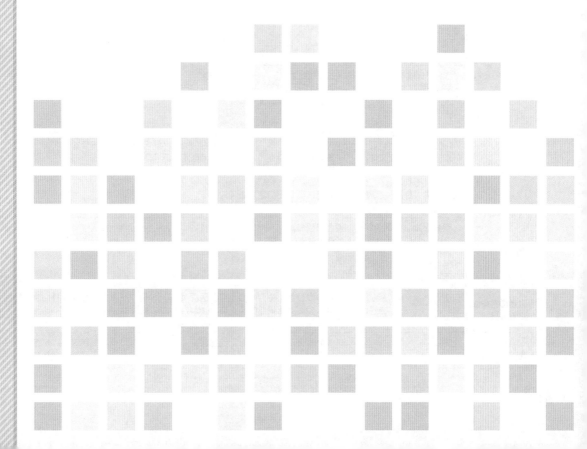

1 諸外国の公衆衛生政策

国際保健を学ぶ前に，日本と諸外国の医療・保健制度の違いについて紹介する．その国の財政状況や国民の生活などを背景とした多様な制度の存在は，国際保健を学ぶ前提となる．

1 医療制度の国際比較

日本と諸外国の医療制度を比較したものを表17-1に示した．日本は，医療制度を主として**社会保険方式**で実施している．これは，国民が保険料を出し合って，かかった医療費をまかなう方式である．比較的多くの国で取り入れられているが，保険料の負担割合や自己負担額，運営の方法などは国によって異なっている．例えば，同じ社会保険方式をとっているフランスとでは，加入方式，自己負担割合，保険料，患者の医療機関の選択の自由がかなり異なる．

このほかに，すべて税金でまかなう**税方式**があり，イギリスが代表的である．医療がすべて国営で行われ，原則自己負担がないという特徴がある．一方で，患者はまず登録した地域の医師を受診しなければならず，日本のように直

表17-1　主要国の医療保障制度の概要

	日　本	フランス	イギリス	アメリカ
制度の方式	社会保険方式	社会保険方式	税方式	民間保険方式（一部に社会保険・税方式）
同類型の国々	ドイツ，オーストリア，ベルギー，ルクセンブルク，オランダなど		スウェーデン，ノルウェー，デンマーク，フィンランド，イタリア，スペインなど	ラテンアメリカ諸国の一部
制度の特徴	・国民皆保険 ・職域保険および地域保健	・国民皆保険 ・職域ごとに被用者制度，非被用者制度等に加入	・国営 ・原則自己負担なし	高齢者・障害者，低所得者以外は各自が民間保険に加入
自己負担	30％（6歳以下・70〜74歳20％，75歳以上10％．70歳以上でも現役並み所得者は30％）ただし，それぞれ自己負担限度額（月額）が設定されている	・外来30％ ・入院20％ ・薬剤35％（薬剤によって異なる） ・上記のほか，外来受診・入院に際しての定額負担あり	原則自己負担なし（外来処方箋，歯科治療については定額負担あり）	加入する民間保険によって異なる
保険料	・職域保険：報酬の8〜10％（労使で半分ずつ負担） ・地域保険：市町村による定額制	賃金総額の約14％（大部分を事業主が負担）	なし	加入する民間保険によって異なる
患者の医療機関の選択	自由	かかりつけ医の紹介なしにほかの医師を受診することを制限	登録医師（GP）の紹介がない限り，病院の受診は原則できない	民間保険会社による制限あり
対　象	全国民	ほぼ全国民	全国民	全国民（政府が定める一定の基準を満たした民間保険加入）

接病院を受診することはできない.

さらにもう一つの方式として，高齢者と低所得者など一部を除いて**民間の保険会社**にすべて任せるアメリカの方式がある．一般国民は，民間保険会社から医療保険に加入し，その契約範囲内で医療を受けることができるしくみである．しかし，主として経済的な理由でどの保険にも加入できない者が全国民の15％（2012年）に上り，大きな社会問題となった．そこで，2014年から，政府が定める一定の基準を満たした民間保険に加入することが義務付けられるようになった．

もちろんこれらの類型は完全に区別されているわけではなく，日本でも一定程度の税金が投入されているし，イギリスでも自己負担が生じる場合もある．

また，医療機関への医療費の支払いについても，治療に要した分を支払う出来高払い制をとる日本のような方法と，病院ごとの総額がある程度決められているイギリスのような方法，疾患ごとに支払う額が決められている定額制などがある．

このように医療制度は，その国の歴史や国民の考え方，医療資源などによってさまざまであり，それぞれ利点と欠点がある．例えば日本の方式は，病気にかかったとき，費用的にも医療機関を受診しやすく，受診する医療機関も自由に選べる．また，平均寿命と国民一人あたりの医療費でみると，国全体としては，他国に比べ，比較的少ない医療費で高い健康水準を維持している．その一方で，受診のしやすさから受診回数が増え，医師・看護師などの医療従事者の負担が増大するという問題もある．平均在院日数も，諸外国に比べて長い傾向にある．さらに高齢化の進展に伴って，医療費の急激な増加が見込まれる点も課題である．

イギリスでは，自己負担が少ないこと，医療資源が効率的に活用されていることなどが利点であるが，入院や手術までの待ち時間が長いこと，初期治療において医療機関選択の自由がないなどのデメリットも指摘されている．

アメリカでは，全体的な医療の質が高い一方で，ほかの国に比べて患者の経済的な状況によって受けられる医療に格差が生まれやすいことが問題とされている．

2 公衆衛生行政制度の国際比較

1 日本の公衆衛生行政制度

日本の**公衆衛生行政制度**は，国，都道府県，市町村，保健所のそれぞれによって担われている．特に保健所は，第二次世界大戦後の1947(昭和22)年の保健所法改正以来，地域の公衆衛生の担い手として重要な役割を果たしてきた．

1994（平成6）年に保健所法が地域保健法に改正されて以降，「住民に身近なサービスはより住民に近い自治体に」という**地方分権化**の流れに従い，多くの公衆衛生活動，特に母子保健事業など，直接，住民に接するサービスが都

plus α

**メディケア
メディケイド**

アメリカにおける公的な保険制度．原則メディケア（medicare）は高齢者・障害者を対象にしており，メディケイド（medicaid）は低所得者を対象としている．メディケアは本人を給付対象としているが，メディケイドは世帯を給付の対象としている．

道府県から市町村に移された．市町村は，市町村保健センターや外部委託など
を通じて，住民に公衆衛生サービスを提供している．

2000（平成12）年に地方分権一括法が施行されたことにより，国と地方の
役割分担の見直しが行われ，各地方自治体は自らの判断と責任により，地域の
実情に沿った行政を展開していくことになった．必要な機能は維持しながら
も，各地方自治体の実情に合わせた独自性が発揮されることを目指している．

公衆衛生にかかわる人材については，日本では公衆衛生を担当する保健師
が，独立した国家資格として養成されている点が特徴的である．また，厚生労
働省下の国立保健医療科学院が，地方自治体の主として技術職の卒後の養成訓
練に当たっており，公衆衛生人材の質の向上に貢献している．

❷ イギリスの公衆衛生行政制度

前述のように，イギリスでは税を財源として，すべての国民に包括的な保健
医療サービスを提供する**NHS**(National Health Service)＊が実施されている．

イギリスは，イングランド，ウェールズ，スコットランド，北アイルランド
の四つの国から構成されているが，ここでは，人口の8割以上が居住するイ
ングランドの状況について説明する．イングランドの行政は，中央政府の下
に，九つの地方があり，地域によって，大ロンドン市－シティ＋ロンドン行政
区，大都市圏域－大都市圏市町村，非大都市圏域－非大都市圏域市町村，非大
都市統一市町村などに分かれている．行政区や市町村は，教育，福祉，環境，
住宅，交通などを所管する．

これまでイングランドの公衆衛生活動は，NHSの機能の一部として存在し
ていた．具体的には，NHSの第一線機関として市町村レベルに設置された
PCT（primary care trust）という組織の公衆衛生部門が，健康増進，疾病
予防，健康格差の改善を目的とした地域保健活動（健康教育，地域開発，ネッ
トワークの構築など）を実施していた．

一方，環境や食品衛生については，市町村が対応していた．2003年には
PCTや市町村だけでは対応できないテロを含む大規模な健康危機に対応する
組織として，NHSから独立してHPA（Health Protection Agency）が設置
され，地方においても出先機関を通じてPCT，市町村と連携して健康危機に
対応する体制ができていた．

しかし，2013年から，この公衆衛生システムが大きく変えられた．具体的
には，PCTが廃止され，病院の予算管理は国民医療委員会へ，登録一般医の
予算管理は地域医療委員会群に引き継がれた．公衆衛生活動はNHSから独立
して，国レベルではPHE（Public Health England）という新組織に，現場
レベルでは行政区や市町村に引き継がれることになり，HPAはPHEの一部に
組み入れられることになった．

新型コロナウイルス感染症のパンデミックに対応するため，PHEが廃止さ
れ，2021年4月に英国健康安全保障庁（UK Health Security Agency：

用語解説 ＊

NHS

イギリスにおける国民保健サービス．「ゆりかごから墓場まで」というスローガンの下，1948年に開始され，すべての住民に原則無料で保健・医療が提供される．国籍を問わず，合法の長期滞在者は一定の条件を満たせばNHSの対象となる．

UKHSA）が創設された．感染症，化学物質，生物，放射線，核などによる健康危
機事象やその他の健康上の脅威から，国民を保護することを目的としている．

❸ フランスの公衆衛生行政制度

　フランスの公衆衛生行政は「中央政府－地方（22カ所）－県（約100カ所）
－市町村（約3万6,000）」の4層構造である．公衆衛生行政のほとんどは中
央政府が所管し，その地方出先機関として，地方レベルに地方社会衛生局，県
レベルに県社会衛生局が設置されている．

　地方社会衛生局の業務は，地方医療計画（医療圏の設定，および各医療圏の
病床数，高額医療機器数，診療科目などの整備目標の設定）の策定への関与，
健康危機管理（飲料水汚染，原子力・化学物質などによる事故，自然災害な
ど），薬事，統計調査などである．

　県社会衛生局は衛生行政の第一線組織で，予防接種，感染症対策（感染症の
届出の受理，集団発生への対応），結核・性病対策（検診など），がん検診など
をはじめ，医療福祉施設の監査，精神障害者対策，人工妊娠中絶の規制・届出
などを実施する．また，県レベルでは県議会の厚生部も母子保健などにおい
て，一定の役割を果たしている．

　市町村では環境衛生，食品衛生，消毒などの業務を実施する．ただし人口規
模の小さい市町村では，環境衛生・食品衛生は実質，県社会衛生局が実施する
こともある．

　国の保健担当省，地方社会衛生局，県社会衛生局のすべての公衆衛生従事者
は，国立公衆衛生高等研究院で養成される．本研究院の修了（卒業）者は国家
公務員として採用され，定められた研修を受講した後に公衆衛生行政に従事す
る．

　フランスは日本に比べて，かなり中央集権的な色彩の濃い公衆衛生制度を
とっているといえる．

❹ アメリカの公衆衛生行政制度

　アメリカの自治体の階層は「連邦政府－州政府－郡・市政府」である．州政
府の自治権は大きく，連邦政府と州政府はそれぞれ異なる権限をもつ．

　連邦政府において，衛生行政をつかさどる省庁はDHHS（Department of
Health and Human Services）である．衛生行政に関する権限の多くは州政
府がもっているため，DHHSの業務は，移民の健康診査，特別な疫学調査，
国の厚生統計の編纂などに限定されている．またDHHSは州政府に対して，
補助金の交付（感染症対策，環境衛生，母子保健，人材の養成など）や技術支
援などを実施している．特に補助金は州政府の健康政策の方向性に大きな影響
を与える．

　州政府には，州保健部局が設置されている．州によって組織の名称や業務は
異なるが，一般的には，感染症，生活習慣病，厚生統計，環境衛生，健康教
育・ヘルスプロモーション，母子保健，精神保健，産業保健，歯科保健，衛生

検査などの部門が設置されている.

　郡・市レベルには，地方保健部局が設置されており，アメリカにおける衛生行政の第一線組織に位置付けられる．ただし設置主体は州によって異なり，州政府または郡・市政府がそれぞれ単独で設置する場合，両者が共同する場合，郡・市の人口規模に応じて分担する場合など，さまざまな形態がある.

　地方保健部局の典型的な組織体系として，公衆衛生看護，薬物乱用，環境衛生，精神保健などの部門が設置され，予防接種，学校保健，感染症対策（感染症の届出の受理，集団発生への対応），食品衛生なども担っている.

　アメリカは，かなり地方分権的な体制で公衆衛生活動を行っているといえる.

5 諸外国のシステムを学ぶ意味

　以上のように，各国の公衆衛生行政制度は，それぞれの一般行政制度にのっとって，また，中央政府と地方自治体の役割分担の中で，その体制が構築されている．日本やイギリスの例を見てもわかるように，それは必ずしも固定的なものではなく，地方分権化や行政の効率化の流れ，あるいは健康課題そのものの変化に従って，少しずつ形を変えてきている．また，日本やアメリカのように，地方自治体によって異なる実施体制をもつ場合もある.

　私たちは，自分の住んでいる国や地域のシステムを唯一絶対，あるいは当たり前のものとしてとらえがちである．同じことを達成するのに異なる方法があることを知り，それらの長所と短所を把握した上で，さらに良い方法を考えること，すなわち医療や公衆衛生を幅広い視点から相対化して見ることは，次代を担う保健医療従事者として必要な態度であり，そこに私たちが諸外国のシステムを学ぶ意味があるといえよう.

2 国際保健とは

1 国際保健の定義

　従来の国際保健は，諸国家・諸国民に関係する健康，いわゆるインターナショナルヘルス（international health）を扱う研究・実践領域であった．ところが，21世紀の今日，世界では人口の爆発的増加，温暖化をはじめとする地球環境の変化，大規模自然災害，地域による健康格差等，取り組むべき課題は国や国民単位のものにとどまらず，地球規模の視野が不可欠になってきた．これらの課題に対応するため，国際保健の概念はインターナショナルヘルスからグローバルヘルス（global health）へと拡大し，それに伴い研究や実践も地球規模（グローバル）なものになっている[7,8].

2 健康課題に対する世界的な取り組みのはじまり

第二次世界大戦によって，世界中で人々の生活基盤が崩壊し，生活と健康状態は悪化した．平和を維持するための国際的な共同機構として1920年に国際連盟が発足していたが，大戦に至った反省と戦後の復興を進めるために，1945年10月，51カ国によって新たに国際連合が設立された．その後，国連の健康に関する専門機関として，1948年に**世界保健機関**（World Health Organization：**WHO**）が設立された．

WHO憲章の前文には**健康の定義**が掲げられ，人種・宗教・政治信条や経済社会条件によって差別されることなく健康を享受することは基本的人権の一つであること，健康は平和と安全を達成するための基礎であること，その達成は個人と国家の協力にかかっていることが明文化された．

plus α

WHOによる健康の定義

「健康とは，完全な肉体的，精神的及び社会的福祉の状態であり，単に疾病又は病弱の存在しないことではない．到達しうる最高基準の健康を享有することは，人種，宗教，政治的信念又は経済的若しくは社会的条件の差別なしに万人の有する基本的権利の一つである」

17

国際保健

3 WHOによる健康課題への取り組み： 1950年代から2015年まで

WHOおよび国連での，地球規模の健康課題に対する主な活動を**表17-2**にまとめた．

表17-2　WHOのグローバルヘルス政策・活動の変遷

1945年10月	国際連合設立
1948年4月	国連の専門機関として世界保健機関（WHO）の設立
1950年代	感染症根絶も目指し新たに発見された抗生物質について助言開始
1951年	世界大戦で荒廃した国々の復興を目的にヨーロッパ地区事務所が設立
1952～1957年	ポリオワクチンの発見によるポリオ撲滅のグローバルキャンペーン
1963年	麻疹ワクチン発見
1969年	第1回国際保健規則が開始し，加盟国とともに六つの感染症の監視・制御する体制構築→コレラ，ペスト，黄熱　天然痘，回帰熱，発疹チフス
1974年～	小児のワクチン接種を推進する予防接種拡大計画（EPI）開始
1975年～	熱帯病の研究・トレーニング支援（熱帯病研究訓練特別計画）
1978年	アルマアタ宣言．すべての人へ健康（Health for All）のためのプライマリヘルスケア（PHC）
1983～1987年	HIV/AIDSのグローバルプログラムの創設
1986年～	ヘルスプロモーションに関するオタワ宣言
1995年～	結核治療のDOTS（directly observed treatment）開始
2000年～	ミレニアム開発目標（MDGs）を採択
2003年～	たばこ規制に関する世界保健機関枠組条約（FCTC）締結
2008年～	世界的な健康課題が感染症から非感染症へ移行しはじめる
2014年～	エボラ出血熱大発生
2015年～	持続可能な開発目標（SDGs）採択と活動始動

1 感染症への取り組み

WHO設立当初から，世界の大きな健康課題の一つは感染症であった．感染症のコントロールのための抗生物質やワクチン等の予防接種のニーズのある国々を，資金面および人材の訓練において支援した．コレラ（1946～48年），結核（1948～50年代），イチゴ腫*（1952～64年），マラリア（1955～69年），天然痘（1967～80年），HIV/AIDS（1986年～）などを対象として展開された．

2 すべての人々の健康のためのプライマリヘルスケア

1978年，カザフスタンのアルマアタで開催されたWHOと国際連合児童基金（UNICEF）との合同会議において，**アルマアタ宣言**が採択された．宣言では，すべての人々の健康（Health for ALL）のための**プライマリヘルスケア**（primary health care：**PHC**）が定義され，五つの原則と具体的な8項目が示された（**表17-3**）．

3 ヘルスプロモーション活動

第30回WHO総会（1977年）で，「2000年までにすべての人々に健康を」という目標が掲げられ，**ヘルスプロモーション**（健康づくり）が提唱されるようになった．そして1986年，カナダのオタワで第1回ヘルスプロモーション国際会議が開催され，**オタワ憲章**が採択された．憲章では，ヘルスプロモーションを「人々が自らの健康をさらにうまくコントロールし，改善していけるようになるプロセス」と定義し，健康のための八つの基本的前提条件として，平和，住居，教育，食物，収入，安定した生態系，持続可能な生存のための資

<aside>
用語解説 *

イチゴ腫
（フランベジア）

梅毒同様，トレポネーマ属の細菌が原因の感染症．皮膚の接触で感染し，不衛生な環境で小児を中心に広がりやすい．感染すると潰瘍が現れ，それが消えると肉芽腫ができ，進行すると骨組織が破壊される．全段階で痛みがあり，全身に大きく外観を損ねる潰瘍が現れるほか，足で進行した場合には歩行困難となる．薬物治療が可能なものの，ワクチンは開発されておらず，WHOとUNICEFは1950年代から根絶を目指している．
</aside>

表17-3　PHCの5原則と具体的8項目

5原則	具体的8項目
1. 公平／平等性 　ヘルスケアはそれを必要とするすべての人間にとって入手可能かつ適正であり，無視される集団があってはならない．	1. 教育 2. 風土病の対策 3. 公衆衛生の向上と安全な水の供給 4. 母子保健活動の推進と家族計画の普及 5. 予防接種 6. 栄養 7. 一般的な病気の治療 8. 必須医薬品の供給
2. 地域共同体／住民の主体的参加 　受益者としての存在だけではなく，計画・意思決定者として，また実施過程においても地域共同体の主体的参画が不可欠．	
3. 予防重視 　治療より予防普及・健康促進活動を重視．経済性の観点からも重要．	
4. 適正技術 　ヘルスケアに用いられる資機材および手法，技術は広く受容された適正なものでなければならない（例；ORS：経口補水液）．	
5. 複数の分野からの複合的／多角的アプローチの必要性 　人間の衛生状態は水供給，教育等多岐にわたる要因と複合的に関係しているため，それら保健以外の社会的側面からのアプローチも必要である．	

源，社会的公正と平等性を提示した．

　さらに，ヘルスプロモーションの五つの活動手段として，①健康的公共政策を作成する，②支援的環境を創造する，③コミュニティーの活動を強化する，④個人的スキルを向上させる，⑤医療のサービスの見直し，を明示した．これらのグローバル政策の唱道をとおして，各加盟国はヘルスプロモーション政策を策定し，活動を展開している．日本においては，2002（平成14）年に健康増進法が公布され，法に基づいた健康づくり活動が展開されている．

4 ミレニアム開発目標（MDGs）

　2000年9月，国連ミレニアム宣言が189カ国の加盟国代表によって採択され，2015年までの達成を目標とする**ミレニアム開発目標**（millennium development goals：**MDGs**）を掲げ，活動が始められた（**表17-4**）．

　MDGsにおいて健康に関連する目標は，「4．乳児死亡率の削減」「5．妊産婦の健康の改善」，「6．HIV/AIDS，マラリア，その他の疫病のまん延防止」の三つであった．2015年の達成状況の報告において，多くの目標で改善がみられたが，達成状況には地域差がみられ，サハラ以南アフリカなどの地域では改善は緩やかなものであり，「ポスト2015年開発アジェンダ」として継続される必要があるとされた．また，一つの国の中にも，地域，性別，収入などによる格差がみられ，未達成の項目も含めて課題が残された．

　MDGsの振り返りの総括として，今後開発を継続する上で，次のような課題が報告されている．

- ●目標達成は指標で評価されることにより達成可能になり，そのためにはデータが必要不可欠である
- ●新しい開発アジェンダには，より質の高いデータが必要であり，そのために強い政治的な公約と財源が必要である

　また，次の開発について「環境保護や，平和と基本的人権をかなえ，経済や人々のニードの変化に対応したアジェンダが誕生する」「グローバルな取り組みは開発において有効であると証明され，今後の課題である**"誰一人として置き去りにしない**（leave no one behind）**"**を実現できる唯一の方法である」[10]といった展望も発表された．

表17-4　ミレニアム開発目標とターゲット

目標とターゲット：多くは1990年の水準をもとに設定し，2015年までの達成

目　標	ターゲット		達成状況（2015）
1. 極度の貧困と飢餓の撲滅	1-A	2015年までに1日1ドル未満で生活する人口の割合を半減	• 極度の貧困の中で暮らす人々（世界）：1,926万→836万人に • 栄養不良者の割合（途上国）：23.3%→12.9%に
	1-B	女性，若者を含むすべての人々の，完全かつ生産的な雇用	
	1-C	飢餓に苦しむ人口の割合を半数に減少	
2. 普遍的な初等教育の達成	2-A	すべての子どもが男女の区別なく初等教育を修了できる	初等教育を受けられない子どもたち（世界）：100万人→57万人に
3. ジェンダー平等の推進と女性の地位向上	3-A	2005年までに可能な限り初等・中等教育で男女格差を解消し，すべての教育レベルで男女格差の解消	小学校における男女比率（南アジア）：（男子100人対）74人→103人に • 不安定な雇用状態にある女性の割合：13%減少
4. 乳幼児死亡率の削減	4-A	5歳児未満児の死亡率を3分の1に引き下げ	5歳未満児の死亡数（世界）：12.7万人→6万人に
5. 妊産婦の健康状態の改善	5-A	妊産婦死亡率を4分の1に引き下げ	• 妊産婦の死亡率（世界）：45%減少 • 出産時の医療従事者の立合い（世界）：59%→71%に • 婚姻関係間での避妊実行率（世界）：55%→64%に
	5-B	リプロダクティブ・ヘルスの完全普及の達成	
6. HIV/エイズ，マラリア，その他の疾病のまん延防止	6-A	HIV/エイズのまん延を阻止し，その後，減少させる	• 感染者数（世界）：約350万人→約210万人に • 抗HIV療法を受けた感染者（世界）：80万人→1,360万人に • サハラ以南アフリカの国々に9億以上の殺虫処理された蚊帳を配布 • 感染症での死を免れた人は，マラリアで620万人以上，結核で約3,700万人に上る
	6-B	2010年までに必要とするすべての人が治療を受けられる	
	6-C	マラリアやその他の主要な疾患の発生を阻止し，その後，発生率を下げる	
7. 環境の持続可能性を確保	7-A	持続可能な開発の原則を国家政策やプログラムに反映させ，環境資源の損失を阻止し，回復を図る	• 改良された飲料水減を使用する人口（世界）：76%→91%に • 衛生施設を利用できない人の割合：46%→32%に • オゾン層の破壊物質の除去率：98%　21世紀半ばまでにオゾン層が回復すると見込まれている • 都市部のスラムに暮らす人々の割合（途上国）：約39.4%→29.7%に
	7-B	生物多様性の損失を確実に減少させ，その後も継続的に減少させる	
	7-C	安全な飲料水と衛生施設を継続的に利用できない人を半減させる	
	7-D	少なくとも1億人のスラム居住者の生活を大きく改善する	
8. 開発のためのグローバルなパートナーシップの推進	8-A	開放的で，ルールに基づく，予測可能でかつ差別的でない貿易と金融システムを構築する	• 政府開発援助（ODA）：66%増加（1,352億ドル） • 途上国の対外債務：（輸出収入対）12%→3%に • 携帯電話の契約数：7億3,800万→約70億に • インターネット普及率：6%→43%に
	8-B	後発開発途上国の特別なニーズに取り組む	
	8-C	内陸開発途上国と小島嶼開発途上国（太平洋・西インド諸島・インド洋などにある.領土が狭く,低地の島国）の特別なニーズに取り組む	
	8-D	途上国の債務問題に包括的に取り組み，持続可能なものとする	
	8-E	製薬会社と協力して途上国で人々が安価で必要不可欠な医薬品を入手可能にする	
	8-F	民間セクターと協力して，情報・通信での新技術による利益が得られるようにする	

4 今日の世界の健康課題： 健康格差の改善と持続可能な開発目標（SDGs）

　MDGsの期限である2015年以降の新たな国際的開発目標を策定するため，「ポスト2015開発アジェンダ」をテーマとして，さまざまな場で議論が行われた．そこでは一人ひとりの異なる事情に着目し，開発の恩恵が広く行き渡ることを目指す**人間の安全保障**の考え方が理念とされている．

　そして，2015年９月の国連サミットにおいて採択された「持続的な開発のための2030アジェンダ」[11]に記載されているのが，**持続可能な開発目標**（sustainable development goals：**SDGs**）である．SDGsは17の目標（図17-1）と169のターゲットから構成されている．世界各国で評価指標を定め，達成度をモニターしながら，開発・活動が進められており，日本においても，2018年に「ジャパンSDGsアクション・プラットフォーム」[12]を創設し，国内での活動を開発している．

　健康課題に関するものは「3　あらゆる年齢のすべての人々の健康的な生活を確保し，福祉を促進する」で，13のターゲットと指標が設定されている（表17-5）．

　この中で，特に目標3.8に掲げられている**ユニバーサル・ヘルス・カバレッジ**（Universal Health Coverage：**UHC**）について紹介する．UHCとは，「すべての人々が基礎的な保健医療サービスを，必要な時に，負担可能な費用で受けられる状態にすること」を意味する．UHCは2012年に国連総会で決議され，SDGsでも継続されている．WHOと世界銀行グループ*の報告書では，家計の中で医療費が10％を占める人は８億人に上るとされる[13]．

　日本は国民皆保険制度のもと，国民の医療へのアクセスが確立されており，世界的にみて健康レベルは高い状態といえる．UHCの達成のため，国としても国際協力を行っている．

用語解説 *

世界銀行グループ

国際復興開発銀行（IBRD）や国際開発協会（IDA）など五つの機関によって構成される．国連の加盟国への融資を行う．主に途上国に対する問題解決のための融資である．また，世界の経済状況に関するデータの収集・分析などを行っている．世界銀行グループは，医療の欠如は人的資本の損失と明示し，UHC達成のため資金，政策助言，技術支援を提供し，調査・研究を進め，関係者と協議を重ねている．

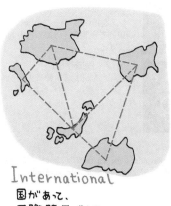

International
国があって、
国際関係がある

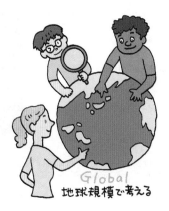

Global
地球規模で考える

目標1 ［貧困］
あらゆる場所あらゆる形態の貧困を終わらせる.

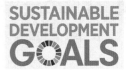

目標2 ［飢餓］
飢餓を終わらせ, 食料安全保障および栄養の改善を実現し, 持続可能な農業を促進する.

目標10 ［不平等］
国内および各国間の不平等を是正する.

目標3 ［保健］
あらゆる年齢のすべての人々の健康的な生活を確保し, 福祉を促進する.

目標11 ［持続可能な都市］
包摂的で安全かつ強靱 (レジリエント) で持続可能な都市および人間居住を実現する.

目標4 ［教育］
すべての人に包摂的かつ公正な質の高い教育を確保し, 生涯学習の機会を促進する.

目標12 ［持続可能な生産と消費］
持続可能な生産消費形態を確保する.

目標5 ［ジェンダー］
ジェンダー平等を達成し, すべての女性および女児の能力強化を行う.

目標13 ［気候変動］
気候変動およびその影響を軽減するための緊急対策を講じる.

目標6 ［水・衛生］
すべての人々の水と衛生の利用可能性と持続可能な管理を確保する.

目標14 ［海洋資源］
持続可能な開発のために, 海洋・海洋資源を保全し, 持続可能な形で利用する.

目標7 ［エネルギー］
すべての人々の, 安価かつ信頼できる持続可能な近代的エネルギーへのアクセスを確保する.

目標15 ［陸上資源］
陸域生態系の保護, 回復, 持続可能な利用の推進, 持続可能な森林の経営, 砂漠化への対処, ならびに土地の劣化の阻止・回復および生物多様性の損失を阻止する.

目標8 ［経済成長と雇用］
包摂的かつ持続可能な経済成長およびすべての人々の完全かつ生産的な雇用と働きがいのある人間らしい雇用(ディーセント・ワーク)を促進する.

目標16 ［平和］
持続可能な開発のための平和で包摂的な社会を促進し, すべての人々に司法へのアクセスを提供し, あらゆるレベルにおいて効果的で説明責任のある包摂的な制度を構築する.

目標9 ［インフラ, 産業化, イノベーション］
強靱 (レジリエント) なインフラ構築, 包摂的かつ持続可能な産業化の促進およびイノベーションの推進を図る.

目標17 ［実施手段］
持続可能な開発のための実施手段を強化し, グローバル・パートナーシップを活性化する.

外務省. 持続可能な開発のための2030アジェンダ. https://www.mofa.go.jp/mofaj/gaiko/oda/sdgs/pdf/000270935.pdf, (参照2023-11-30).
国連広報センター. SDGsのロゴ. https://www.unic.or.jp/activities/economic_social_development/sustainable_development/2030agenda/sdgs_logo/, (参照2023-11-30).

図17-1 持続可能な開発目標 (SDGs) の詳細

表17-5　「持続可能な開発のための2030アジェンダ」から目標3とターゲット

目標3	あらゆる年齢のすべての人々の健康的な生活を確保し，福祉を促進する．
3.1	世界の妊産婦の死亡率を出生10万人当たり70人未満に削減する．
3.2	すべての国が新生児死亡率を少なくとも出生1,000件中12件以下まで減らし，5歳児以下死亡率を少なくとも出生1,000件中25件以下まで減らすことを目指し，新生児および5歳児未満児の予防可能な死亡を根絶する．
3.3	エイズ，結核，マラリアおよび顧みられない熱帯病といった伝染病を根絶するとともに肝炎，水系感染症およびその他の感染症に対処する．
3.4	非感染性疾患による若年死亡率を3分の1減少させ，精神保健および福祉を促進する．
3.5	薬物乱用やアルコールの有害な摂取を含む，乱用の防止・治療を強化する．
3.6	道路交通事故による死傷者を半減させる．
3.7	家族計画，情報・教育および性と生殖に関する国の保健サービスをすべての人々が利用できるようにする．
3.8	ユニバーサル・ヘルス・カバレッジ（UHC）を達成する．
3.9	有害化学物質，ならびに大気，水質および土壌の汚染による死亡および疾病の件数を大幅に減少させる．
3.a	たばこの規制に関する世界保健機関枠組条約の実施を適宜強化する．
3.b	感染症および非感染性疾患のワクチンおよび医薬品の研究開発を支援する．また，ドーハ宣言に沿って，安価な必須医薬品およびワクチンへのアクセスを提供する．
3.c	開発途上国，特に後発開発途上国および小島嶼開発途上国において保健財政および保健人材の採用，能力開発・訓練および定着を大幅に拡大させる．
3.d	すべての国々，特に開発途上国の国家・世界規模な健康危険因子の早期警告，危険因子管理のための能力を強化する．

> 🔬 **コラム**　　　**世界の人口の増加**
>
> 　地球上の人口は，産業革命以降急激に増加し，1950年に25億人だったものが，1987年には2倍の50億人となり，2018年には3倍以上の76億人と増加が報告されている（図1）．人口増加は，これまでの健康課題の解決の成果である一方で，リプロダクティブヘルス／ライツ*や家族計画*といった，残された健康課題の影響も受けている．リプロダクティブヘルス／ライツや家族計画については，すべての人が普遍的に知識と情報にアクセスできるよう，環境を整えていく必要がある．

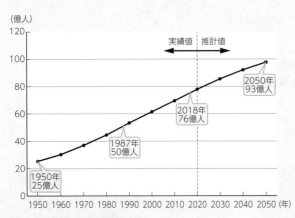

図1　世界総人口の推移

用語解説*

リプロダクティブヘルス／ライツ

リプロダクティブヘルスは「性と生殖に関する健康」と訳され，安全な性生活を送り，妊娠・出産に関して決定する自由を指す．リプロダクティブライツは，妊娠・出産に関する決定を行うための情報と手段にアクセスできる権利，リプロダクティブヘルスを享受する権利であり，すべての個人とカップルに保障されるべきとされている．

用語解説*

家族計画

年齢，経済状況，健康状態，周辺の環境などに合わせて考えられた妊娠・出産の計画．生まれてくる子ども一人ひとりに親としての責任を果たし，幸福な家庭を築くことを目的に計画する．具体的な手段としては，避妊による受胎調節がある．

コラム 　平均寿命と健康寿命

　1950年当時，世界の平均寿命は46.5歳であった．2019年には73.3歳となり，この数十年の間に26.5歳延びている．WHOの地区別平均寿命で比較すると，アフリカ地区では64.5歳と平均よりも8.8歳低く，東地中海地区では69.7歳と3.6歳低くなっており，いまだ格差がある．

　一方で，世界の人々の平均寿命が延びてきた今日では，開発目標は健康寿命の延伸に移ってきた．WHOは，障害調整生存年数（disability-adjusted life year：DALY）という独自の指標で健康寿命を算出している．これは，さまざまな疾病や障害に対して重みづけを行い，障害の程度や障害を有する期間を加味することによって調整した生存年数のことで，「早死にすることによって失われた年数」と「障害を有することによって失われた年数」から導き出される．

■ **引用・参考文献**

1) 武村真治．イギリスの公衆衛生体制の改革から学ぶこと．公衆衛生情報．2014, 43 (11), p.4-5.
2) 高鳥毛敏雄．イギリスにおける公衆衛生の歩みと新たな展開，パブリックヘルス・イングランド．公衆衛生．2014, 78 (1), p.6-13.
3) UKHSAウェブサイト．https://www.gov.uk/government/organisations/uk-health-security-agency，（参照2023-11-30）.
4) 高鳥毛敏雄．英国の健康安全保障庁（UKHSA）創設と今後の公衆衛生体制への期待．公衆衛生．2022, 86 (7), p.638-644.
5) ブルーノ・パリエ．医療制度改革：先進国の実情とその課題．近藤純五郎監修，林昌宏訳．白水社，2010.
6) 武村真治，林謙治．欧米諸国の衛生行政組織．公衆衛生．2004, 68 (1), p.12-15.
7) Birn, A. et al. Textbook of Global Health. 4th ed, Oxford University Press, 2017, xxi.
8) Kickbush, I. Kickbuch Healalh Consult. https://www.ilonakickbusch.com/kickbusch/global-health/，（参照2023-11-30）.
9) WHO. Milestones for health over 70 years.
10) United Nations. Millennium Development Goals Report 2015. https://www.un.org/millenniumgoals/2015_MDG_Report/pdf/MDG%202015%20rev%20(July%201).pdf，（参照2023-11-30）.
11) 外務省．JAPAN SDGs Action Platform. https://www.mofa.go.jp/mofaj/gaiko/oda/sdgs/about/index.html，（参照2023-11-30）.
12) 外務省．「ジャパンSDGsアクション・プラットフォーム」の創設．https://www.mofa.go.jp/mofaj/press/release/press4_006188.html，（参照2023-11-30）.
13) WHO, et al. Tracking Universal Health Coverage: 2017 Global Monitoring Report.
14) 堀内美由紀ほか．ワークブック 国際保健・看護基礎論．田代順子監修．ピラールプレス，2016.
15) 柳澤聡子編著．国際看護学 看護の統合と実践：開発途上国への看護実践を踏まえて．ピラールプレス，2015.
16) UNFPA．国連人口基金東京事務所．https://tokyo.unfpa.org/ja，（参照2023-11-30）.
17) WHO, et al. Global Health Statistics 2023：Monitoring Health for the SDGs.

■ **重要用語**

社会保険方式	グローバルヘルス	持続可能な開発目標（SDGs）
税方式	世界保健機関（WHO）	ユニバーサル・ヘルス・カバレッジ
公衆衛生行政制度	プライマリヘルスケア（PHC）	（UHC）
地方分権化	ヘルスプロモーション	
NHS	ミレニアム開発目標（MDGs）	

※以下に掲載のない出題基準項目は，他巻にて対応しています．

■ 健康支援と社会保障制度

目標Ⅰ．社会生活を視点とした個人・家族・集団の機能や変化について基本的な理解を問う。

大項目	中項目（出題範囲）	小項目（キーワード）	本書該当ページ
2. 社会の中の集団	A. 地域や職場における機能	ソーシャルサポートネットワーク	p.133, 157
	B. 労働と健康	労働安全衛生法	p.284
		労働基準法	p.287

目標Ⅱ．社会保障の理念，社会保険制度および社会福祉に関する法や施策について基本的な理解を問う。

大項目	中項目（出題範囲）	小項目（キーワード）	本書該当ページ
4. 社会保険制度の基本	B. 医療保険制度	高齢者医療制度（高齢者の医療の確保に関する法律＜高齢者医療確保法＞）	p.173
	C. 介護保険制度	介護保険法	p.174
	E. その他の関係法規	労働者災害補償保険法	p.289
5. 社会福祉の基本	C. 社会福祉における民間活動	民生委員，児童委員	p.111
	E. 障害者（児）に関する制度	障害者の日常生活及び社会生活を総合的に支援するための法律＜障害者総合支援法＞	p.196, 199
		精神保健及び精神障害者福祉に関する法律＜精神保健福祉法＞	p.196
		発達障害者支援法	p.213
		障害を理由とする差別の解消の推進に関する法律＜障害者差別解消法＞	p.196
	F. 児童に関する制度	児童福祉法	p.148
		児童虐待の防止等に関する法律＜児童虐待防止法＞	p.159
		次世代育成支援，少子化対策	p.150
	G. 高齢者に関する制度	高齢者虐待の防止，高齢者の養護者に対する支援等に関する法律＜高齢者虐待防止法＞	p.174

目標Ⅲ．公衆衛生の基本，保健活動の基盤となる法や施策および生活者の健康増進について基本的な理解を問う。

大項目	中項目（出題範囲）	小項目（キーワード）	本書該当ページ
6．健康と公衆衛生	A．公衆衛生の理念	目的と機能	p.32
		地域保健法	p.34
		ヘルスプロモーション	p.54，348
		一次予防，二次予防，三次予防	p.23，100
	B．公衆衛生の実施機関	保健所	p.34，35
		市区町村保健センター	p.34，43
	C．疫学的方法に基づく公衆衛生	健康被害と母集団	p.70
		疫学的因果関係の推定	p.77
		臨床疫学とエビデンス	p.70
	D．健康に関する指標に基づく公衆衛生	国勢調査	p.86
		人口静態	p.86
		人口動態	p.86
		出生	p.86
		死亡（死産，周産期死亡，乳児死亡を含む），死因	p.22，86，88
		平均余命，平均寿命	p.22，124
		健康寿命	p.124
		受療状況，有病率，罹患率	p.70
7．公衆衛生における感染症と対策	A．感染症の基本	感染症の成立と予防	p.245
		予防接種	p.253
		院内感染と予防	p.246
		感染制御	p.245
		感染症の予防及び感染症の患者に対する医療に関する法律＜感染症法＞	p.248
	B．主要な感染症と動向	結核	p.254
		新興感染症	p.27
		再興感染症	p.27
		薬剤耐性菌感染症	p.248
		人獣共通感染症	p.257
		ヒト免疫不全ウイルス＜HIV＞感染症，後天性免疫不全症候群＜AIDS＞	p.258
8．公衆衛生における生活環境への対策	A．地球環境	地球温暖化	p.324
		アスベスト	p.302
		放射性物質	p.336
		水質汚染	p.322，329
		大気汚染	p.319
		土壌汚染	p.321
	B．食品および食の安全	食中毒の種類と予防	p.259
	C．ごみ・廃棄物	一般廃棄物と産業廃棄物	p.322
9．保健活動の基盤と制度	A．地域保健	地域保健法	p.34
		健康増進法	p.42
		健康日本21	p.42，126
	B．母子保健	母子保健法	p.148
		健やか親子21（第2次）	p.150
		母子健康手帳	p.154
		保健指導，訪問指導	p.154
		健康診査，健康教育	p.153

公衆衛生

表紙デザイン：株式会社金木犀舎

●

本文デザイン：クニメディア株式会社

●

図版：有限会社デザインスタジオEX／よしとみあさみ
スタジオ・エイト 吉野浩明＆喜美子

●

イラスト：清水みどり／八代映子

●

組版：株式会社データボックス

ナーシング・グラフィカの内容に関する「更新情報・正誤表」「看護師国家試験出題基準対
照表」は下記のウェブページでご覧いただくことができます.

更新情報・正誤表
https://store.medica.co.jp/n-graphicus.html
教科書のタイトルをクリックするとご覧
いただけます.

看護師国家試験出題基準対照表
https://ml.medica.co.jp/rapport/
#tests

ナーシング・グラフィカ 健康支援と社会保障②

公衆衛生

2005年2月20日発行　第1版第1刷
2009年1月20日発行　第2版第1刷
2013年1月20日発行　第3版第1刷
2015年1月15日発行　第4版第1刷
2021年1月15日発行　第5版第1刷
2023年1月15日発行　第6版第1刷©
2024年1月20日発行　第6版第2刷

編　者　平野かよ子　山田和子　曽根智史　守田孝恵
発行者　長谷川　翔
発行所　株式会社メディカ出版
　　　　〒532-8588
　　　　大阪市淀川区宮原3-4-30
　　　　ニッセイ新大阪ビル16F
　　　　電話　06-6398-5045（編集）
　　　　　　　0120-276-115（お客様センター）
　　　　https://store.medica.co.jp/n-graphicus.html
印刷・製本　株式会社加藤文明社

「ナーシング・グラフィカ」で学ぶ、自信

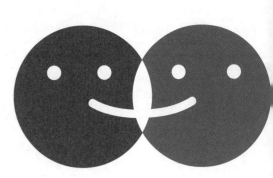

看護学の新スタンダード
NURSINGRAPHICUS

独自の視点で構成する「これからの看護師」を育てるテキスト

人体の構造と機能	① 解剖生理学 ② 臨床生化学
疾病の成り立ちと回復の促進	① 病態生理学 ② 臨床薬理学 ③ 臨床微生物・医動物 ④ 臨床栄養学
健康支援と社会保障	① 健康と社会・生活 ② 公衆衛生 ③ 社会福祉と社会保障 ④ 看護をめぐる法と制度
基礎看護学	① 看護学概論 ② 基礎看護技術Ⅰ コミュニケーション／看護の展開／ヘルスアセスメント ③ 基礎看護技術Ⅱ 看護実践のための援助技術 ④ 看護研究 ⑤ 臨床看護総論
地域・在宅看護論	① 地域療養を支えるケア ② 在宅療養を支える技術
成人看護学	① 成人看護学概論 ② 健康危機状況／セルフケアの再獲得 ③ セルフマネジメント ④ 周術期看護 ⑤ リハビリテーション看護 ⑥ 緩和ケア

老年看護学	① 高齢者の健康と障害 ② 高齢者看護の実践
小児看護学	① 小児の発達と看護 ② 小児看護技術 ③ 小児の疾患と看護
母性看護学	① 概論・リプロダクティブヘルスと看護 ② 母性看護の実践 ③ 母性看護技術
精神看護学	① 情緒発達と精神看護の基本 ② 精神障害と看護の実践
看護の統合と実践	① 看護管理 ② 医療安全 ③ 災害看護
疾患と看護	① 呼吸器 ② 循環器 ③ 消化器 ④ 血液／アレルギー・膠原病／感染症 ⑤ 脳・神経 ⑥ 眼／耳鼻咽喉／歯・口腔／皮膚 ⑦ 運動器 ⑧ 腎／泌尿器／内分泌・代謝 ⑨ 女性生殖器

NURSINGRAPHICUS **EX**

最新情報はこちら▶▶▶ ●「ナーシング・グラフィカ」オフィシャルサイト●
https://store.medica.co.jp/n-graphicus.html